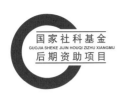

国家社科基金
GUOJIA SHEKE JIJIN HOUQI ZIZHU XIANGMU
后期资助项目

新型农村合作医疗筹资机制研究

A Study on Financing Mechanism
of New Rural Cooperative Medical System

史新和 著

清华大学出版社
北京

图书在版编目（CIP）数据

新型农村合作医疗筹资机制研究/史新和著.

北京：清华大学出版社，2024.9. -- ISBN 978-7-302

-67443-6

Ⅰ. R197.1

中国国家版本馆 CIP 数据核字第 20249EG490 号

责任编辑：朱玉霞
封面设计：傅瑞学
责任校对：王荣静
责任印制：刘海龙

出版发行：清华大学出版社

    网　　　址：https://www.tup.com.cn，https://www.wqxuetang.com

    地　　　址：北京清华大学学研大厦 A 座　　邮　　编：100084

    社 总 机：010-83470000　　　　　　　邮　　购：010-62786544

    投稿与读者服务：010-62776969，c-service@tup.tsinghua.edu.cn

    质量反馈：010-62772015，zhiliang@tup.tsinghua.edu.cn

印 装 者：三河市东方印刷有限公司

经　　销：全国新华书店

开　　本：165mm×238mm　　**印　　张**：13.75　　**插　　页**：1　　**字　　数**：221 千字

版　　次：2024 年 10 月第 1 版　　　　　　　**印　　次**：2024 年 10 月第 1 次印刷

定　　价：129.00 元

产品编号：069942-01

目　　录

第一章　导论

第一节　研究的背景和目的

一、研究的基本背景

中国的医疗体制改革非常复杂。它涉及我们每个人的福祉。有关医疗体制改革的偏激心态，或者无所适从、照搬西方的想法，都需要慎重对待。在医疗卫生体制领域，制度的效率与公平问题几乎总是比其他领域的效率与公平问题更敏感、更复杂。它更多涉及政治、经济和文化议题。在当前我国医改领域，我们几乎无可借鉴，我们必须独立前行。

我国也曾经在医疗卫生制度方面取得过伟大成就，尤其是农村合作医疗制度。新中国成立初期到 20 世纪 70 年代，我国农村形成了县、乡、村三级卫生服务网络。农村三级卫生保障网、合作医疗和赤脚医生，曾被誉为中国农村医疗服务的"三大法宝"。这"三大法宝"都是以公共筹资为鲜明特征，共同构成了当时农村医疗卫生筹资机制的主要内容。这种筹资机制的效果卓著。当时农村合作医疗制度覆盖了我国农村 90% 以上人口，农村许多流行病、传染病都得到了有效的控制，无论是期望寿命还是婴儿死亡率等人口健康指标，在 20 世纪 80 年代前都有了很大的改善。因此，合作医疗制度成了当时世卫组织提供给发展中国家卫生体制改革的楷模。

但是改革开放以来，我国医疗卫生领域试图走市场化道路，财政对卫生的投入逐年下降，所谓"给政策不给钱"，在农村，合作医疗运行的经济基础——集体经济几乎为家庭联产承包责任制所冲垮，使得合作医疗的公共筹资来源丧失殆尽，因此，卫生领域出现了诸多问题。当时公共卫生事业不受重视，人均医疗费用负担不断加重，尤其是农民的医疗费用负担更重。当时农村的卫生筹资机制是自付筹资（OOP，即 Out-Of-Pocket）[1]。自付筹资被国际学术界公认为公平性最差的筹资机制。这种筹资机制使得农民承担了所有的医疗费用，农村医疗服务的效率和公平性大幅下降[2]。20 世纪八九十年代，许多原本已经在农村消灭的传染性疾病，如肺结核、血吸虫病等死灰复燃，农民健康状况堪忧。《中国实施千年发展目标进展情况报告》（2003 年）指出，中国在控制艾滋病和结核病方面已经落后，降低儿童死亡率的目标进展缓慢，需要政府引起注意（联合国驻中国工作组，2003 年）。

我国在不断深化经济体制改革的同时，却没有足够重视医疗保障制度的建设，尤其是忽视了曾经"功勋卓著"的农村合作医疗制度，使得受保障的农村人口不到 10%。到了 20 世纪 90 年代，中国政府曾试图重建合作医疗制度，但往往"春办秋黄"。据 2003 年第三次全国卫生服务调查的报告，在农村，约有 80%的人口看病只能自己承担所有医疗费用，没有任何医疗保障。这无疑大大增加了农村居民的医疗负担，导致其生活贫困。

作者对此深有感受。我们家乡自 20 世纪 80 年代初推行家庭联产承包责任制后，每个家庭的主要劳动力得到明显的激励和释放。他们没日没夜地劳作，很多人都在透支身体，而当时合作医疗在农村几乎荡然无存，其医疗保障功能"崩塌"，农民无法抵御大病风险。我家也同样遭难。在农民拼命劳作又无医疗保障的 80 年代中期，家父也跟很多农民一样生了大病，在独自承担了所有的医疗费用后，家里仅剩的财产只能维持作者念书，已供不起妹妹读书。村里有的家庭甚至还卖掉了重要农资，比如耕牛、农用车船等用以支付医疗费。在我们家乡，只要有一个家庭成员生大病，其他成员的健康资本、人力资本投入都会大大削减。这也许成了当时农村的普遍现象。更可怕的是，农村固定资本、健康资本、人力资本的下降，还会与家庭可支配收入的下降之间相互强化。所谓"病来如山倒"，在农村就体现为"因病致贫"。没有哪个农民不指望着生病了有一个医疗筹资制度的"大手"扶起他。

---

〔1〕 也有例外，比如上海郊区等极少数发达的农村地区，其合作医疗没有彻底解体，仍承担了一定比重的卫生筹资功能。

〔2〕 根据卫生经济学的界定，一个卫生体制的筹资机制主要涉及有多少资金可供利用、哪些人通过出资获得卫生合同并参与卫生项目、各个主体出资多少、谁来运作卫生基金、由疾病风险带来的筹资风险该如何通过各种契约予以分摊以及医疗费用如何通过筹资各方的利益博弈得以控制等。

随着社会经济的发展,国民对医疗保障的需求不断提高,在农村重建医疗保障制度,大大降低农民的医疗负担,成为重大的民生诉求之一。在农村很多地区,落后的医疗卫生条件已不能适应社会主义新农村建设的步伐,农民仍然不得不承担很大比重的医疗费用。为了解决这些问题,政府从2003年开始了新型农村合作医疗制度(以下简称新农合)的试点并逐步推行。新农合的参合率逐年提高,从2004年的75.2%发展至2017年的100%,年均增长率是2.21%[1]。新农合的逐渐普及降低了很多生大病的农民的医疗费用负担,增强农民抗大病风险的能力。

二、现有新农合制度设计及其运行特点

2002年的《关于进一步加强农村卫生工作的决定》规划,到2010年要在全国农村范围内建立起适应市场经济体制的要求以及农村社会经济发展水平的卫生服务体系,尤其是合作医疗制度。在吸取传统合作医疗制度发展与失败的经验基础上,2003年1月10日的《关于建立新型农村合作医疗制度的意见》要求从2003年开始试点并逐步在农村施行新型农村合作医疗制度。

新型农村合作医疗制度是由政府组织、引导、支持,农民个人、集体和政府共同筹资,农民以家庭为单位自愿参加,以大病统筹为主的农村医疗互助共济制度。以大病统筹为主,是指新型农村合作医疗制度重点解决农民因患大病出现的因病致贫、因病返贫问题。新农合制度目标概括起来有四个:①增强农民抗大病风险的能力;②提高农民的平均健康状况;③解决因病致贫、因病返贫现象;④提高农民医疗服务可及性和满意度。

新农合制度涉及的相关主体包括政府、农民、医疗机构、合作医疗基金管理机构。在这个制度框架中,政府扮演的是制度设计者、主导者的角色,它不仅制定新型农村合作医疗的游戏规则、监督其他各方的行为,而且是新型农村合作医疗的主要投资者,它对参合农民实行补贴[2],通

---

〔1〕 根据《2007—2012年中国卫生统计年鉴》、《2013—2017年中国卫生和计划生育统计年鉴》和《2018年中国卫生健康统计年鉴》中的历年来新农合参合率计算而来。

〔2〕 关于参合补助,各个地方有不同的补助力度。比如,2011年,安徽芜湖无为县参合农民缴纳30元/人,各级财政部门共配套补助200元/人,至于200元中省财政、县(市)财政、乡镇(街道)财政各承担多少,各地另有规定。参合补助金是盯住参合人数配套,有多少人参合就配套多少,补助金直接拨入新农合专户。

过财政预算补助医疗机构和合作医疗基金管理机构。对于农民[1]而言,他是以自愿方式缴纳参保费用,选择参加合作医疗,向医疗机构购买医疗服务。医疗机构是医疗服务的供给方,负责为参合农民提供医疗卫生服务,并在服务的过程中向参合农民收取医疗费用。合作医疗基金管理机构负责管理合作医疗基金的使用,将资金根据参合对象费用发生情况,按照规则补偿农民或医院。各相关主体的基本关系如图所示(见图1-1)。

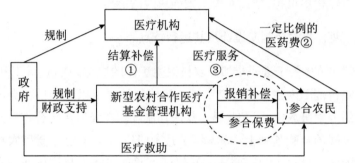

图1-1　现有新农合制度设计框架

图1-1显示了各个主体的相互关系。这种主体间相互关系是制度设计的结果。本书所探讨的主要内容涉及图中右上的三角区域,而聚焦点是图中虚圆圈部分,即新农合基金管理机构与参合农民之间的契约关系。在这种契约关系中,参合农民以筹资取得补偿权利,新农合基金有补偿之义务。

图中右上三角部分是参合农民、新农合基金与医疗机构三者之间的关系。当农民向新农合基金缴纳参合保费后,即取得了补偿资格。一旦农民生病就医,他就与医疗机构发生关系,医疗机构给参合农民提供医疗服务,农民给付医药费,这个医药费②是小于等于全部医疗费用的。在两种情况下是"等于":一是所有医疗费用达不到新农合补偿[2]的起付线,即达不到新农合报销的起点,农民只能自行承担医疗费用;二是参合农民所看病买药的医疗机构不属于补偿规定中的医院,或者医疗机构提供的医疗服务

---

[1]　关于参合对象,各个地方有不同的规定。所有地方的新农合都对本地农业人口开放,有的地方扩大到本地的农转非人员,有的地方还允许外来的流动人口参合,还有少数地方允许城镇人口参合。

[2]　各地新农合基金都对补偿有原则性和具体性规定,有的地方只补偿大病(何为大病?各个地方又有不同规定,有的规定住院就是大病,有的规定超过当地人均纯收入一定的比例就是大病),称为"保大"模式;有的地方大病、小病一起补,称为"保大+保小"模式。

项目不在报销补偿范围内。

如果参合农民先付出全额医疗费用,然后再从新农合基金报销部分医疗费用,则这种支付方式属于后付制。现有新农合几乎都是在实行后付制[1]。当前已经有少部分地区的新农合(主要是东部少数农村地区)在执行所谓的"一站式报销"[2]的"伪预付制"(因为这种支付方式还不是完全意义上的预付制,所以本书姑且称之为伪预付制)。

在这种情况下,就会出现医药费②是小于全部医疗费用的现象。即参合农民发生的医疗费用在医院就医时就可以扣除一部分,自己承担一部分,而所有参合农民就医后的剩余部分医疗费就由新农合在约定时间与各个医院结算。在图 1-1 中就会出现"①+②=③"的情况。

另外,图中显示新农合制度中也有医疗救助的介入,一般情况是医疗救助(由民政部门管理)只资助那些民政部门认定的"五保户"入保,如果他们无能力参加新农合,其保费就由医疗救助代缴,但它不参与补偿。只有少数像重庆市一样实行医疗救助与新农合对接的地方,才参与"五保户"的医疗费用的补偿。

从图 1-1 新农合制度框架中我们可以看到,农民的筹资与新农合基金的补偿共同构成了新农合筹资机制的核心。两者相互促进也相互牵制,筹资不足,补偿也不足,反之,补偿力度大,就能吸引更多的筹资。

筹资对于所有参合农民都一个标准,而补偿要视农民就医情况而定,并且在补偿中还规定了一些补偿细则,根据卫生经济学的概念,我们也称之为补偿政策控制柄。它主要包括:起付线、封顶线、补偿范围和各种补偿比例。这里以南京市某县 2010 年的补偿政策一览表为例展示新农合补偿政策控制柄(见表 1-1)。

---

〔1〕　2012 年,由卫生部、发改委、财政部联合发文《关于推进新型农村合作医疗支付方式改革工作的指导意见》,要求新农合开始推行预付制,即由原来的后付制转向按病种付费、按床日付费、按人头付费、总额预付等支付方式。

〔2〕　在所谓的一站式报销中,参合农民医疗费用的结算有两者情况:一是门诊付费时就直接扣除了部分费用,然后由新农合基金结算给医院;二是住院时参合农民先必须垫付一定资金,然后扣除新农合未来将与医院结算补偿的部分,再多退少补。

表 1-1　2010 年南京某县新农合的主要补偿政策控制柄展示

项目		县内定点医疗机构			县外公立医疗机构			起付线	封顶线
		村级	镇级	县级	省市(指定医院)	非指定公立医疗机构			
住院	1万元以内			70%	50%	40%	20%	镇级200元,县级400元,省市(指定医院)600元,非指定公立医疗机构200元。	年封顶12万元
	1万元以上				60%	50%	30%		
门诊	医药费(中草药除外)	40%	40%	10%					日封顶:镇村50元,县级15元,中草药50元;年封顶500元;
	中草药	40%	40%	40%					
大额门诊	1万元以内	50%	50%	50%				2000元	年封顶12万元
	1万元以上	60%	60%	60%					
定额补助	住院分娩	定额补助500元							
	肺结核	完成疗程后定额补助500元							
外出务工类别	门诊				20%				日封顶20元
	住院				40%			200元	年封顶12万元

注:住院年封顶包括大额门诊,门诊日封顶包括外出务工类;大额门诊只适用于门诊慢性病28种、门诊特殊病3种。以上所有比例按可核算费用金额计算。

表 1-1 所显示的各个政策控制柄在各个地方有不同的具体规定。它告诉我们,这里的新农合筹资机制对住院和门诊都补偿(这与该县处于东部富裕地区有关),实行的是"保大又保小"的补偿模式;对住院的补偿又分两个档次,分别对应着省市、县、镇三级医院实行不同的补偿比,对定点医院和非定点医院也实行不同的待遇。对于门诊而言,县以上医院没有任何补偿,只有在县及县以下门诊就医才有补偿。大额门诊只对应"门慢"以及"门特"。对于外出务工的农民,也有一定的补偿。各个补偿情况除了定额补助住院分娩和肺结核外,都有起付线和封顶线的规定。

新农合筹资机制运行的特点可以归纳如下:

(1)新农合筹资机制中的主角是政府组织的新农合基金管理机构与参合农民。

(2)农民以家庭为单位自愿参加新农合,在新农合基金中实现互助共济。

（3）新农合原则上以大病统筹为主，但各个地方根据财力有不同的补偿模式，既有重点补偿大病的"保大"模式，也有"既保大又保小"，甚至还有"保小不保大"的补偿模式。

（4）新农合基金"县级统筹"，它不同于传统合作医疗以社区（即生产队或村）为统筹单位，新农合基金规模比传统合作医疗大得多。

（5）实行无差别筹资政策，但补偿报销有歧视。同一地方都是住院补偿比例高于门诊补偿比例，省市级医院、非定点医院就医的补偿比例都会低于低级别、定点医院，医院级别越低，补偿比例越高。有的地方还以有没有办理转诊手续作为补偿比例的依据。

（6）新农合基金封闭运行，基金平衡原则是：以收定支，保障适度，收支平衡，略有结余。合作医疗基金存储于各个县的国有商业银行的基金专有账户上，对参合农民的补偿报销进行专款专用，除了提取大约 5%～8% 左右的风险准备金外，不得提取任何管理费用，合作医疗管理机构的管理费用由财政单独列支。

三、现有新农合筹资机制运行中存在的问题

1. 医疗服务的可及性问题

现有新农合制度的终极目的是"人人有初级卫生保健"，但"人人"能达到吗？比如，一些贫困人群（但又不是"五保户"）有可能无力支付个人缴费而不能参加新农合，这是其一；其二，部分参合农民可能无力支付起付线以下的费用，而享受不到新农合的任何补偿待遇，认为参保费用白缴纳了而在后一年选择放弃参合；其三，部分富裕农民认为新农合补偿不足，还不如商业保险或城镇居民医疗保险好，他们宁愿交纳更高保费参加其他保险以获得更大补偿，因而不参加新农合；其四，有部分农民因为估计即使就医补偿后也无力承担补偿比例之外的自付费用，因而干脆"小病扛、大病拖"，从而没有发生任何医疗费用，由此也得不到任何补偿；其五，就是通常讲的"逆向选择"，既然新农合是自愿参与原则，预期健康良好的农民就可能暂不参合。陈秋霖（2005）、史新和（2010）用激励相容理论分析了新农合在无差别的筹资与有差别的补偿，以及自愿参合原则的情况下，必然导致新农合筹资契约激励不相容，无法达到"人人"享有新农合保障的原因。本书第五章就以混同契约理论讨论了新农合无法达到"人人"享有的可及性问题。因此，基于以上观点，对于农民而言，新农合筹资机制存在经济可及性低下的问题。

2. 新农合筹资公平性问题

新农合实现全覆盖的基础是提高新农合的筹资公平性,而新农合筹资公平性主要看筹资机制的运行是否能大大减少参合农民医疗费用自付程度。

农民看病的自付比例越高,则意味着农民由于疾病风险而引致的经济风险在群体中的共同分摊程度越低,同时,又由于农民收入分布的不均,越高的自付比例将直接导致卫生筹资公平性越低。

目前,我国新农合自付比率仍然很高,即使在东部很多地区,新农合给予农民在县乡级定点医疗机构看病的实际预付比率[1]才仅仅达到35%左右(表1-1中就显示考虑起付线和封顶线的实际自付比例至少在60%以上)。而在OECD国家,90%以上的国家预付比率都在50%以上,即患者家庭承担的自付率都低于50%。

显然,当前的新农合筹资机制存在筹资公平性问题,需要提高参合农民的实际补偿比,大大降低他们的自付比例,来真正惠及全体农民。

3. 农民人均医疗费用支出持续上涨的问题

2002年中共中央、国务院下发的《关于进一步加强农村卫生工作的决定》指出以大病统筹为主的新型农村合作医疗制度重点要解决的是农民"因病致贫、因病返贫"的问题。如果农民个人承担的医疗费用支出及其占消费性支出的比重持续上涨,显然将加剧因病致贫、因病返贫问题。

新农合运行十多年来,从数据上看,确实提高了补偿受益总人次,但是农民个人承担的人均医疗费用支出却在上涨(见表1-2)。

表1-2　2004—2014年新农合补偿受益总人次、人均医疗费用支出情况

年份	补偿受益总人次/亿人	农民人均医疗费用支出/元	农民人均医疗费用支出占消费性支出/%	农村人均卫生总费用/元	农民个人卫生支出占农村卫生总费用的比重/%
2004	0.76	130.6	5.98	301.6	44.58
2005	1.22	168.1	6.58	315.8	52.05
2006	2.72	191.5	6.77	361.9	48.91
2007	4.53	210.2	6.52	358.1	43.38
2008	5.85	246.0	6.72	455.8	39.65
2009	7.59	287.5	7.20	562.0	36.68
2010	10.87	326.0	7.44	666.3	35.29
2011	13.15	436.8	8.37	879.4	34.68

---

[1] 卫生筹资机制的实际预付比例等于1减去参保人的平均自付比例。

续表

年份	补偿受益总人次/亿人	农民人均医疗费用支出/元	农民人均医疗费用支出占消费性支出/%	农村人均卫生总费用/元	农民个人卫生支出占农村卫生总费用的比重/%
2012	17.45	513.8	8.73	1064.8	34.26
2013	19.42	668.2	8.90	1274.4	33.88
2014	16.52	753.9	9.00	3558.3	36.90

数据来源:根据 2005 年后的《中国卫生统计年鉴》和《中国卫生事业发展情况统计公报》整理而来;由于 2004 年的《中国卫生事业发展情况统计公报》没有公布 2003 年的新农合补偿受益总人次等数据,所以这一年的数据缺省;由于我国国家统计局从 2015 年开始不再公布农村人均卫生总费用数据,因此本表只采集了 2004 年至 2014 年的相关数据。

新农合补偿受益总人次从 2004 年到 2014 年上涨了 20.73 倍,年均增速达到了 124.18%,补偿受益提高的速度可谓非常壮观,但是受益覆盖面情况部分受到了年年上涨的农民个人医疗费用支出的抵销。据统计,2015 年农民人均医疗费用支出达到了 846 元,用农村 CPI 数据平减后的农民人均医疗费用支出,从 2004 年到 2015 年上涨了 368.52%,年均增速达到 15.07%;2015 年农民人均医疗费用支出占消费性支出达到 9.2%,从 2004 年到 2015 年上涨了 53.85%,年均增速达到 3.99%。农民个人卫生支出占农村卫生总费用之比重能较好地反映农村居民医疗卫生费用的负担程度,它是对《中国卫生统计年鉴》中的个人卫生支出指标加权计算而来,权重是采用农村卫生总费用占全国卫生总费用的比重,而农村卫生总费用等于农村人口乘以农村人均卫生费用。农民个人卫生支出占农村卫生总费用的比重从 2004 年到 2014 年变化不大,平均为 40.02%。整体而言,农民个人卫生支出占农村卫生总费用的比重超过全国水平,比城镇居民至少高出 10 个百分点,而且远远超出了世界卫生组织所认为的个人卫生支出占比的警戒线[1]。一般认为,个人卫生支出占卫生总费用的比重超过 30%~40%,容易导致灾难性卫生支出,引致"因病致贫、因病返贫"。

既然新农合筹资机制的目标是降低个人卫生支出比例,使得农民个人的医疗负担下降,而推行新农合十多年,不但没有减轻农民个人卫生费用负担,反而让后者不断加重,难道这不是一个令人费解的矛盾现象吗?

这里对此现象作出两点简单的解释:其一,可能是基层医院的垄断性地位导致医院的定价没有被实质性的规制。正如封进、刘芳、陈沁(2011)

[1]　个人承担的医疗费用支出及其占比是分析与评价卫生筹资、分配和使用效果的重要指标之一。世界卫生组织研究表明,一个国家卫生总费用中,个人卫生支出比重降低到 15%~20%,才能基本解决"因病致贫、因病返贫"现象。

认为的,基层医院的垄断性地位,导致基层医院的医疗价格上涨幅度和新农合的补偿报销比率同步上涨。新农合报销比率越高,医疗服务的价格上涨幅度就越高,那么超过起付线、进入补偿人群的农民也不见得能减少多少医疗费用负担,其医疗费用甚至可能是上涨的。其二,基层医院的医疗设施以及医疗水平等让农民不信任,这导致农民生病了大多会选择县以及县以上医院治疗(见表1-3、表1-4),但是在这些医院发生的医疗费用新农合都是以较低的补偿比例予以报销,从而很可能提高了农民的个人卫生支出总额及其占比。

表1-3 2008年农村住院者住院机构构成(%)

住院单位	农村合计	一类农村	二类农村	三类农村	四类农村
乡镇卫生院	36.6	22.0	39.8	42.5	36.3
县、市医院及以上	63.4	78.0	60.2	57.5	63.7

注:根据卫生部统计信息中心编的《2008中国卫生服务调查研究》数据整理而来。

表1-4 不同年份调查住院患者住院医疗机构构成比较(%)

机构类型	2008年	2013年			
		小计	东部	中部	西部
基层医疗机构	36.6	29.8	25.1	34.2	29.1
县/市/区医院	50.0	55.7	59.2	52.7	55.9
省/地/市医院	10.6	12.9	14.9	11.4	13.0
其他	2.8	1.6	0.7	1.8	2.0

注:根据卫生计生委统计信息中心的《2013第五次国家卫生服务调查分析报告》数据整理。

不断上涨的个人卫生费用使许多农村家庭有陷入"因病致贫"的可能,西部农村地区尤为严重。中国卫生部[1]的全国卫生服务调查结果表明,农村30%的人应住院而未住院,其中大约70%是因为支付不起医疗费用而未住院。高昂的个人医疗费用负担已成为提高农民健康、福利和幸福的首要障碍。

4. 新农合落后的支付方式问题

2012年前,全国新农合基本还是后付制的支付模式,直到2012年卫生部等部委才要求各地新农合推行预付制度。可以说,后付制是新农合筹资机制降低农民医疗负担的制度性障碍之一。原因有二:第一,农民与医院

---

〔1〕 2013年,国务院将卫生部的职责、人口计生委的计划生育管理和服务职责整合,组建国家卫生和计划生育委员会。2018年3月,根据党的十九届三中全会审议通过的《中共中央关于深化党和国家机构改革的决定》《深化党和国家机构改革方案》和第十三届全国人民代表大会第一次会议批准的《国务院机构改革方案》设立中华人民共和国国家卫生健康委员会。

之间在治疗方案与医疗服务行为方面,前者一定是处于信息劣势方。农民一般只能任由医院开处方,虽然现在规定了基本药物目录,但是医疗服务提供方在没有其他约束的情况下,一定有激励去绕开规制,获取最大的收益,除非由具有强大的谈判能力的新农合基金来进行打包付费。第二,后付制会促使一部分支付能力不强的农民,因为无法先期支付相对巨额的医疗费用,而不去看病,从而他们获得不了任何报销,补偿受益远远小于参合之初的受益预期,最终促使一部分农民退出新农合,导致另一种由于支付能力而引起的特别的"逆向选择",即支付能力不高的农民退出新农合,支付能力强的农民更喜欢参合,他们有能力在后付制下更多的挤占越来越少的新农合基金,在一定的条件下这会促使新农合基金破产。因此,当前的新农合筹资机制如果不在具体的支付方式等方面作出调整,势必影响制度的全覆盖目标的实现。

5. 新农合基金大量结余所导致的筹资效率问题

新农合筹资机制运行十年来,全国范围已有大量的沉淀资金。新农合上一年度的沉淀资金是结转入下一年度的筹资总额,我们称为累积结转的筹资总额[1],将累积结转的新农合筹资总额和当年的基金支出额对比,能明显地发现新农合基金的沉淀状况以及基金的实际使用情况。表1-5显示的就是2004—2012年的新农合基金结余情况。

表1-5 2004—2015年新农合基金筹集与结余情况(亿元)

年份	当年筹资总额	预留10%风险基金后筹资额	当年基金支出	调整后的当年基金收支净额	当年风险金	结转了上期收支净额后的筹资额	基金结余率/%	基金实际使用率/%
2004	40.30	36.27	26.40	9.87	4.03	40.30	34.49	65.51
2005	75.40	67.86	61.76	20.00	7.54	71.89	14.09	85.91
2006	213.60	192.24	155.81	63.97	21.36	219.78	29.11	70.89
2007	428.00	385.20	346.60	123.93	42.80	470.53	26.34	73.66
2008	785.00	706.50	662.00	211.23	78.50	873.23	24.19	75.81
2009	944.40	849.96	922.90	216.79	94.44	1139.69	19.02	80.98

---

[1] 国家规定新农合当年提取筹资总额的5%~10%作为风险准备金,而管理费2%~5%是从财政专项资金中走,规定不得从新农合筹资额中列支。以防"收不抵支"的风险准备金在"年年有余"的情况下,显然可以结转入下一年的新农合基金,所以它也随着上一年的基金使用余额一起结转入下一年度的基金总额,由此,新农合基金实际使用率不能是当年基金支出与收入的比率,而应该是当年的基金支出额与累积结转的筹资总额之比,同时累积结余率是累积结余与累积性余额结转后的筹资总额之比。

续表

年份	当年筹资总额	预留 10% 风险基金后筹资额	当年基金支出	调整后的当年基金收支净额	当年风险金	结转了上期收支净额后的筹资额	基金结余率/%	基金实际使用率/%
2010	1308.30	1177.47	1187.80	300.90	130.83	1488.70	20.21	79.79
2011	2047.60	1842.84	1710.20	564.37	204.76	2274.57	24.81	75.19
2012	2484.70	2236.23	2408.00	597.36	248.47	3005.36	19.88	80.12
2013	2972.13	2674.92	2909.20	611.55	297.21	3520.75	17.37	82.63
2014	3024.15	2721.74	2890.40	740.10	302.42	3630.50	20.39	79.61
2015	3285.01	2956.51	2933.41	1065.61	328.50	3999.02	26.65	73.35

数据来源:新农合筹资与支出总额数据来源于各年的《中国卫生统计年鉴》和《中国卫生事业发展统计公报》,其他数据系作者计算所得。此表假设风险金的 10% 预留比例参考了 2018 年安徽省黄山市徽州区新型农村合作医疗统筹补偿实施方案(方案规定每一年风险金须保持在当年筹集资金的 10% 水平)。表中调整的当年新农合基金收支净额实际上是转入了上期风险金和上期收支净额后的当年基金收支净额。

新农合基金到 2012 年的累积性结余达到 843.82 亿元,已经超过 2008 年的全年筹资额,且累积结余率每年均超过 25%,可见新农合基金沉淀现象严重,新农合实际使用率较低,导致新农合筹资效率低下。因此,就出现了"一边是老百姓看不起病,一边是大量沉淀资金"的低效率现象。

新农合制度虽然取得了一些政策效果,但是还存在以上种种问题,导致农民对新农合的满意度并不是很高。2008 年第四次国家卫生服务调查报告显示,新型农村合作医疗制度推行至今,广大农民对农村医疗卫生服务的满意度并没有与参合率的提高保持相同的提高趋势。2008 年农民对门诊和住院服务的不满意比例分别高达 40.5% 和 42.6%(如表 1-6 所示)。

表 1-6　2008 年农民对门诊和住院服务不满意的患者比例(%)

服务分类	农村合计	一类农村	二类农村	三类农村	四类农村
门诊	40.5	36.3	41.4	39.4	48.7
住院	42.6	38.5	46.7	42.2	40.5

数据来源:卫生部统计信息中心编的《2008 中国卫生服务调查研究》。

《2013 第五次国家卫生服务调查分析报告》对门诊和住院服务不满意的原因构成进行了客观的调查分析(见表 1-7),对照《2008 中国卫生服务调查研究》中满意度分析结果,就能发现无论是门诊还是住院服务,农民最不满意的仍然是医疗费用高,因为它直接关系到农民承担的医疗负担。

表 1-7　被调查农民对门诊和住院总体不满意的原因构成(%)

不满意原因	门诊	住院
医疗费用高	40.7	36.7
技术水平低	15.4	18.2
服务态度差	12.3	16.4
收费不合理	9.3	5.1
提供不必要服务	1.2	3.1
等候时间过长	3.1	0.5
看病手续烦琐	2.5	1.5
药品种类少	6.2	3.3
设备条件差	2.5	4.6
环境条件差	1.9	5.1
其他	4.9	5.5

注:根据卫生计生委统计信息中心的《2013第五次国家卫生服务调查分析报告》数据整理。

　　作者也访谈了不少在南京打工的农民工,他们谈起合作医疗,很多都感到失望,因为他们如果选择在城市医院看病,就意味着很小的报销比例,而且根本就没有实际所宣传的"一站式报销";如果回家乡看病,则意味着可能失去工作机会,因而不得不"小病扛着、大病拖着"。这种苦涩只有零距离接触当事人才能体会到。

　　新农合难道真是"水中花、镜中月"吗？为什么新农合筹资制度就不能让农民放心的看病呢？到底在哪里出了问题？当前筹资制度的改革方向在哪里？当前建设和谐农村的重要环节之一,就是要大力发展农村卫生事业,提高农村医疗服务水平,降低农民个人医疗负担。因此,要想使新农合制度为和谐农村建设"添砖加瓦",就必须改革当前直接关系到农民医疗负担的新农合筹资机制。这已经成为当务之急。

　　很多福利国家都建立了有效的医疗保障体系,以降低人均医疗费用负担,保障医疗卫生服务的可及性,改善居民健康。一些发展中国家在进行卫生筹资机制改革,为贫困人口提供可负担的医疗卫生保障。中国也不应该例外。与快速发展的经济相比,我国农村的医疗卫生保障制度建设却比较滞后。新农合存在的诸多问题都需要通过新农合制度的综合改革解决,改革之道也绝非细枝末节的修补,而是要从制度经济学、政治哲学、道德哲学等层面高屋建瓴式地探索改革方向与思路。

　　学术界有关对新农合制度改革的讨论日渐增多,且视角多、观点多。相关学术争论,本书第二章文献回顾有非常详细的观点陈述和分析视角的归纳。本书主要聚焦在新型农村合作医疗的筹资机制方面,以契约、公平、效率视角,力图分析新农合筹资机制的效率、公平及契约设计。

四、研究的主要目的

"目的地"从来只有一个。本书研究的最终目的就是要探讨如何合理设计新农合筹资契约体系。为了验证设计的方案,需要理论分析我们设想的方案的可行性、平衡性和福利效应。

为了达到目的,本书还有几个中间目标。

(1)评估效率与公平。为什么要重新设计已有的新农合契约呢?已有的契约不存在问题,何必去改呢?因此,我们需要达到的第一个中间目标就是评价制度的效率与公平。以此作为回答这个问题的依据。当然,本文用了三个模型相互对照、相互补充的评价了新农合的筹资效率,其核心观点是:除了两个年份外,新农合筹资机制在其余年份皆低效;另外制度的公平性也很重要,本文在公平性方面的工作有两个:一是推出了农民医疗费用可负担比泰尔指数的计算;二是梳理并比较已有的公平观,以作为制度顶层设计的公平理念。

(2)探讨分离契约的激励可行性条件。理论分析得出:只有分离契约才是激励可行的,而现有新农合是混同契约,必然是激励不可行的。那就对分离契约在新农合语境下做个试验看看其效果吧。

(3)新农合效率与公平的一致性的验证。如果我们发现某个制度的效率与公平之间是个"跷跷板",那么改进任一个变量就意味着另一个变量的下降,则以效率与公平作为目标的话,政策调整就陷入困境。但是,我们的计量验证结果是在新农合语境下,两者并不冲突,可以获得一致性改进。

本书就是在这些中间目标的基础上,最后得到一张表——自选账户+基本账户。抽象而言,这张表就是一个契约,此契约体系可以降低农民的平均医疗负担,取得新农合筹资效率与公平的一致性改进。

总之,本书主要就是讨论合意的新农合筹资契约体系的理论基础,并提供一套模拟性的筹资契约方案。

第二节　研究的基本思路和方法

一、基本思路和框架

本书原初是以逆推法寻思路。逆推法是依据已知或假设的关联性(Relationary)规则,和包含这个规则的至少一个断言(预测)来观察事物和厘清线索。

跟所有关注新农合制度的人一样,首先进入作者视线的是现有新农合制度基本面貌与特征,结合调研与切身感受,继而发现制度运行中存在的一些问题。面对问题,自然进入思考、寻求答案的过程。作者从商业健康保险给投保人提供的琳琅满目的保险菜单(其实质不就是一个分离契约吗?)得到启发,当前的新农合筹资契约是不是一个混同契约?再调研,发现它果然就是一个混同契约,新农合只是给农民提供了单一的选择,即单一化的参保资格条件、单一化的补偿规定,而根本没有考虑农民不同的偏好、风险和支付能力,它是激励不相容的。

因此又想:新农合筹资机制如果引入类似商业保险品种一样的分离契约,理论上怎么去证明这种分离契约可行?其激励可行性条件又是什么?为什么新农合筹资的混同契约不好?不好的判断依据何在?继而理论推导发现,这种混同契约必然会漏出一部分农民,游离出契约体系,致使他们的医疗保险覆盖率降低,公平性下降。又接着想,覆盖率降低是否意味着一部分农民"该保而未保、该补而未补"呢?如果是这样的话,新农合基金使用率一定低下。而往往基金使用率低下,可能意味着基金效率低。情况是否如此?无论如何,对于新农合筹资机制运行状态,我们要做一个较为技术性的综合的判断,因此本书首先需要从效率角度评价新农合运行状况。

效率分析一定是把对象当作一个投入产出系统。那么新农合筹资系统的投入变量和产出变量有哪些呢?在梳理投入与产出变量,以及收集数据的过程中,发现存在两个难题。其一,产出变量中有非期望产出变量("坏"变量,Bad Output Variable),即农民人均医疗费用支出及其占比,这又是一个非常重要的、不能忽略的变量,而经典的效率分析模型不适用于这种情况。寻找合适的新模型来测算效率就成为必然。其二,数据不充分,中间一段时间有面板数据,其他时段只有单纯的时序数据,这时必须考虑用几个模型互补性的测算。效率测算出来的结果验证了前面的效率猜测。

继新农合效率评价之后,公平也自然进入思考范围。接下来,需要我在众多的公平理论中,寻找适合于嵌入新农合制度设计的公平观。何以验证某个公平观适合作为某个制度设计的伦理学基础呢?可能唯有做仿真去验证了。验证之后作出了公平观的初步选择。

还有一个关联性问题需要思考。通常认为效率与公平符合奥肯的漏桶原理,不可兼得。那么新农合筹资体系下效率与公平是否也是个"跷跷板"？如果不是，那就给制度改进留下了更大的余地，即意味着两者可以一致性的改进，这是可喜的。由此，两者的一致性问题进入思考范围。相应的分析工具——协整检验、VAR模型就进入了工具箱。

在评价了新农合筹资效率和拟嵌入机制设计中的公平观，以及新农合混同契约的激励可行性基础上，如何设计新农合筹资契约就成为一个终极目标。最后思考的结果是设想了一套新农合混合式筹资契约，并对其进行了均衡性和福利效应的分析，目的是要确信设想的这套契约是优于现有新农合筹资契约体系，如果是，则意味着能解决现有制度所面临的效率与公平问题。以问题为导向的思考，终于在契约福利效应的分析中结束，也正好与刚开始发现的问题对应，形成了"答"与"问"，即形成一个逻辑演进的闭环。

将上述思路展开如下（见图1-2）。

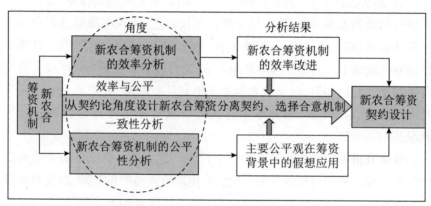

图1-2   本书研究的思路框架

二、主要内容与章节安排

本书研究的主要内容是从分析新农合筹资机制中出现的矛盾现象出发，通过对新农合筹资机制的效率分析，运用DEA-Malmquist方法，测算新农合筹资机制在不同地区、不同时间（2007—2011年）上的动态效率值，并讨论这些动态效率值所反映的新农合筹资问题及其原因；之后，再研究新农合筹资机制的公平性。其中，阐述各种公平观念，讨论主要的公平观，并将其运用到新农合筹资制度的顶层设计，会有怎样的公平性结果，从而讨论公平观的遴选。然后将公平性概念落实到可操作层面上，即新农合筹资的可负担性分析，之后研究新农合筹资契约如何设计。在这一部分中，本书分析新农合混同契约的激励可行性，得出分离契约可能是较好的选择。

在后续分析中,讨论新农合筹资机制的各种具体备选方案,探讨这些备选方案的公平性和经济影响,以得出合乎前述公平理念的合意筹资机制。

本书章节做如下安排:

第一章,导论。提出论文研究的基本背景和研究的主要目的。

第二章,概念界定与文献回顾。对国内外现有的对卫生筹资以及筹资体系的概念进行界定和梳理,重点述评了新农合筹资机制的各种研究视角和相应的研究成果。

第三章,新农合筹资机制的效率分析。本章先用 SBM-Undesirable 模型来测度具有非期望产出变量的新农合筹资效率,然后应用其他两个 DEA 模型与方法,求解新农合筹资机制在不同地区、不同时间上的动态效率值,目的是评价新农合筹资效率。

第四章,新农合筹资机制的公平性分析。本章阐述了新农合筹资公平性分析的理论基础——公平观,包括功利主义、罗尔斯主义、无嫉妒主义和诺兹克与森的非福利主义公平观,然后将主要的公平观假想在新农合筹资机制中运用,以更具有可操作性的指标——筹资可负担比的泰尔 T 指数,运用仿真方法得出相应的公平性状况,即农民个人的卫生筹资可负担性的公平程度,以此评价新农合筹资机制改革所适合采纳的公平观。

第五章,新农合筹资的契约论分析。本章意图讨论当前新农合提供的混同契约的激励可行性条件,以得出分离契约才是满足激励可行性条件的契约。并在此基础上,假设新农合制度与医疗救助对接而构成一种大分离契约,试图用仿真的方法去发现改变这种契约的补偿"构件"会给保险覆盖率带来何种变化。

第六章,新农合筹资效率与公平的一致性。本章试图检验新农合筹资效率与公平是否一致性的统一于新农合终极目标,讨论现有的新农合混同契约式筹资机制是否效率与公平一致性改进的障碍。

第七章,新农合筹资契约的设计。本章为现有新农合设想了一种混合式筹资契约,它既有混同契约式强制性参保的基本账户,又有分离契约式自愿参保的自选账户,两者构成了新农合混合式契约体系,并通过模型回答了方案可行性问题,以仿真判断其福利效应,以此获知所设计的新契约能保证效率与公平的一致性改进。

三、基本分析方法

本书的研究对象虽然是卫生经济学中的筹资机制问题,但是所运用的理论与方法基本属于制度经济学范畴,特别是契约理论。

（1）第四章运用契约的激励可行性理论分析了现有新农合混同契约的激励可行性条件，得到只有将它设计成分离契约才是激励可行的。另一个数理模型是我们设计的混合式契约的平衡性模型，在那里得出的结论是我们设计的自选账户与基本账户只要在该模型中找到均衡解，则它就是两个账户各自收支平衡的均衡解，从而回答了"方案到底可不可行"的疑问。

（2）用到了三个 DEA 模型来测度新农合筹资的静态和动态效率。静态效率用的是 SBM-Undesirable 模型，之所以选此模型，是因为在新农合投入产出变量中有"坏"变量，不适用其他 DEA 模型；动态效率之所以用了三个分析方法，是因为用 Malmquist 模型测度制度的动态效率时，面板数据跨的时间段只是我们关注制度的时间段的一部分，那么我们就需要另一个测时序数据的 Window 模型来弥补此缺陷。

（3）为了验证在新农合语境下效率与公平具有一致性改进的可能，我们用了协整检验和 VAR 计量模型。

（4）为了解释不同公平观嵌入新农合筹资制度中的公平性效果，我们用了仿真的方法；在分析分离契约在新农合与医疗救助对接的设计下所带来的保险覆盖率变化情况时，也用到了仿真的方法；还有最后一章中为了比较我们所设想的筹资契约设计方案的福利效应，我们又再次用到了仿真的方法。

第三节　主要创新与不足

一、可能的创新

（1）研究视角。本书将从微观层面上，以契约论为视角，讨论新农合的筹资机制设计。它一定程度地避开了在农村医疗体制领域有关国家与市场关系的争论，寻找微观机制的研究突破口。另外，本书也从经济伦理学角度运用公平性工具分析新农合契约设计的伦理学基础。

（2）计量方法运用上。国内没有一篇文献用 SBM-Undesirable 模型以及时间窗 DEA 模型来测度分析新农合筹资效率。由于在测度新农合筹资效率时，产出变量中往往有诸如人均医疗支出等非期望产出变量，因此，用其他模型几乎都不合理，除非对非期望产出变量做变形（国外已经有相关论文对这种变形的不合理性做了研究），本书选择 SBM-Undesirable 模型切合本文分析的新农合投入产出系统。当然，新农合投入产出系统中如果没有非期望产出变量，也无须用这种前沿性的效率测度方法，但是，如果新农合投入产出系统的评价中不纳入农民人均医疗费用支出及其占比等产出变量,来测度其筹资效率,那是难以想象的。

(3)仿真方法运用上的新颖。因为取得新农合在特定的公平观设计下的制度效果完全是不可能,另外,新农合与医疗救助的制度对接以构成事实上的分离契约,也只能是想象中的。虽然重庆市已经实现了两种制度的对接,但新农合与医疗救助的实施效果也是无法取得,更何况当不断调整两制度中的各个控制柄,在短时间内将带来严重的政策不稳定性,因此,其数据的可获得性非常差。仿真就是一个很好的突破数据困境的方法。本书有三个地方用到了仿真,解决问题的方法比较新颖。

二、主要的不足及其后续研究

存在的不足之处是:

(1)论文结构体现的层层递进关系不是很明确,某些方面的理论挖掘不够。

(2)仿真分析展示的结果可能不够充分。因为仿真的基础数据虽然是东部地区调研的基础上构造出来的,但是这种数据的代表性显然不高。即使在调整控制柄的时候仿真可以运行很多次,但是由于基础数据的代表性问题,可能带来数据分析的适应性误差。

本研究后续的研究设想,一方面是承接本书的不足;另一方面是在本研究过程中发现的力不从心的理论话题。比如新农合筹资机制的福利效应如何以随机占优的方法做研究,卫生筹资的公平性研究深不可测,仅仅在测度方面就有很多前沿难题。又比如国际上对混同契约等有较前沿的研究,比如无嫉妒均衡的定价的研究既是热点又是难点,但当前对此力有不逮,只能留待后续研究。

第二章　新农合筹资机制:概念界定与 文献回顾

第一节　卫生筹资的概念界定与评价

任何国家的社会保障体系都是构成一国社会经济体制基本框架的重要组成部分。建立多层次的社会保障体系,是任何国家社会经济健康发展的必然要求。公共卫生筹资制度(Public Health Financing System)就属于社会保障体系[1]。

当前的新型农村合作医疗制度是在农村推行的一项公共卫生筹资制度。它从属于农村社会保障体系。它作为准公共产品,主要由政府、集体和农民个人采用混合方式进行卫生筹资(后面将此界定为狭义筹资),并以参合资格为条件对农民的医疗费用进行选择性补偿。新农合是否能够顺利运行,并达到预期效果,筹资机制的设计最为重要。为了方便后续章节对新农合筹资机制的解构,需要对卫生筹资及其系列概念进行概念挖掘。

一、狭义与广义的卫生筹资:一个全面的筹资框架

卫生筹资已成为对世界各地政府和人民日益重要的一个议题。在一些国家,穷人无钱获得医疗服务,高昂的医疗费用使得患者及其家人陷入持续贫困,甚至也会影响到收入中等以上群体的生活质量。一些国家的决策者尝试调整与改革卫生筹资制度,以提高制度的效率和公平。无论在穷国,还是在富国,现有资金水平均无法满足人民日增的卫生服务需求,而低

---

〔1〕　有关 Health Financing System 的中文表达各异,我国台湾地区和香港、澳门特别行政区的表达有:医疗融资体制、卫生融资制度、医疗融资体系、医疗筹资体制、健保融资体系、卫生筹资体系等等,本书采纳世界卫生组织中文网站、国内政府部门和正规研究机构的文件、报告中的表达,即"卫生筹资机制",有时候出于不重复用语的考虑,也用卫生筹资制度的术语。当然机制、制度是有些区别的,但不影响本书意思表达。

收入国家的问题尤为严重。

2010 年世界卫生报告指出,卫生筹资包括三个关键点:①为卫生体制的运行筹集足够的资金;②消除人们获得卫生服务的经济障碍,并减少疾病带来的财务风险;③更好地利用现有资源。卫生筹资的本质是为卫生体制的运行筹集资金,具体而言还涉及向哪些人筹资、何时付费(预付制还是后付制)以及如何使用筹集到的资金(主要是资金对谁补偿和如何补偿)等问题。

征收与筹集资金(Fund Collection)用于卫生服务是大多数人对卫生筹资的理解。卫生资金一般来自家庭、政府组织或公司,有时来自国外援助(被称为"外部资源")。资金征收的方式可以是:①一般性税收或专项税收,即所谓的以税收为基础的筹资(Tax-based Financing),它是一种贝弗里奇式的强制性筹资[1],以东欧转型国家和英联邦国家为典型;②强制性或自愿性医疗保险缴费(Insurance Financing),它包括社会健康保险(Social Health Insurance)、私人健康保险(Private Health Insurance)、社区健康保险[2](Community-based Health Insurance),社会健康保险以德国俾斯麦式社会保险、日本和韩国的社会健康保险为典型,资金筹集具有强制性,以自愿筹资为特征的私人健康保险以美国为典型,社区健康保险以我国的传统合作医疗为典型;③医疗储蓄账户(Medical Savings Accounts),以新加坡为典型;④患者直接支付(OOP),以我国传统合作医疗崩溃后到新农合制度推行前的一段时间内的农村医疗筹资机制为典型,其实是一种向使用者的收费(User Fee)[3],其卫生筹资公平性最差;⑤捐赠。

世界卫生报告所指的卫生筹资还包括资金统筹(Fund Pooling)。它是指筹集到的经费的集中和管理,从而避免因卫生服务费用而导致的经济风险。它由统筹基金内的所有成员共同分担,而不完全是由生病的个人承担。统筹的主要目的是在成员间分散由疾病治疗费用而致的经济风险。

---

[1]　传统的观念认为国家保障服务制(如英国施行的制度)就是以税收为筹资来源,资金直接拨给医疗服务的提供方。然而,近年来英国在不改变筹资来源的情况下,改变了资金的分配方式,从预算拨款改变为购买卫生服务(钱跟着病人走,而不是跟着供方走)。

[2]　社区健康保险即社区筹资,是建立在社区基础上的一种筹资方式,由生活在该社区的人向社区筹资的组织者缴纳(预付)一定费用,这笔费用统筹使用,一般不与个人缴费多少挂钩。所以社区筹资与病人直接付费制相比,具有风险共担的特征。我国的合作医疗就是一种社区筹资方式。在印度尼西亚和泰国等国,也有各种形式的社区筹资形式。尤其是印度尼西亚政府组织发动农村各种民间组织(如教会),来承担社区筹资的领导和管理工作。

[3]　使用者付费制是一种最古老的筹资方式。病人看病时直接付钱,服务利用率直接受到病人支付能力大小和医疗服务价格高低的影响。

如果资金被统筹在一起,那么就可以在疾病发生前预付资金,例如通过纳税和(或)社会保险、商业健康保险的途径。

卫生筹资还包括购买医疗服务,它是支付卫生服务和使用卫生资金的过程。有三种主要途径来实现这一过程:第一种是政府利用一般性政府收入以及保费(有的以征缴的保费)直接向自己下设的卫生服务提供机构下拨预算,是一种买卖双方一体化的卫生筹资;第二种是在制度上独立的第三方购买机构(如医疗保险基金或政府机关)代表一个人群向卫生服务的提供者购买卫生服务,这是买卖双方独立的卫生筹资;第三种是个人直接向卫生服务提供者购买服务。许多国家都使用组合式的卫生服务购买形式。

概言之,世界卫生组织所界定的卫生筹资就是在卫生系统中筹集、分配和使用卫生资源[1]。这里界定的狭义卫生筹资就是世界卫生组织所定义的卫生资源的筹集。而广义的卫生筹资的内涵与外延除了包括卫生资源的筹集外,还包括:如何及从何处筹集足够的卫生资金;如何克服使许多穷人无法获得卫生服务的财务障碍;如何提高卫生筹资机制的效率与公平。它主要涉及有多少资金可供利用、哪些人通过出资获得卫生合同并参与卫生项目、各个主体出资多少、谁来运作卫生基金、由疾病风险带来的经济风险该如何通过各种契约予以分摊以及医疗费用如何通过筹资各方的利益博弈得以控制等。

二、卫生筹资体系:一个卫生筹资的系统工程

卫生筹资体系是一个系统工程。卫生筹资体系可以从卫生资源的获取与流转角度来理解。在一个卫生筹资体系中,以政府、社会、居民个人的卫生筹资为基础,形成统一或分散的卫生基金。这种卫生基金可以以实体形式存在,也可以不以实体形式存在。它通过卫生筹资体系,以各种医疗

---

〔1〕 通过筹资而获得的卫生资源(Health Resources)指的是提供各种卫生服务所使用的所有投入要素的总和。广义的卫生资源是指人类一切卫生保健活动所使用的社会资源,狭义的卫生资源是指卫生部门所使用的社会资源,包括卫生人力资源、物力资源和财力资源。

服务机构提供的医疗服务项目为导向[1]，流入医疗服务提供方，以交换稀缺的卫生资源，从而实现卫生筹资基金在两个方面的效益：①在医疗服务机构的使用，它以医疗服务机构的经济效益而实现卫生资源的再循环；②在不同人群中的筹资补偿受益，它以社会效益即人群的健康资本和人力资本的再生与恢复而实现。

具体而言，如果从资金运转的整个流程来考察，卫生筹资体系有五个主要组成部分：筹资来源、筹资方式、保障内容、组织管理、支付方式。这五大块构成了卫生筹资体系的"解剖"结构。每个卫生筹资体系的特点都是通过这五个"子系统"的不同成分来体现。

（1）第一个子系统是筹资来源。它主要包括四个方面：家庭或个人、企业、政府及国际援助。一个国家或地区的卫生筹资体系主要依赖于哪一种筹资来源，当然会受到当地经济体制、经济与社会条件的影响，但更重要的是受政治和政策因素影响。市场经济条件下是不是必然以个人筹资为主，美国的卫生筹资体系的确是以个人支付商业保险和直接付费的筹资形式为主体。然而，同样是发达国家的英国、瑞典、爱尔兰等欧洲国家则以政府税收为主要筹资来源。经济欠发达的国家是不是就绝不能以税收为主要筹资来源呢？斯里兰卡以及许多非洲国家的运转良好的健康保障制度就是建立在政府筹资、公立医院向全民提供免费医疗的基础上的。因为这些国家把健康看成公民的一项基本权利，而卫生工作是政府行为。总之，界定筹资来源的主要决定因素是卫生筹资体系的组织者的价值取向、政治哲学理念、公平伦理观以及对不同制度可操作性和可行性的判断。

（2）第二个子系统是筹资方式，即回答怎样把钱筹上来。筹资方式的取舍也是价值判断问题。例如在决定是否要按能力大小筹资时，价值判断很重要。但考虑更多的是在可行性和有效性方面。除了以强制还是自愿为原则的问题外，筹资方式还涉及筹资时机、筹资载体（实物还是现金）、筹资主体、经费使用等方面的内容。我国新农合的筹资过程（狭义筹资）中，有些地方利用赶集、庙会宣传合作医疗，召开合作医疗补偿兑现大会来

---

〔1〕　国内近期出现了有关医改的偏激言论。认为公益性医改就是要取消医疗服务项目收费，这是一个"美丽的谬论"。因为卫生筹资体系始终是以医疗服务机构提供的医疗服务项目为导向的资金流转系统，不向病人收取医疗费用或收取一部分医疗费用的公立医疗体制改革方向是没问题的，但这并不意味着要彻底截断资金流向医疗服务机构，而是要认真思考、决定由政府机构还是独立的第三方购买机构或者医疗服务使用者来向医疗服务提供者付费（包括付费方式是总额预付还是按项目、按单元付费，以及其中主体的付费比例等），以实现卫生资源的再循环（后者是硬约束。不让医疗机构获得资金，就无法实现卫生资源的再生与循环）。

提高合作医疗的可信度,并适时筹资,取得了明显效果。另一些农村地区考虑到农民收入的季节性及经济来源构成,采用代扣代缴的形式[1],管理成本较低。降低筹资成本的另一个途径是选择群众信得过的筹资者,比如农村的知识分子、祠堂中的族长、农村有威信的基层干部等。

(3) 第三个子系统是保障内容。这个子系统要回答的是:钱筹上来后办什么事?它决定资金流向。如果说前两个子系统(筹资来源与筹资方式)决定了谁负担的问题,那么这个子系统则决定了谁受益、受益多少等问题。例如我国城镇职工医疗保险制度界定了两大块保险内容:用个人医疗账户保障基本医疗需求,而用社会统筹资金保障在一定的封顶线下发生的大额医疗支出,同时界定了受益者是参保的城镇职工。由于医疗保险制度保障内容的界定,就是一个利益再分配的界定,因此它非常复杂,要考虑的因素很多,有社会效益、经济效益、政治可行性和伦理原则等等因素。任何一个保障内容的界定都可以概括为在一定决策空间里遵循一定的决策原则而作出一系列决策。人们对保障内容界定的分歧常常就是因为决策原则不同造成的。另外应当指出的是,保障内容的界定与前面两个子系统的决定(即从哪里筹钱、筹多少、怎样筹等)是紧密联系的,其联系概括为如何实现量入为出或量出为入。在保障内容界定的决策原则中有三个最常用的决策原则:按需分配原则、成本—效果原则、保险原则。按需分配原则强调的是保障内容应体现帮助穷人、帮助危重病人的重点;成本—效果原则强调的是效率,尽量让受益面大一些,充分发挥有限资金的作用,它将小病的补偿放在首位,其成本低、受益面广,这个原则考虑的只是卫生服务的成本及其带来的对大多数人的健康效果;保险原则强调在保险内容的界定时,要考虑保障大病,减少乃至防止因病致贫现象的发生。保险原则决定了医疗保障的主要内容是"保大病"。这三个决策原则不同,具体表现在不同决策空间里的侧重点也不同[2]。

---

〔1〕 代扣代缴的形式多样。有的地方以收购的粮食为代扣代缴的载体,有的地方从田亩补贴、种猪繁育补贴等来源中代扣代缴。

〔2〕 侧重点的不同体现在:按需分配的原则十分注重对覆盖人群的筛选。成本—效果原则主要运用在各种卫生服务的筛选上。按需分配及保险的原则都强调要覆盖急诊服务和住院服务,而成本—效果原则强调保障门诊服务。它们的矛盾主要发生在覆盖的服务类别上(包括急诊服务、预防服务、门诊服务和住院服务)。成本—效果原则与另外两个原则的分歧还反映在有关覆盖的疾病类别[包括:传染病、慢性病、精神病和自我行为(斗殴外伤等)]这个决策空间。比如说,要是必须取舍的话,成本效果原则要求保障传染病的治疗服务,而不会去强调慢性病的治疗。因为传染病涉及面广,同时也有成本低、效果好的医疗手段。政策实践中,到底用哪个决策原则来决策,是个社会选择问题。

（4）第四个子系统是组织管理。所谓组织管理系统,是指组织者用于组织卫生保健市场中医疗服务提供者的各种机制,它包括组织形式、角色和功能及其内部运作方式。这些机制通常包括影响竞争、分散性以及政府对卫生服务提供者直接控制的措施。卫生组织管理是通过卫生组织管理建立卫生组织结构,规定职务或职位,明确责权关系,以使组织中的成员互相协作配合、共同提供卫生服务,有效实现组织目标的过程。卫生系统中的组织管理,应该使人们明确在卫生保健组织中有些什么工作,谁去做什么,与谁竞争,工作者承担什么责任,具有什么权力,与组织结构中上下左右的关系处理,等等。只有这样,才能避免由于职责不清造成执行中的阻碍,才能使组织协调地运行,保证卫生组织目标的实现。

组织管理的工作内容,概括地讲,包括四个方面:第一,确定实现卫生组织目标所需要的活动,并按专业化分工的原则进行分类,按类别设立相应的工作岗位;第二,根据卫生组织的特点、外部环境和目标需要划分工作部门,设计组织机构和结构;第三,规定卫生组织结构中的各种职务或职位,明确各自的责任,并赋予相应的权力;第四,制定规章制度,建立和健全卫生组织结构中纵横各方面的相互关系,比如当前新农合管理办公室与县卫生局、财政局、公立医院等的相互关系。只有卫生组织管理的政策制度化,才能实施可操作性管理。

（5）第五个子系统是支付方式。它回答的是:向哪个组织付费? 支付哪些内容? 支付多少? 这些问题的答案构建了有效的激励机制,从而影响卫生筹资体系中所有组织和个人的行为。支付方式的激励作用部分取决于对供需方的影响,例如在需方,如果患者不用直接对卫生服务付费,他们将会需要更多数量的服务,患者支付的价格也影响他们需求服务的地点和时间,昂贵的医疗费用可能导致患者远离医生,并且选择自我治疗。对供方来说,医生和医院对支付方式产生复杂的反应,支付的激励可以诱导医生改变工作的时间总量、单位时间接诊的患者数量以及工作地点。由于医生可以诱导病人对其服务的需求,所以会出现付费方式对服务项目数量的影响。如果卫生服务是免费的,患者可能会得到成本—效益不好的药物或治疗。又如,将每住院人次作为一个固定金额支付给医院,就会促使医院让患者"更快、更易带病"的出院。总之,支付方式对消费者和医疗服务提供者发出了至关重要的信号。支付方式是分配有限卫生资源的重要机制。它影响着卫生服务的生产、分配和消费。学界对支付方式的讨论很多。

三、卫生筹资体系的评价:公平和效率

评价卫生筹资体系可以有两类标准:公平和效率。考察一个卫生筹资体系是否公平,通常从两个方面进行:一是看筹资的公平性;二是看受益的公平性。筹资的公平性是指是否遵循按支付能力大小筹资的原则,通俗而言,即是是否从穷人那里少筹一些,甚至不筹,是否从富人那里多筹一些的问题。财政税收学上常用累进性(即筹集的资金占收入的比例是不是随着收入的增加而增加)来衡量筹资的公平性。换句话说,按照筹资公平的原则,收入高的人与收入低的人相比,不仅上缴的绝对数要大一些,而且上缴的比例也要高一些。所谓受益公平是指在一定的卫生筹资体系下,卫生服务的提供是否实现了按需分配的原则。比如说,得了病不会因为看不起病而耽误治疗。筹资的公平性与受益的公平性是有一定关系的。之所以关心筹资的公平性(即按能力付费的原则),首先是因为只有做到了筹资的公平性才能实现受益的公平性。与此同时,强调筹资的公平性也是为了减轻低收入人群的经济负担。如果从人群参保后净受益的公平来考察,两者取得涵义上的一致,有关筹资公平的讨论就是从净受益指标上进行的。因此考察卫生筹资体系公平与否的一个不容忽视的方面,就是看这个制度在多大程度上减轻了被保障人群看病的经济负担(常被称为保险覆盖)及其净受益的公平程度等。

卫生筹资体系的另一个考察点就是其效率问题。实际上,卫生筹资体系也是一个典型的投入产出系统,是一个卫生资源的投入健康产出的转换系统。卫生资源跟其他社会资源一样,从来都是稀缺的。卫生筹资体系的效率意味着对卫生筹资系统施加一些投入量以获得最大产出的水平,或者是通过卫生资源的配置使得该卫生系统的所有参与者总剩余最大化的程度。

从效率测度而言,卫生筹资体系的效率就是综合性健康产出量同综合性卫生资源投入量之间的比例关系,它衡量的是卫生系统资源合理配置与有效使用程度,体现为技术效率、生产效率和配置效率三个方面。其中卫生筹资系统的技术效率是指在社会投入卫生系统的卫生资源确定的情况下,卫生系统能够生产出最大量的符合卫生服务需求者要求的卫生服务。生产效率是指在卫生资源成本确定的情况下,卫生系统通过改变卫生资源组合,能够生产出最大量的符合要求的卫生服务。卫生筹资系统的配置效率是指卫生筹资系统通过优化资源配置,以使得不存在替代的卫生资源分配方案使某些社会成员的境况变好,且没有一个人的卫生境况变坏。

在社会经济领域中人们往往会谈论公平与效率的权衡关系，常常会将两者对立来看。事实上，Bolton 和 Ockenfels（2006）通过实证分析发现，若从长远角度而言，在社会经济领域公平的竞争有助于提高整个社会经济效率，而效率的提高又会促进经济平等，二者是相辅相成、相互促进的关系。国内学者比如程恩富（2005）就认为，收入和财富的差距与不公平并不都是效率提高的结果；吴炜（2006）也认为，与效率矛盾的不是公平而是待遇均等，社会医疗保险制度应该而且可以体现公平与效率的内在统一。因此，本书认为，卫生筹资系统中公平与效率关系不一定是矛盾而无法兼得的，两者往往在矛盾中达到统一，尤其是在公共卫生领域两者很可能具有内在一致性。

公共卫生筹资系统属于社会保障的重要组成部分，其制度安排实际上相当于将卫生资源在公共卫生领域进行分配与健康生产。既然社会保障制度的目标是缩小社会贫富差距、创造并维护社会公平，那么在卫生筹资系统中公平与效率的规范关系似乎应该是"公平优先，兼顾效率"。但是本书认为，在卫生筹资系统中"公平优先，兼顾效率"方向没错，在政策实践中，如果可以证实公共卫生领域确实存在公平与效率的同向互促、内在一致性，那么政策决策层就没必要在"公平与效率孰先孰后"的问题上徘徊，而应该考虑哪些政策控制柄更容易操作，就毫不犹豫地推进卫生筹资政策。实际上，卫生筹资制度上的公平原则并不排斥效率原则的应用，卫生领域的公平反而依赖于效率，只有提高卫生筹资系统的效率，才能不断地积累丰富的卫生资源，才能确保卫生公平，并将公平推向更高的"台阶"。当然，卫生效率也依赖卫生公平，提高卫生筹资效率要以卫生公平为目标，只有以公平赢得了社会公众的信任，才能提高社会公众对卫生政策的认同，社会医疗保险制度才能有更高的筹资参与率，继而才有更高的社会保障覆盖率。

有关新农合筹资机制中公平与效率的内在一致性，正是后续章节的重要讨论内容。

四、卫生筹资体系的功能与目标

一个实现了全民覆盖的卫生筹资体系需要具备以下具体功能：①为所有人提供和获取所需的高质量、有效的卫生服务（包括预防、促进、治疗和康复）的可及性；②确保使用这些卫生服务不会让使用者遭受经济困难，即避免"因病致贫、因病返贫"。

当前已被国际社会认可的卫生筹资的终极目标和中间目标，是一国在设计卫生政策时需要采纳的。任何卫生筹资体系的终极目标应该是改善所有人群的健康状况、给他们提供风险保障、提高他们的满意度,而卫生筹资体系的中间目标有五个:效率、公平性、风险共担、筹资能力和可持续性(世界卫生组织,2010)。

　　在廓清了一系列卫生筹资概念与关系的基础上,我们可以更好地理解新农合筹资机制,为后续章节讨论新农合筹资效率、公平与契约设计打下概念基础。

第二节　新农合筹资机制的内涵

　　新型农村合作医疗筹资机制最主要的功能包括:(1)为所有人提供获取所需的高质量和有效卫生服务的可及性;(2)确保使用这些卫生服务不会让使用者遭受经济困难。以政府、社会、居民个人三大主体的出资额为基础,形成统一的统筹基金。从整体性角度来考察,新农合筹资机制主要有六个主要组成部分(如图2-1所示):统筹层次、筹资标准、筹资方式、支付方式、保障范围、监督控制。六大子系统各司其职,在每一环节中都扮演着重要的角色。

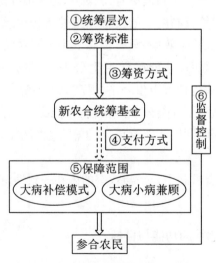

图 2-1　新农合筹资机制运行框架

一、新农合筹资标准

新农合筹资由中央财政补助、地方财政配套和农民个人交纳三部分构成。自 2003 年实施至今，新农合筹资标准不断提高，从最初的 30 元/年/人到 2017 年的 613 元/年/人，14 年来共增长了 19 倍多，年均增长率是24.04%。表 2-1、图 2-2 是新农合 2005 年到 2017 年的人均筹资额，其中农民个人缴费额虽较低，但也呈现上升趋势，大约占到 1/3 左右，西部地区个人占比更低一些。

表 2-1　2005—2017 年新农合人均筹资额

年份	人均筹资额/元
2005	42.10
2006	52.10
2007	58.90
2008	96.30
2009	113.36
2010	156.57
2011	246.21
2012	308.50
2013	370.59
2014	410.89
2015	490.30
2016	559.00
2017	613.00

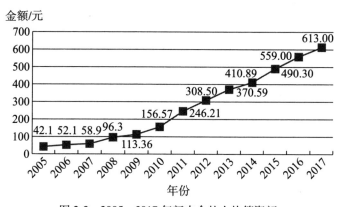

图 2-2　2005—2017 年新农合的人均筹资额

二、新农合筹资的统筹层次

统筹层次是指统筹的层级和覆盖人群的规模，一般以各地区相应行政管理层级为参照。新型农村合作医疗是要求在县级以上行政单位建立合作医疗制度,与旧合作医疗相比,统筹层次有所提升。依据不同地区的发展情况,有些地方则提出要以省、市为单位进行统筹,如江西赣州已实行市级统筹,由市、县两级财政共同出资,形成四道健康保障线。统筹层次的提高,增强了新农合保障基金的抗风险能力,扩大了风险池,提高了保障范围和保障程度。

三、新农合筹资方式

每个地区的新农合筹资方式会根据当地各项因素综合考虑来制定,因此全国范围内的差异较大。依据筹资主体的不同,可分为以下四类:①专人上门收缴方式,由工作人员挨家挨户收取;②滚动式筹资方式,用减免或报销所得的费用预付该户次年的参合费;③三定筹资方式,农民需在约定的时间、地点、以约定金额主动缴纳参合费用;④协议委托筹资方式,在农民自愿的前提下,由乡镇政府、信用社和农户三方共同签订协议,由各农村信用社定期从农村居民的个人账户中统一扣除参合费。无论哪种筹资缴费方式,当前新农合都是以户为单位进行缴纳,这样相当于隐性强制参合(林闽钢、郭燕,2010),能很好地化解新农合自愿参合原则下的逆向选择现象。

四、新农合的保障范围

目前全国新农合的保障模式主要有大病统筹和大病、小病兼顾两种类型,前者补偿的是住院和大额门诊费用;后者是既补住院也补一般门诊费用。为了进一步保障参合人员的受益水平,门诊费用和住院费用的补偿标准随着医疗费用的提高而逐步提高,但一般有一个封顶线的约束。门诊费用的补偿一般不设起付线,乡、村门诊政策范围内的费用补偿比例最高,对于低收入人口年补偿封顶线也上调一定幅度;住院费用的补偿按照分级分类标准,等级越低的医疗机构,起付线越低,政策范围内报销比例越高。

五、新农合筹资系统的支付方式及其改革

目前,新农合正实现医疗卫生费用支付的转型,使医疗机构进一步调整医药费用收入结构,避免不必要用药和检查,使不合理的费用得到了控制和遏制。在《关于推进新型农村合作医疗支付方式改革工作的指导意见》中,国家要求各地从 2012 年开始积极主动推进统筹区域内定点医疗机构和病种全覆盖的支付方式改革试点工作,并逐步扩大实践范围,争取到 2015 年实现统筹地区内全面实施的目标。

当前新农合支付方式正在试点转型期,有很多地区正在实现由按项目付费为主体的医疗费用后付制,逐步转向按病种给付(DRG)、按人头付费、总额预算等预付制方式。例如,安徽省马鞍山市和县 2016 年以镇为单位全面实行门诊统筹总额预算管理,住院病例的新农合补偿开始了按病种付费、按床日付费等支付方式的改革,黄山市徽州区 2018 年对于住院患者实行按病种付费,不设起付线和封顶线,也不受药品目录及诊疗项目目录限制,新农合基金实行定额补偿。典型地区的具体政策可以参考本书后面的附录 1 和附录 2。

六、新农合基金的监督控制

新农合基金风险警戒机制需要进一步完善,确保基金不会过度结余或超支。进一步规范管理,健全并落实新农合基金监管责任,提高补偿结果公开透明度,推进即时结算进程。这样才真正方便群众报销,使广大群众最大限度地得到实惠。基于此,我国正探索建立与经济社会发展水平、各方承受能力相适应的稳定可持续的新农合筹资机制。例如,2016 年安徽省马鞍山市和县的新农合政策规定,风险基金要按当年筹集基金的 10% 提取,当年新农合基金结余一般不得超过当年筹集资金的 15%,累计结余一般不超过当年筹集资金的 25%。结余基金包含了新农合风险基金。

在了解了当前我国新农合筹资机制的内涵后,我们还有必要了解学术界以新农合筹资机制为核心的研究脉络,因为文献的回顾是任何一个严肃的学术讨论与分析之必需和基础。

第三节　有关新农合筹资机制研究的文献回顾

至今,新农合制度已经运转了十多个年头,学者们从新农合制度"诞生"开始就给予了很多的理论关注。

从已有文献来看,学界对新农合制度有不少的研究视角。大致说来,这些研究视角有:公共政策视角、保险精算学视角、社会伦理学视角、法理与法律视角、政治哲学视角、可持续性发展理论视角、社会资本视角、第三部门理论视角、卫生政治学视角、经济发展次序论视角、新制度主义社会学视角、系统动力学视角、契约论视角等,不一而足。在这些方面的文献可谓汗牛充栋,研究成果不可小视,对新农合政策的纠偏与扶正一定有很好的理论参考价值。

知识的描述逻辑是对知识结构的形式化表示。本书对新农合筹资机制方面的文献回顾不是从在此领域的所出现、所引用的方法论角度归纳,而是从知识结构的逻辑推演与评价路线角度展开综述。

一、有关建立新农合筹资制度的必要性以及可行性研究

现有文献对建立新型农村合作医疗筹资制度的必要性几乎一致认同。如前所述,任何卫生筹资体系的终极目标应该是改善所有人群的健康状况、给他们提供风险保障、提高他们的满意度。新农合制度作为我国农村医疗卫生保障的重要组成部分,对降低农民的疾病风险和财务风险,满足农民基本的卫生需求,改善农民的健康状况,都有现实意义。更多的研究是从农民的医疗卫生需求与医疗机构的医疗卫生服务供给两方面来看待新农合筹资制度的必要性。秦建平(2004)认为,由于农民医疗卫生需求的提高、农民互助共济观念的弱化等因素造成了农村家庭保障功能的弱化,同时,受经济体制变革和市场冲击,医疗费用的持续快速上涨,农村传统保障方式难以担负起农民的医疗保障,因而必须发展合作医疗,以降低农民的医疗负担,满足农民对医疗保障的需求。孙淑云、任雪娇(2018)通过梳理合作医疗制度变迁的历史背景认为,自改革开放到 2002 年之间,传统合作医疗的筹资基础——集体经济式微,同时又缺乏恒常的合作医疗制度治理主体,合作医疗筹资机制存在严重的脆弱性,在农村医疗服务供给体系市场化的背景下,农民重返自费医疗,农村的因病致贫问题再度浮现,颠覆性改革传统合作医疗,建立新型农村合作医疗筹资机制成为历史之必然。

尽管新农合制度有建立与发展的必要性,但建立与推广合作医疗的可行性如何呢? 一些文献提出质疑:在我国建立与推广合作医疗缺乏经济基础和群众基础,而且抗风险能力小。但有些学者认为只要以新的形式改变传统合作医疗,重建合作医疗就是可行的(汪升明,1998)。这种乐观的观点占优势。葛强(2002)通过对江苏省兴化市参合农民对合作医疗的满意程度的调查认为,合作医疗只要处理好一些问题,一定是可行的;梁鸿(2000)认为,我国农民之间的互济传统,并没有因为集体经济体制转向家庭经济体制而弱化,这为我国试点并推广合作医疗提供了坚实的社会基础;同时,受累于"看病难、看病贵"现状的农民,有恢复合作医疗的需求,因此重建合作医疗既必要,又可行。杨惠芳(2003)指出,经济发达地区富裕起来的农民由于其自我保健意识随着收入水平的提高而不断增强,对医疗服务的需求日益提高,已经不满足"掏小钱、保小病""温饱式"的传统合作医疗,因此,在经济发达的农村地区推行"合作医疗+大病医疗保险"的

医疗卫生保障制度,是必要而可行的。邹声金、许爱民等(2014)调查了北京市怀柔区 2003—2012 年地方财政收入、农民人均纯收入与新农合筹资现状,分析了新农合筹资水平提升和存在的问题,认为农民缴纳上年度人均纯收入的 1%~2% 的额度,来提升新农合筹资水平是可行、可承受的。

二、有关新农合筹资制度的缺陷研究

在新农合制度试点之前,我国曾经试图恢复重建传统的农村合作医疗,但在重建的过程中存在诸多问题,这些问题主要是制度设计本身的缺陷,比如立法滞后,政策调整频繁、缺乏有效的筹资机制、政府依然缺位等,造成农民的医疗负担没有得到有效缓解,结果是传统合作医疗的重建往往春办秋黄。那么当前的新农合制度在推行过程中,是否也存在一些制度性缺陷呢?

国内外学者对新农合筹资的制度缺陷进行了研究。其中有很多研究不够深入,比如左铮云、薛铁英等(2005)总结了新农合试点过程中存在的一些问题,比如筹资难、公立医疗机构改革滞后、报销补偿比例偏低、管理能力较差、受益面狭小等问题。李芳凡(2012)认为,新型农村合作医疗制度存在管理理念、筹资方式、监管方法和管理机构等方面的问题。

本书更关注新农合筹资机制重大的制度缺陷方面较深入、较理论化的研究。

1. 有关新农合自愿参保原则方面

有学者提出了新农合自愿参保原则可能是制度缺陷之一。由于现有新农合制度坚持自愿参保原则,这可能会导致逆向选择问题,即自愿参保的结果很可能是参加者多为体弱多病者,而健康者不愿参加。Jutting (2003)认为,受到新农合基金筹资以及起付线或自付比例等的约束,实行自愿参保模式,很可能将农民中最低收入者排斥在新农合之外。顾昕与方黎明(2004)也在新农合开始试点之际,提出了有关新农合采取自愿参与原则的危害的警告。谭湘渝(2008)通过研究发现,新农合在有的地方出现了奇怪现象,即前一年获得大病补偿的参合农民,在下一年往往不再参加。因为他们往往抱着侥幸心理,认为自己不会一直得大病。所以,新农合必须在一定程度上放弃自愿参与原则,实施一定程度的强制参合,以解决逆向选择问题。

2. 有关新农合筹资机制中各种控制柄方面

新农合在几乎所有地方的筹资规定中都设置了起付线、封顶线、报销比例等政策控制柄,当前这些控制柄有无设计缺陷呢? 方黎明、顾昕

(2006)认为,新农合的起付线、补偿比例、自付率以及封顶线的设置过于呆板,既起不到帮助参合农民的作用,又损害了制度应有的保障功能,降低了农民参加合作医疗制度的积极性。段春阳等(2012)通过2011年的系列调查发现,农民对新型农村合作医疗参与的意愿度相当高,有80%的农民参合就是为了减轻医药费负担,九成左右的参合农户对该机构的服务态度和医疗设备及环境表示满意,但仍有58%的农民认为新农合实际效果与预期效果存在着差距,对起付线标准表示非常满意的农民极少,仍有部分农民认为封顶线数额较低,23.4%的农户对于报销覆盖范围满意度偏低。

但是,按照 Arrow(1963)的研究,在医疗保险中设置费用分担机制(比如自付比例等),其目的是控制医疗保险中的道德风险,即被保险人在没有自付部分医疗费用的情况下会有过度消费医疗卫生服务的行为倾向。那么,我们该如何解释新农合筹资机制中设计了这些本应该可以抑制道德风险的费用分担政策,其实际效果却不如理论预期呢? 这是否启示我们如果仅仅从一些政策控制柄来考虑新农合筹资的长效机制的建设,可能还不够,还不能抓住问题症结所在呢?

3. 有关新农合"保大""保小"补偿模式方面

关于新农合的"保大""保小"补偿模式方面的争论也很多,有的人认为"保大"较好,符合保险原理,有的人认为"保小"模式能兜底,有制度可持续性。比如叶宜德(2005)认为从筹资性质而言,新农合制度是由政府资助、农民筹资,应该把解决农民的基本公共卫生服务作为其政策目标,"保大"的补偿模式只会使少数患大病的农民受益,对大多数农民缺少吸引力。王列军和葛延冯(2005)指出,新农合真正需要优先关注的是与广大农民基本健康关系更为密切的常见病和多发病,"保大"的定位是与农村初级卫生保健目标相悖的,难以获得良好的卫生投入绩效,也容易导致逆向选择;金彩红(2006)从效率角度指出"保大病"会降低医疗服务的效率。因为"保大"的补偿保障方式会出现"小病大医"的道德风险;同时,预防一般高于治疗的效率,治小病一般高于治大病的效率。如果新农合只保大病,参合农民往往会把小病拖成了大病再去治疗、报销。这样不仅会增加基金的支出,还可能延误治疗,不利于改善农民的健康状况,因此,新农合应当实行"小病加门诊"的补偿模式。方黎明、顾昕(2006)也认为,当前新农合以住院(或者大病)补偿为主的补偿保障模式,必然缩小新农合制度的受益面,对于身体健康的农民而言,这是一种负激励,会降低新农合制度的吸引力,主张将门诊纳入补偿给付范围。

但也有学者持不同观点。谭湘渝、樊国昌(2004)则认为,如果新农合实行保"小病"的补偿模式会导致严重后果。比如，"保小病"违背了风险管理与保险学的基本原理。将一些小病纳入补偿范围，则保险赔付的成本可能占较大比重，制度的保障功能将很难发挥。另外"保小病"不但会导致更严重的道德风险，还可能会导致新农合基金入不敷出、不堪重负，进而损及基金的偿付能力，危及新农合制度本身。刘启栋(2005)也指出，"保小"的门诊补偿模式往往会分流有限的新农合基金，导致新农合基金抗大病风险的能力降低。周海沙、李卫平(2005)从管理成本角度讨论了门诊报销不但可能难以缓解参合农民的经济压力，反而会导致新农合制度的管理成本增加。张广科(2008)也认为，新农合设立家庭账户来"保小病"，弱化了新农合分散风险的功能，虽然可以激发农民参加新农合的积极性，但却增加了新农合的管理成本。

实际上，"保大还是保小"确实是新农合筹资政策选择的难题，这一难题受制于新农合制度"低水平、广覆盖"的阶段性目标、初级社会保险性质以及我国地区间经济社会发展的不平衡(王丽丽、孙淑云，2016)。二十年来，新农合制度运行的历程也表明，我国各地都是根据各自的经济社会发展条件等在"保大"与"保小"间不断试验，以寻找最适合的卫生筹资与补偿支付方案。与此同时，学术界对新农合筹资机制中意义重大的补偿模式的选择，也存有各不相同的观点。

因此，"保大"与"保小"都有其理论依据和实践基础，那么是否在打破现有新农合的单一、混同式健康保险契约下，这种"保大"还是"保小"的抉择困境可以有破解途径呢？在考虑多层次、混合式健康保险契约下，进行"保大"与"保小"之分工，是否会走出摇摆不定的理论与实践困境呢？本书在第五章和第七章对此进行了理论探讨。

4. 有关政府对新农合参保资金的财政转移支付方面

新农合筹资突破了传统的农村合作医疗在社区筹资上的局限性，建立了农民个人缴费、集体扶持和政府资助相结合的社会保险筹资机制。其中政府对新农合基金的筹资补助实际上是中央和地方的财政转移支付。政府补助在新农合基金筹资总额中所占的比例大约在1/2到2/3左右。顾昕、方黎明(2006)指出，当前新农合基金中的中央补助金是政府对农民缴纳参合保费的补助，是一种带有配套性质的专项补助、配套补助，它对中西部地区采取的是"一刀切"式的固定金额补助办法，没有考虑基层政府财政支持配套能力存在地域差异，比如2006年就实行每个参合农民配套20元的中央补助金。他们认为，当前这种新农合财政补贴具有累退性。也就是说，越是富裕的地区，其农业人口比重就越低，其基层政府的财政实力一般越强,为新农合提供配套补助金的能力就越大;相反,越是贫穷的地区,其农业人口比重一般较高,财政转移支付能力越低,对新农合的财政配套补助能力就越小。在有关政府对新农合筹资的财政转移支付政策的一片赞许声中,这是较早的对新农合筹资中财政转移支付公平性及其政策效应的理性关注与质疑。钱文强(2019)更是基于2004—2014年新农合省级面板数据,以动态博弈模型的理论高度、静态动态空间面板模型的实证角度,得出如下结论:中央转移支付对新农合基金结余率产生负向影响,中央转移支付越多,新农合基金结余率反而越低,地方财政实力对新农合基金结余率产生正向影响,地方财政实力越强,地方征管努力程度越高,新农合基金结余率也越高。因此作者提出提高个人缴费比例、降低中央政府补助比例、增强地方财政实力等政策建议。该书全面论证了地方政府对中央政府围绕新农合基金补助的策略性行为以及政府对新农合财政转移支付的政策效应。

5. 有关新农合相关法律建设方面

王京京(2012)认为,目前新农合在法律建设方面存在的问题有:立法层次低,缺少法律保障。目前国家仍未对新农合进行专门立法,只是一些政策的规定与细则,而政策一般缺乏足够的约束力,存在一定的局限性。由此,现有新农合制度很可能游离在法制化轨道之外,造成新农合各层管理机构和定点医疗机构的职能、职责划分不明确,参合农民的权利与义务没有明确的法律规范。另一个薄弱的环节就是筹资保障机制方面缺乏法律保障制度和实施机制,对政府的补助投入不到位行为缺乏约束力,很可能导致新农合缺乏稳定而可靠的政府资金投入,使新农合制度核心环节——资金筹集出现困难。

三、有关新农合筹资的政策效果之实证研究

1. 有关新农合参合方面的实证研究较多

王红漫等(2006)基于中国东部某省份6个县的调查,探讨了影响农民参合率、满意度及制度可持续性的因素。实证结果显示,农民的性别、个人的社会经济条件、对新农合政策的知晓程度、个人内在的医疗服务需要、期望的参保费用、期望的共付率这些因素都与该制度的参与率有关。李燕凌和李立清(2009)则基于Probit模型的半参数估计,研究了新型农村合作医疗农户参与行为,研究发现,农户参与新型农村合作医疗的行为受家庭人口学特征和医疗卫生服务需求差异的影响十分明显,并一定程度上存在着逆向选择;改善农村医疗卫生服务条件、加强三级卫生服务体系建设,提高

医疗卫生服务在农村的可及性和可得性,改进现有新农合的补偿报销模式,有利于提高农户参与新型农村合作医疗的积极性。徐振斌(2011)通过实证研究发现,截至 2009 年底,还有 5138 万农村居民没有参加新农合,占农村居民人数的 5.81%,说明新农合的全覆盖目标还没有完全实现。一部分农村居民没有参加新农合的主要原因:一是一些农民还没有看到新农合的好处,对新农合的积极作用了解不够,自愿参加不积极;二是部分农民搬进城镇居住,而户籍还在农村,他们既没有参加城镇居民和城镇职工基本医疗保险,也没有参加新农合。李丽等(2012)基于安徽省 13 县 368 个农户参合情况,对农民参加新型农村合作医疗的影响因素以及参合人员对新农合的满意度进行了实证分析。分析结果表明,人均收入、家庭规模和性别与农民的参合意愿没有显著的相关性,而文化程度、家庭成员构成、家庭成员的健康状况、农民参合的缴费水平以及新农合的名义报销水平等与农民的参合意愿显著相关。关瑞祺等(2012)通过 2010 年 7 月对福州市 6 个县的农户抽样调查,发现农民的参合趋势虽逐年上升,但仍存在不愿参合以及部分农户不愿继续参合的现象,同时从年龄、文化程度、收入水平、家庭规模等方面说明参合与未参合的农户就医行为存在差异,参合与未参合对医疗服务设施的使用也不同。

其中的研究成果,特别是各种与农民参合意愿高度相关的因素的提取,对完善新农合制度及其他相关政策都是有帮助的。

2. 有关新农合对农民疾病风险防范效果以及财务保障效果的实证研究

在此领域的研究,显示当前的新农合对农民的疾病风险和财务风险无多大的帮助。其中国内的研究以张广科(2012)和封进等(2011)的研究较深入,国外的研究尤以 Wagstaff(2009)的研究较为慎重。

张广科通过对新农合对农户疾病风险共担效果的跟踪研究,发现新型农村合作医疗制度引导了农户早检查、早发现、早治疗的就医方式,诱致的"次均住院费用"和"次均门诊费用"上涨,放大了样本农户的"家庭住院疾病风险"和"家庭总体疾病风险",直接冲销了新农合制度对农户部分住院费用报销的政策效果。

这一点与 Wagstaff 得出的新农合制度并没有降低农户,特别是穷人自付的费用和医疗负担的结论是一致的。Adam Wagstaff 等(2009)运用双差分的计量方法,研究发现新农合使医院的门诊和住院规模增加了 20%~30%,也增加了县级医院昂贵医疗设备的添置量,但是并没有增加穷人的门诊和住院使用量,对降低穷人的自付费用也无多大帮助。封进、刘芳、陈沁(2011)利用村级和县级面板数据也得出新农合会导致县医院价格上涨,且报销比率越高,价格上涨幅度越高,价格上涨幅度和报销比率基本相同,原因在县医院的垄断地位和盈利性目标促使其在引入新农合后提高价格。因此,加强医疗供给方的竞争性是有效发挥新农合制度作用的必要条件。不少研究也认为,新农合制度的主要受益者是医疗机构而非农户,新农合制度会改变医院和医生的行为进而导致医疗费用上涨。

但是,对新农合财务效果方面的效果研究并非都是不乐观的观点。栾大鹏、欧阳日辉(2012)以 27 个省份 1999—2006 年的宏观数据为基础,对新型农村合作医疗制度的实施对于我国农民生活消费所带来的影响进行了考察。研究结果表明,由于减少了未来支出的不确定性,整体上来看,该制度的实施减少了农民面对未来医疗花费的不确定性,促进了我国农民在医疗保健方面消费支出水平的提高,也显著地推动了我国农民在其他生活消费方面支出水平的提升。

3. 有关农村流动人口对新农合利用情况方面

最近几年,对农村流动人口医疗保障的讨论较热。郭明亮等(2012)认为,农民工文化程度低、对媒体的接触较少和接受媒体的信息能力不强等原因都导致农民工对新农合具体内容了解甚少;新农合的缴费时间不够灵活,外出农民工往往错过缴费时间,大多数农民工(77%)由于未被通知体检时间而没有享受过免费体检,对于异地就诊的农民工报销比例更低。林万龙和曹玫(2012)在农村人口流动背景下研究了新型农村合作医疗制度设计中的城乡与区域分割问题,发现流动人口既难利用新农合,也难利用城镇居民医保降低医疗负担。新型农村合作医疗制度设计仍延续了中国长期以来"城乡两个区域、城乡居民两个群体"的政策思路,导致了这一制度体系的城乡分割和区域分割,难以适应人口流动、城镇化乃至城乡经济一体化的趋势,建议新农合适度放开"以户参合"的政策和施行省级统筹。其中观点与作者经过田野调查后的发现与判断一致。

4. 有关新农合制度公平与效率的实证研究

一项制度的公平与效率的实证研究是个很正统的研究话题。新农合制度也不例外。于长永(2012)利用 2009 年中部四省 12 个县的调查数据,从农民的"主观感受"和制度实施的"客观效果"两个层面,对新农合建设绩效进行了分析和评价,指出了新农合的补偿公平性较低,另外还存在其他的突出问题,比如存在严重的医疗供方道德风险、医药费报销比例太低、流动人口参保积极性差等。孟翠莲(2008)也认为,新农合对解决农民因病致贫、因病返贫问题收效甚微。赵蔚蔚等(2012)通过对全国 10 个省 30 个村的千户农民调查数据分析,认为新农合在提高农民看病积极性、改善农村卫生条件和农民健康状况等方面已初具成效,但是新农合的福利性并未得到农民高度的认可,部分农民认为制度的最大受益者是基层政府、村诊所、乡镇卫生院、县卫院及其他医疗服务提供方或机构,而不是农民。新农合对缓解农村医疗困境的效果是有限的。

然而,这些文献对新农合筹资的公平和效率的测度都不够严谨。在新农合筹资效率领域,郑伟、章春燕(2010)首次尝试用数据包络分析方法(DEA)来评估新农合的技术效率,在传统 DEA 模型和超效率 DEA 模型下,发现新农合筹资系统整体效率在样本期间内是逐年递增的,东部(较发达地区)大部分省市的新型农村合作医疗比其他区域的更为有效。

有关卫生筹资公平性以及针对我国新农合筹资的公平性的研究,学界成果颇丰。国外学术界对卫生筹资公平性的讨论早已不再局限于个人为取得"被覆盖"资格而上缴"保费"那种狭义的筹资概念,而是对前文中所界定的广义筹资的公平性讨论。

有关卫生筹资公平性的内涵方面,世界卫生组织的一系列相关文件和近几年的世卫报告对此作了非常系统和权威的阐述。《2000 年世界卫生报告——卫生系统:绩效改进》指出,一个公平的卫生筹资机制应该能够"通过各种筹资手段,保证所有个体都能得到有效的公共和私人医疗服务"。[7]这份报告不仅聚焦了卫生系统的绩效,而且更重要的是它讨论了卫生系统绩效的关键维度——卫生筹资机制的公平性。《2010 年世界卫生报告——卫生系统筹资:实现全民覆盖的道路》又进一步将 2000 年世卫报告对卫生筹资公平性的规范性界定作了一些拓展,指出公平的卫生筹资系统应该是一个能够支付得起[即具有"可负担性"(Affordability)]的系统,以保证筹资机制的可持续性。同时该报告在卫生筹资公平性的具体研究内容上有了更明确的列举,比如卫生服务可用资金及其资金来源、卫生筹资安排的优先权、患者直接支付与经济风险保护、统筹资金的覆盖范围与风险池等。

有关卫生筹资公平性方面,2010 年世卫报告不同于 2000 年世卫报告的地方,是前者从人群的支付能力(ATP,the Ability-To-Pay 的缩写)角度来探讨卫生筹资公平性。这是一个很好的研究视角,因为从宏观方面考察,卫生筹资公平性涉及如何合理的筹集和分配卫生资金,以形成一个合理的卫生筹资结构,而卫生筹资结构无非是指政府预算卫生支出、社会卫生支出、个人现金卫生支出占卫生总费用的比例,其反映的就是人群乃至国家在卫生费用方面的支付能力;而在微观方面,卫生筹资公平性重在考察卫生筹资政策能否克服人们尤其是穷人难以获得卫生服务的财务障碍,以解决部分人群在卫生服务获取方面支付能力不足的问题,所以考察卫生筹资公平性不能脱离人群的支付能力,最终还是要落实到卫生政策所覆盖人群的支付能力(ATP)。

从已有文献看,有学者早已从支付能力准则界定卫生筹资公平性。Wagstaff 和 Van Doorslaer(1993)就指出,尤其是公共卫生筹资应该以支付能力作为准则,相比较另一个竞争性原则——效益原则[1](the Benefit Principle),支付能力原则在以公共卫生筹资为主体的欧洲国家获得了更多的支持,成为卫生筹资机制设计的主导原则。卫生筹资的 ATP 原则分为两个维度。一是垂直维度,即不同的人不同对待,此谓垂直公平;所谓不同的人,仅仅指支付能力不同,而不是指疾病严重程度不同。二是水平维度,即相同收入的对象其卫生筹资负担应该相同,此谓水平公平(Wagstaff and Van Doorslaer,1993)。Fabricant 等(1999)认为,合理的公共卫生体制应该是成本分摊系统,如果其卫生筹资机制使每个患病家庭尤其是农村的穷人可以根据其支付能力来进行支付,而不是根据其疾病严重程度,则该卫生筹资就是公平的[2];相反,如果个人或家庭因为购买了医疗服务而变得贫穷,或者说根本负担不起沉重的医疗费用(可负担性低),那么该卫生筹资机制就是不公平的;农村穷人之所以处境堪忧,是因为使用者付费(User-Fee)制度(它是卫生筹资机制中的一种)让他们付出的卫生费用占其收入的比例高于富人,呈现出卫生筹资累退性质[10]。

在分析与人群的支付能力挂钩的卫生筹资公平性时,学术界自然而然的开始借用税收理论中的累进性概念。比如之前谈及的垂直公平其实就

---

〔1〕 税收理论认为那些从政府支出项目中获益更多的人应该纳税更多,以体现税收设计的效益原则,而根据纳税人的财富、资源、收入的多寡征收不同的税收(比如所得税和奢侈品消费税等),称为支付能力原则。卫生经济学中卫生筹资机制设计的效益原则与支付能力原则都是从税收理论中借用过来的。根据人群从公共卫生政策中获得的效益来确定支付额,被称为效益原则,它在实施中有一定的难度,因为很多公共卫生服务本身就有很强的外部性,比如传染病的防控和环境卫生的改善又如何以某某人的获益多少来确定对价呢? 更何况当公共卫生服务被异化为市场化或部分市场化服务后,卫生服务的购买者可能被诱致需求(即诱导性需求),从而以效益来确定对价只会成为卫生服务供方的效益! 因此,本书认为在借用税收理论中的税收设计原则,来作为卫生筹资的原则时,决策层应该慎重,而卫生经济学理论界也应有自己的尺度和理论支撑,盲目借用税收理论可能带来"水土不服"的问题,更何况税收制度设计理论自身也有自相矛盾的观点,比如最优税收设计理论的逆弹性法则就强调由于奢侈品的高价格弹性应该对其征低税,而对一些生活必需品应征高税,这本身就违背了税收制度所秉持的公平准则。

〔2〕 当卫生筹资系统中引入了与卫生服务供方没有共谋关系的第三方支付后(有可能是政府,也有可能是保险公司等其他组织来作为第三方支付),如果根据支付能力原则设计卫生筹资机制,则卫生服务的需方以无支付能力而拒绝付出对价的机会主义行为可能会减少。

是税收理论中的累进性概念。在卫生筹资领域,Wagstaff 和 van Doorslaer
(2000b)再次强调累进性卫生筹资结构的重要性,其累进性表现在富人比
穷人应该承担占其收入更大比例的卫生服务费用;反之,如果是穷人负担
的比例更大,则是一种累退性卫生筹资结构。但他们承认在卫生筹资中实
施支付能力原则有相当大的困难。

另外,累进性概念引入卫生筹资机制公平性框架后,常见的是累进性
指标作为公平性的测度工具,被用来实证分析一国卫生筹资的公平性或多
国卫生筹资公平性之间的比较。虽然累进性在税收学中广为人知,是表述
税负是否公平的名词,但是,应用到卫生筹资机制中,其规范性研究文献并
不多见,有学者指出至今其卫生筹资公平性、累进性的伦理学和政治哲学
基础仍然不明朗(Marc Fleurbaey &Erik Schokkaert,2012)。其一,基于累进
性概念的卫生筹资机制公平性评估,即累进性高低显示穷人和富人在卫生
资源分配中的不同状况,是依据何种福利分配观念来建构? 它是依据功利
主义、罗尔斯主义还是无嫉妒主义等伦理观,抑或是其他莫名的伦理观念
来映照卫生资源分配的公平标准?[1] 其二,卫生筹资政策如果要作为一
种适当的制度以保障人们平等的健康权,则其政策生成基础应该是什么?
既然卫生筹资累进性是一种分段累进,也就意味着不同收入人群的卫生筹
资负担也不同(无论是累进还是累退),那么在合意卫生筹资的制度供给
方面,决策层应该以不甄别人群福利资源的分享资格为特征的普及主义作
为制度供给的政治哲学基础呢,还是以进行福利分享的资格筛选与甄别为
特征的选择主义作为其政治哲学基础? 这些问题的答案至今不清晰。然
而,这些问题又是理解合意卫生筹资机制的深层次问题。很显然,各类文
献中越来越频繁使用的累进性概念及其指标体系,承载了越来越多的卫生
筹资机制公平性内涵。

国内学者对卫生筹资公平的规范性研究多以介绍性成果居多(姜垣
等,2003;万泉等,2004a,2004b;李斌,2004;应晓华等,2004a,2004b;方豪
等,2003;滕文,2007;吕文洁,2009;李芬等,2012)。其中有的学者介绍了
卫生筹资公平性的研究进展,有的学者介绍了目前国际常用的测算卫生筹
资公平性的指标体系,有的是将测度指标应用到我国城镇或农村的卫生筹
资公平性研究上,但总的来看,卫生筹资公平性的研究国内基本上侧重在
实证研究,尤其以对新农合筹资公平性的实证研究为典型。

―――――――――

〔1〕 这种福利分配不仅包含人群因承担医疗费用的多少而导致的收入再分配效应,还包括
健康财富在人群中的分布。

陈嫣等(2007)利用2005年17个试点县的卫生服务调查资料,分析了河南省"新农合"试点县农民收入公平性的变化,评价了"新农合"筹资对农民收入公平性的影响,发现合作医疗的筹资(指狭义筹资)对农民收入公平性影响较小,建议改变筹资比例和筹资方式,使收入高的农民多缴费,享受更高层次的医疗保障,让低收入的农民少缴费或者为其补偿,能够享受基本的医疗服务,更多地体现卫生筹资的垂直公平。国内也有其他学者认为新农合筹资机制的垂直公平性不足。例如王晶(2008)运用 Kakwani 指数和 PII 指数对我国农村医疗筹资体系内三种主要筹资形式进行了垂直公平性和水平公平性分析。研究结果发现,相比较农村的商业保险筹资呈现的轻度垂直公平,和自付筹资存在的严重垂直不公平和水平不公平,合作医疗筹资机制保证了水平公平,但却牺牲了垂直公平。于长永(2012)利用2009年中部四省12个县的调查数据,从农民的"主观感受"和制度实施的"客观效果"两个层面,对新农合建设绩效进行了分析和评价,发现虽然新农合的福利性得到了大多数农民的认同,但补偿率较低,农民满意率也较低,筹资机制的公平性较低(从该文上下文看,其公平性应该指的是一种垂直公平性),另外新农合还存在医疗供方道德风险严重、医药费报销比例太低、流动人口保障更低等突出问题。

如果新型农村合作医疗制度筹资公平性较差是事实,那么其中原因又是什么?对此国内学者基本上将原因归结为新农合制度的目标定位、参保模式、筹资水平、补偿模式、支付模式等方面的制度设计上的缺陷(Bekedam H.,2004;金彩红,2006;王俊华,2007)。比如新农合在农民参保模式上以自愿性参与为原则,它导致一部分贫困人口没有能力参加[1],就等于把最需要基本医疗保障的一部分人群被排除在制度之外,而各级政府补贴建立在参保基础上,结果最贫困的人群有可能得不到政府的补贴而失去就诊报销机会,从而选择自我治疗,或者去无医疗水平保障的私人小诊所而可能延误治疗,而这部分人群的健康状况又恰恰可能是最差的。如果最贫困、健康状况最差的人不能获得新农合制度带来的医疗保障,那么这样的制度显然不符合制度设计之初的公平性宗旨,长期而言,又怎么能保证制度的可持续性呢?这跟传统合作医疗制度推行后期出现的"干部吃好药,农民吃草药"有何区别呢?王俊华(2007)在东、中、西部地区农村实地考察的基础上,也发现新农合制度的核心问题是制度供给中存在设计缺

---

〔1〕　这几年有的地方民政部门为贫困家庭全额支付参保费用,部分解决了最贫困人口的参合资格问题。

陷，认为当前新农合以"保大病"为主的筹资结构，导致农民受益不公平，"自愿"参加合作医疗的积极性并不高。

假如像一些学者所说，新农合现有"保大"的筹资结构导致了筹资机制不公平，那么"保小"是否会改善公平状况，提高平均保障程度呢？如果确能改善，就从反面说明了"保大"的筹资结构不公平。史新和（2010）根据南京市某郊区农民人口统计特征，以及收入、平均医疗费用等调研基础数据，利用仿真方法，将新农合保障目标定位于"保小"，并结合医疗救助"保大"，从而微调各个政策工具，发现只要合理设计两种制度的实际补偿比，适当调低新农合的补偿比和调高医疗救助的补偿比，并保持补偿比差距在适宜的范围内，同时降低起付线和封顶线，将会稳定提升农民医疗负担的平均保障程度，提高制度的公平性。这种仿真结果从反面结果说明了当前新农合目标定位会导致筹资机制不公平。这个仿真结果是从新农合和医疗救助两种医疗保障项目对接，并在承保责任上明确分工的前提下得到的，那么是否暗示着结合多个保障计划来设计分离契约的制度设计思路呢？

然而，也有学者认为目前新农合公平性较好，例如刘波（2012）根据辽宁省新农合基金运行数据，利用泰尔指数和 DEA 分析方法，分析了辽宁省新农合筹资、补偿的公平性与效率性，发现辽宁省新农合筹资的整体公平性较好，但他又建议我国新农合应采取"公平优先，兼顾效率"的原则。

新农合筹资机制公平性规范方面的研究文献国内也不多见。穆念河、高登义、靳峰（2003）在新农合刚试点之际，就提出新农合必须以公平为筹资原则之首。赵慧珠（2007）认为，作为新时期中国农村初级医疗保障体系的重要组成部分的新型农村合作医疗制度，其应当具有的特征主要是普惠性、公平性、初级性、实效性、方便性和发展性。蔡滨等（2011）以罗尔斯的正义论为理论基础，提出新型农村合作医疗制度必须贯彻两大原则，即自由平等原则、差异性原则，扩大覆盖面、加大政府投入、实现与医疗救助制度的衔接，以进一步完善新型农村合作医疗制度，推动公平正义的和谐社会构建。然而，检索新农合筹资机制公平性方面的研究，我们发现国内规范性研究文献不是很多，唯此领域的实证研究达到了一定的研究层次。

5. 有关新农合制度影响的其他方面

因为新农合制度是个系统工程，它对农村很多方面都有或大或小的影响。比如新农合对农民政治信任的影响。肖唐镖等（2011）通过 1999—2008 年的四波调查，以研究公共政策对农民政治信任的影响，其中发现新型农村合作医疗制度的实行对农民政治信任的影响在 2005 年不显著，似乎有地区差异,但到 2008 年显著起到正向的推动作用。

四、有关新农合筹资机制改革和制度创新的研究

很多学者考虑到新农合有方方面面的问题,为了使得新农合筹资制度更合理,他们也从方方面面开出了处方。

1. 新农合筹资机制中付费方式与补偿模式方面

我国新型农村合作医疗的付费方式目前以按项目支付为主,并在一些地区开始了按单病种和按单元付费的试点改革。杨伯坚(2012)建议,我国新型农村合作医疗选择多元化的灵活的混合付费方式,并在循序渐进的原则下逐步优化,同时完善相应的配套制度设施。在补偿方式的改革探索上值得一提的是一个很有创新的建议。徐慧贞等(2012)探讨了将新农合的偿付方式与银行信用方式相结合的可行性。

2. 新农合狭义筹资方式方面

李琼(2012)分析了新农合几种个人筹资方式(包括上门收缴个人筹资方式、滚动收缴个人筹资方式、协议委托个人筹资方式、集约化方式筹资个人资金、定时定点主动缴纳),并分析了各自的优缺点和适用情况,提出了西部地区新型农村合作医疗个人筹资方式选择应遵循的几条原则,即筹资标准人性化、筹资方式高效化、缴费方式便利化、筹资方式常态化、筹资方式多样化。郝继明(2005)通过比较已有筹资保障模式,归纳了三种可行的筹资模式,即安徽天长模式、江苏赣榆模式以及河南新乡模式[1]。

3. 有关当前新农合机制设计及可持续发展方面

于长永(2012)认为,新农合存在的主要问题,不是宏观制度设计,而是微观运行机制的问题。提升新农合建设绩效,应合理调整起付线、封顶线和补偿比例以提高农民的受益率,加强监督管理,重点防止医疗供方道德风险,加大财政投入,在精算的基础上扩大筹资规模,重在基层医疗机构基础设施建设和人才培养等。

顾昕、方黎明(2007)则强调了新农合制度可持续发展问题,制度发展的可持续性依赖于农村医疗服务体系的能力建设。而后者又主要依赖于

---

〔1〕 安徽天长模式的特点是以大病统筹为主,住院费用越高,补偿比例就越高,并施行"门诊、住院、慢性病三结合"的报销补偿方式。该模式针对的是补偿问题;江苏赣榆模式的特点是采取滚动式的预缴保费制度(即参合农民在报销医疗费用时,可以自愿以报销所得预缴次年的参合保费),以解决新农合的筹资难题。该模式针对的是筹资问题;河南新乡模式的特点是对合作医疗基金进行市场化运作与管理,将新农合的管理和给付业务委托给保险公司。该模式针对的是新农合的业务管理问题。

由村卫生室、乡镇卫生院和县医院组成的三级农村医疗服务网络的服务递送功能建设，以及政府促进医疗卫生资源向基层配置的能力。

4. 有关新农合的法律制度建设方面

别海涛和孙晖（2006）指出，农民参加合作医疗的积极性并不高，合作医疗的支付意愿停留在较低水平，认为新农合应该尽快通过立法保障新型农村合作医疗政策的稳定性和连续性，将有限的资金优先用于大病保障，并将政府对农民的补助额度和农民享受的医疗待遇与其连续参保年数挂钩。胡进秋（2012）认为，以政府的职能部门名义出台一般的政策性文件，来启动和建设新农合，会严重削弱新农合建设的制度权威性与严肃性，这是职能部门管辖权之争和新农合制度无法定型的主要影响因素。因此应加强新农合的立法建设，赋予新农合制度应有的法律地位，避免人为因素对制度运行的影响，提高新农合相关法律的权威性和规范性，保证新农合制度建设的持续性、连贯性，提高农民对政策的信任和信心。

5. 有关新农合与其他医疗保障制度的整合方面

薛鑫堂等（2012）基于财政政策趋同视角分析了新型农村合作医疗与城镇居民基本医疗保险整合的可行性，建议从公共财政的角度，从整合相关财政政策和财务制度入手，减少和排除两种制度整合的阻力，分步骤、有计划地创造两种保障制度趋同的内、外部条件，引导全国各地全面、主动地整合两种医疗保障制度。

刘晓梅、刘波（2012）采用泰尔（Theil）指数，从收入和医疗支出两个方面分析了城乡间以及农村内部的差异状况，并分析了新农合的筹资机制的差异性，发现医疗支出的区域差异在缩小的同时，医疗服务的差异却到了农民可承受的边缘。改革的路径是进行卫生资源整合、城乡医保制度整合，增加政府支出，提高医疗服务质量。

6. 有关新农合筹资机制改革的其他建议

孙淑云（2012）指出，新农合应该真正贯彻社会连带、互助共济、社会契约、社会共同责任等社会保险的理念，建立科学的筹资分担机制。一方面，要在基本医疗筹资总额基本确定的基础上，厘定农民的保险缴费额和动态增长机制；另一方面，要确定政府财政补助在新农合基金中的比例及其动态增长机制，同时还要明确参保农民参与新农合管理监督的途径和方式，比如农民代表和社会保险、医疗专家代表应该占新农合管理委员会和新农合监督委员会两个委员会成员各三分之一的名额。

蔡滨等（2011）以罗尔斯的正义论为理论基础，提出新型农村合作医疗制度必须贯彻两大原则，即自由平等原则、差异性原则，扩大覆盖面、加大政府投入、实现与医疗救助制度的衔接,以进一步完善新型农村合作医疗制度,推动公平正义的和谐社会构建。

秦立建、苏春江、蒋中一(2012)通过对福建省晋江市新型农村合作医疗制度的调研,发现该市的新农合制度进行了制度创新,为公共财政支持下新型农村合作医疗制度的可持续发展提供了宝贵的现实经验。这些制度创新包括:将新农合的经办业务外包给专业性更高的保险公司,这样可以利用后者的全国性互助稽查网络以及基础信息平台,服务于参合人的异地就诊与补偿;将城镇人口也纳入新农合参保与补偿保障范围,拓展了参合人群,降低了新农合基金出险的压力。

五、当前新农合制度研究成果的简单述评与展望

新农合制度建设的深远意义无可厚非。自新农合制度出台至今,学术界对新型农村合作医疗制度做了很多研究,积累了相当数量的文献资料。这些研究成果确实可以说是学者们对新农合制度的全方位探讨,既包括微观层面上的新农合资金筹措、使用、补偿等各种机制的设计,也包括宏观层面上的新农合法律建设、制度整合等的研究。学术界的这些研究成果对新农合制度的实施与完善,具有极大的参考价值。

但是,目前国内对新农合制度的研究以实证成果居多,国外学者的研究也侧重于新农合制度的政策效应的实证研究,国内外对这个论题的规范研究比较少见。诚然,实证研究对于我们发现新农合制度中的缺陷和不足,有很大的帮助,但是对新农合制度的规范研究,更能给予新农合制度改革以正确的方向。

国内外对新农合的研究还有其他特点:已有的研究大多着重从微观方面考虑得多,从宏观方面考虑的少;从参合农民的医疗需求方面考虑的多,从医疗供给方面考虑的少;从政府主体考虑的多,从其他主体,尤其是医疗机构在新农合背景下的医疗行为的改变及其效应方面考虑的比较少;从管理学实践层面研究的多,从经济学理论层面研究的少;从区域层面研究的多,从全国层面研究的少。

随着新农合可能会与城镇医疗保险逐步对接,走城乡一体化道路,未来的研究方向少不了对城乡医保的制度整合效应的实证与规范研究。另外,在研究方法上,运用多学科研究视角对此领域的研究将成为热潮,并将出现大量的含有数理与计量模型的较严谨的研究成果。

第三章　新农合筹资机制的效率分析

考察和评价现有新农合筹资机制,首先要看其是否合理有效。有效性的判断、效率的研究不仅要从个别实例来说明,而且要从总体上进行观察。我国地域广大,各地情况有异,所以还有必要对各地的综合情况进行评价。

第一节　新农合筹资机制效率之谜

目前一个出乎预料的情况是新农合资金结余过多。这显然不是一种高效率的表现。我国的新农合制度实行的是"以收定支,量入为出,逐步调整、保障适度"的原则。很多地方政府还附加了另外一条原则,就是"略有节余"。量入为出、略有结余的好处是基金不会亏空,但是,如果补偿不足,也容易导致资金沉淀。事实上,新农合筹资机制运行二十年来,新农合基金已有大量的沉淀资金。新农合基金从 2004 年到 2015 年平均的基金结余率达到 23.05%,可见新农合基金的资金沉淀现象非常严重,新农合平均实际使用率(该指标的具体计算及其如何纳入效率计算模型,将在本章第一节之后做阐述)仅为 76.95%。

新农合基金如果完全以风险准备金的形式沉淀,那就属于正常沉淀。但如果由于新农合补偿力度很小,农民个人承担的医疗费用支出(或占消费性支出的比重)仍然较高,则这种现象就是一些报道所称的"一边是老百姓看不起病,一边是大量沉淀资金"的低效率表现。

新农合在资金统筹级别上明显不同于传统合作医疗,后者以社区(即生产队或村)为统筹单位,而现有新农合实行县级统筹。另外,新农合制度的参合率逐年提高,从 2004 年的 75.2% 发展至 2016 年的 99.36%,年均增长率是 2.35%。同时,新农合人均筹资额逐年上涨,2005 年人均筹资额均值是 42.1 元,到 2016 年人均筹资额是 559 元,2017 年是 613 元[1],2005—2016 年以年均 26.5%的速度增长。参合率和人均筹资额的快速增长使得新农合基金规模比传统合作医疗大得多。然而,从投入产出视角看,对比新农合基金规模,新农合基金沉淀严重,实际使用率较低,新农合筹资效率可能并不高。

那么,仅凭新农合基金实际使用率就能对新农合筹资机制作出效率低下的结论吗?如果观察表 1-2 中的新农合补偿受益总人次,就能发现,从 2004 年到 2014 年该指标上涨了 20.73 倍,这难道不能做出该系统的正向产出指标吗?但是,表 1-2 中的另一个指标——农民个人卫生支出占农村卫生总费用的比重,却超过全国水平,比城镇居民至少高出 10 个百分点,而且远远超出了世界卫生组织所认为的个人卫生支出占比的警戒线。这显然又是新农合筹资系统的又一个"不良"产出指标。

新农合筹资系统中同样的三个产出型指标表达了不同方向的意义,我们又该如何对新农合筹资系统进行效率判断呢?

表 3-1 中,农民人均医疗支出占消费性支出比重等于农村居民家庭平均每人医疗保健消费支出除以农村居民家庭平均每人消费支出。农民个人卫生支出占农村卫生总费用之比重能较好地反映农村居民医疗卫生费用的负担程度,它是对年鉴中的个人卫生支出指标加权计算而来,权重是采用农村卫生总费用占全国卫生总费用的比重,而农村卫生总费用等于农村人口乘以农村人均卫生费用。2004—2015 年,新农合补偿受益总人次年均增长率达到了 29.26%,补偿受益面提高的速度很快,但是受益情况受到了年年上涨的农民个人医疗费用支出的部分抵销。农民人均医疗费用支出 2004—2014 年上涨了 370.29%,年均涨幅达到 18.77%,农民个人医疗费用支出占消费性支出的比重也上涨了 55.02%,年均涨幅达到 4.99%。2004—2014 年农民个人卫生支出占农村卫生总费用的比重平均值是 40.02%。远远超出了世界卫生组织所认为的个人卫生支出占比的警戒线(15%~20%)[2]。

---

〔1〕 到 2017 年,我国除了辽宁、吉林、安徽、贵州、陕西五个省份外,基本开始施行新农合与城镇居民医疗保险整合式的城乡基本医疗保险制度。

〔2〕 个人承担的医疗费用支出及其占比是分析与评价卫生筹资效率的重要指标之一。世界卫生组织研究表明,一个国家卫生总费用中,个人卫生支出比重降低到 15%~20%,才能基本解决"因病致贫、因病返贫"现象。

表 3-1 2004—2014 年用农村 CPI 平减后的新农合筹资系统产出型指标

年份	补偿受益总人次/亿人	农民人均医疗费用支出/元	农村 CPI（2004 年=100）	平减后的农民人均医疗费用支出/元	农民人均医疗支出占其消费性支出比重/%	农村人均卫生总费用/元	农民个人卫生支出占农村卫生总费用比重/%
2004	0.76	130.6	100.00	130.6	5.98	301.6	44.58
2005	1.22	168.1	102.20	164.5	6.58	315.8	52.05
2006	2.72	191.5	103.72	184.6	6.77	361.9	48.91
2007	4.53	210.2	109.33	192.3	6.52	358.1	43.38
2008	5.85	246.0	116.42	211.3	6.72	455.2	39.65
2009	7.59	287.5	116.06	247.7	7.20	561.9	36.68
2010	10.87	326.0	120.23	271.1	7.44	666.3	35.29
2011	13.15	436.8	127.21	343.4	8.37	879.4	34.68
2012	17.45	513.8	130.39	394.0	8.73	1064.8	34.26
2013	19.42	668.2	134.06	498.4	8.90	1274.4	33.88
2014	16.52	753.9	136.47	552.4	9.00	1412.21	36.90
2015	16.53	846.0	138.26	611.9	9.20	—	—

数据来源：根据 2005 年后的《中国卫生统计年鉴》和《中国卫生事业发展情况统计公报》整理计算而来。由于 2004 年的《中国卫生事业发展情况统计公报》没有公布 2003 年的新农合补偿受益总人次等数据，所以这年的数据缺省。2015 年开始至今，我国城市和农村人均卫生总费用数据都不公布了，因此该数据 2015 年也缺省。

从上述现象看，这里似乎有难以理解的矛盾：新农合的补偿受益总人次增长率那么高，绝对数又那么大，然而，新农合基金结余率却很高，同时，农民的个人卫生支出占比远远超过国际警戒线。单纯考察前者，新农合筹资很乐观，而单纯考察后几个指标，又会得出令人担忧的结论。那么究竟如何科学评价 2004 年以来新农合的筹资效率呢？

新农合制度也是一种投入产出系统。新农合筹集的资金、农户为治病自费支付、新农合自身运行中所涉及的各种成本、基金的组织管理与支付等，都可以视作投入。而产出呢？凡是新农合的终极目的、政策目标、补偿保障功能实现的程度等内容都可以视作产出。例如，农户患病就医比例、自付比例等。概括而言，新农合制度可以看作一个从卫生资源的投入到产出的转化过程。既然是投入—产出转化过程，适用于其他领域投入产出效率分析的一般方法也可以运用于此。

评价新农合效率涉及多个维度和多个指标。首先我们要看，新农合制度是否为所有需要的农民都提供了医疗的经济保障，其次要看为农民提供的医疗保障是否有力，是否达到"适度"。所以必须综合运用人均筹资额、农村人均卫生总费用及其占 GDP 的比重、补偿受益总人次、农民个人承担的医疗费用及其占消费性支出的比重等指标，才能清楚地反映新农合的效率,也可以描述前述的新农合实际使用率。新农合筹资系统正是一个多投入、多产出的系统。一句笼统的"新农合效率低下",是没有充分依据的。它需要我们从系统论角度、借助于一些以系统论为思想基础的分析工具,来分析其运行效率。而数据包络分析(Data Envelopment Analysis,简称DEA)方法正是有着扎实的系统论思想基础、方法不断推陈出新的方法论体系。特别是由于其具有评价多投入多产出的多决策单元构成的经济系统的运行效率之优点,而成为本章的首选分析工具。

第二节　数据包络分析的基本思想

一、数据包络分析(DEA)方法的概览

1978 年 Charnes 和 Cooper 等人发明、发展了数据包络分析(DEA)方法,它是数学、运筹学、数理经济学和管理科学的一个交叉领域。它是使用数学规划模型,运用包括线性规划、广义最优化、多目标规划、半无限规划以及随机规划等方法,以相对效率为基础,对相同类型的决策单元(Decision Making Unit,简称 DMU)进行相对有效性评价。其本质是以DMU 偏离生产可能集的前沿面的相对距离,作为效率的评价依据。这里的生产前沿面是经济学中传统的单产出变量生产函数向多产出变量的推广。在测度效率时,DEA 模型将生产前沿面看成是投入与产出的最优决策单元所组成的一个包络面。在确定生产前沿面的结构和特征时,无须设定生产函数的具体形式,投入产出关系采用隐函数形式,并且不同决策单元的评价参数和权重可以变动,因此它是一种非参数的统计估计方法。

继第一个 DEA 模型——CCR(有的地方简写为 C^2R)创立后的 35 年来,DEA 模型得到了不断的扩充和完善,最具有代表性的经典模型有:BC^2 模型、FG 模型、ST 模型、C^2GS^2 加法模型、具有无穷多个 DMU 的半无限规划的C^2W 模型、具有偏好锥、偏袒锥的 C^2WH 模型、Log 型 DEA 模型、随机 DEA模型、具有不可控因素的 DEA-NCN 模型、逆 DEA 模型、超效率(SE)模型、以松弛变量测度为基础的 SBM 模型、具有径向和非径向的投入产出特性的混合模型(Hybrid 模型)、测度动态效率的时间窗 Window 模型和 Malmquist 模型等。本章就用到了 SBM 模型、Malmquist 模型、时间窗 Window 模型等。

DEA 方法的基本思路是用数学规划的方法,利用实际投入与产出的数据,构造一个非参数的分段的生产前沿面,并将每个 DMU 投影到生产前沿面上,以 DMU 的各投入、产出的权重向量为变量,通过比较决策单元偏离生产前沿面的程度,从最有利于决策的角度,来评价决策单元的相对有

效性。决策单元 DMU 偏离生产前沿面的程度,DEA 或者用实际产出与按照生产前沿可获得的产出之间的差距,或用实际的要素投入与按照生产前沿估算的投入之间的差距来表示,如果存在这种差距,此 DMU 就被认为是 DEA 无效的,否则是 DEA 有效的。一般认为,效率值为 1 则为 DEA 有效(在超效率模型中效率值可以大于 1),小于 1 则为无效,DEA 值越小,效率越低。

DEA 作为一种效率评价方法,与一些传统方法相比有不少优点:首先,DEA 方法可以用于对具有多投入、多产出的多个决策单元的生产运营效率进行评价,应用时可以避免像传统方法那样因为各指标量纲的不同而寻求各种无量纲化、标准化转换所带来的诸多麻烦,其评价结果相对而言比较客观;其次,DEA 模型中各个投入、产出指标的权重是根据实际的数据,通过数学规划模型求得的优化值,而不是事先就赋予投入与产出指标以特定的权重系数,因此它可以避免在权重分配和应用时评价者的主观意愿对评价结果所造成主观的、人为的影响;最后,它无须求解明确的生产函数,其评价结果与量纲无关,而且不同生产规模和特点的同类 DMU 的可比性增强了。

一些传统的 DEA 方法存在一些缺陷。首先,它衡量的生产前沿面是确定的,因而无法估算随机因素和测量误差对产出的影响;其次,该方法的效率评价容易受到 DMU 中极值的影响,因为极端值有可能改变生产前沿面的形状,从而容易改变参照点及其线性组合而影响效率值的测度,同时,决策单元的效率值对投入、产出指标的选择也比较敏感,这就使得合理选取投入、产出指标成为有效使用 DEA 方法的关键;再次,由于被评价的决策单元在投入和产出指标上的权重都是通过数学规划求得的,而有时某些权重需要受限,在此情况下表面优化的权重会显得呆板,甚至会出现单个权重或权重间关系的违背常理的现象,当然现今一些扩展 DEA 模型也已经注意并解决了此类缺陷,比如各类 DEA-BND 模型;最后,根据传统 DEA 方法而求得的各个决策单元的效率值一般都小于等于 1,小于 1 的情况下,我们容易比较决策单元的效率高低,但是当几个 DMU 都等于 1 时,我们无法对他们进行排序,只能判断都是有效的,无法判断有效率的程度。

随着 DEA 理论与模型的不断发展,DEA 方法已经在很多领域得到了成功的应用。比如在相对效率与效益评价、经济系统的参数估计与建模以及预测与预警方面的应用。可以说,数据包络分析方法已经成为管理科学、决策分析、系统工程、项目评估等很多领域的重要分析工具。

二、DEA 的基本模型——C^2R 模型

(一) C^2R 模型及其基本变量

DEA 的第一个模型是 C^2R 模型。设有 n 个决策单元 DMU_j ($1 \leqslant j \leqslant$

n)，每个决策单元都有 m 个投入变量和 s 个产出变量。表 3-2 中，x_{ij} 为决策单元 DMU_j 的第 i 个投入变量值，y_{kj} 为 DMU_j 的第 k 个产出变量值；v_i 为对第 i 个投入变量的评估权重，u_k 为对第 k 个产出变量的权重。其中，$j=1,2,\cdots,n$，$i=1,2,\cdots,m$，$k=1,2,\cdots,s$，而且 $x_{ij}>0$，$y_{kj}>0$，$v_i\geqslant 0$，$u_k\geqslant 0$。

记 DMU_j 的投入、产出量分别为 $X_j=(x_{1j},x_{2j},\cdots,x_{mj})^T>0$，$j=1,2,\cdots,n$；$Y_j=(y_{1j},y_{2j},\cdots,y_{sj})^T>0$，$j=1,2,\cdots,n$。其对应的权重向量是 $v=(v_1,v_2,\cdots,v_m)^T$，$u=(u_1,u_2,\cdots,u_s)^T$，$h_j=\dfrac{u^TY_j}{v^TX_j}=\dfrac{\sum\limits_{k=1}^{s}u_ky_{kj}}{\sum\limits_{i=1}^{m}v_ix_{ij}}$，$j=1,2,\cdots,n$，

为第 j 个决策单元 DMU_j 的效率评价值，一般通过数学规划可以适当地选取 u 和 v，使得 $h_j\leqslant 1$（$j=1,2,\cdots,n$）。

表 3-2　决策单元 DMU 的投入和产出

权重	DMU1	DMU2	…	DMUn	权重
$v_1\rightarrow$	x_{11}	x_{12}	…	x_{1n}	
$v_2\rightarrow$	x_{21}	x_{22}	…	x_{2n}	
	⋮	⋮		⋮	
$v_m\rightarrow$	x_{m1}	x_{m2}	…	x_{mn}	
	y_{11}	y_{12}	…	y_{1n}	$\rightarrow u_1$
	y_{21}	y_{22}	…	y_{2n}	$\rightarrow u_2$
	⋮	⋮	…	⋮	
	y_{s1}	y_{s2}	…	y_{sn}	$\rightarrow u_s$

当对第 j_0 个决策单元进行效率评价时，我们记 DMU_{j_0} 为 DMU_0，$X_0=X_{j_0}$，$Y_0=Y_{j_0}$，$1\leqslant j_0\leqslant n$。在各决策单元的效率评价值不超过 1 的条件下，选择最优权重 u 和 v，使得该决策单元的效率值 h_{j_0} 达到最大，这样就可以构造 C^2R 模型的分式规划如下：

$$(FP_o)\quad \max h_{j_0}=\frac{u_1y_{1o}+u_2y_{2o}+\cdots+u_sy_{so}}{v_1x_{1o}+v_2x_{2o}+\cdots+v_mx_{mo}}$$

$$s.t.\quad \frac{u_1y_{1j}+u_2y_{2j}+\cdots+u_sy_{sj}}{v_1x_{1j}+v_2x_{2j}+\cdots+v_mx_{mj}}\leqslant 1(j=1,2,\cdots,n)\tag{3.1}$$

$$v_1,v_2,\cdots,v_m\geqslant 0$$

$$u_1,u_2,\cdots,u_s\geqslant 0$$

用 C-C 转换（即 Charnes-Cooper 转换，Charnes and Cooper, 1962），即令 $t = \dfrac{1}{v^T x_o}$，$w = tv$，$\mu = tu$，则由 $t = \dfrac{1}{v^T x_o}$ 有 $w^T x_o = 1$，而分式规划（FP_o）变为易解的线性规划（LP_o）：

$$(LP_o) \quad \max h_{jo} = \mu^T y_o$$
$$s.\,t. \quad w^T x_j - \mu^T y_j \geq 1(j = 1, 2, \cdots, n) \tag{3.2}$$
$$w^T x_o = 1$$
$$w \geq 0; \mu \geq 0$$

上式是利用线性规划方法求最优解，以此来定义 DMU_{j_0} 的有效性。这种有效性是相对其他决策单元而言的。在 C^2R 模型中，线性规划（LP_o）与分式规划（FP_o）是等价的（Cooper, seiford, and Tone, 2007）。为了更容易地从理论和经济意义上理解决策单元的效率，可以将式（3.2）写成对偶规划模型。式（3.2）LP_o 的对偶规划是：

$$(DLP_o) \quad \min \quad \theta$$
$$s.\,t. \quad \sum_{j=1}^{n} \lambda_j x_j \leq \theta x_o \tag{3.3}$$
$$\sum_{j=1}^{n} \lambda_j y_j \geq y_o$$
$$\lambda_j \geq 0 \quad j = 1, 2, \cdots, n$$

线性规划（LP_o）和对偶规划（DLP_o）从理论上讲均存在最优解。假设它们的最优值分别是 h_{jo}^* 与 θ^*，则一定有 $h_{jo}^* = \theta^*$（Cooper, Seiford and Tone, 2007）。

式（3.3）也可以写成矩阵形式的规划：

$$(DLP_o) \quad \min_{\theta, \lambda} \quad \theta$$
$$s.\,t. \quad \theta x_o - X\lambda \geq 0 \tag{3.4}$$
$$Y\lambda \geq y_o$$
$$\lambda \geq 0$$

其中，$\lambda = (\lambda_1, \lambda_2, \cdots, \lambda_n)^T$。当 $\theta^* < 1$ 时，活动点（$X\lambda, Y\lambda$）效率优于（$\theta x_o, y_o$），θ^* 被称之为 C^2R 效率值，也称为 Farrell 效率值。鉴于上式为不等式，可以引入松弛向量使得不等式两边相当。松弛向量是超额投入部分（$s^- \in R^m$）和产出不足部分（$s^+ \in R^s$），即

$$s^- = \theta x_o - X\lambda \geq 0, \; s^+ = Y\lambda - y_o \geq 0 \tag{3.5}$$

引入松弛变量后,式(3.4)变为:

$$(DLP_o) \quad \min \quad \theta$$

$$s.t. \quad X\lambda = \theta x_o - s^-$$

$$Y\lambda = y_o + s^+ \tag{3.6}$$

$$s^-, s^+, \lambda \geqslant 0$$

其最优解($\lambda^*, s^{-*}, s^{+*}$)被称之为最大松弛解,假如$s^{-*} = 0, s^{+*} = 0$,则称为零松弛。当模型的最优解($\theta^*, \lambda^*, s^{-*}, s^{+*}$)满足(1)$\theta^* = 1$,(2)$s^{-*} = 0, s^{+*} = 0$时,则该决策单元的经济活动同时是技术有效和规模有效的,这被称之为C^2R有效或Pareto-Koopmans有效或强有效[1]。

当仅仅满足(1)条件,而松弛变量不为零,则说明该决策单元DMU$_0$虽然处在生产前沿面,但其投入或产出变量还有调整的余地[2],则该决策单元DMU$_0$只能被称之为径向有效(Radial Efficient)或技术有效(Technical Efficient)或弱有效;但该决策单元仍然是综合无效率的(Mix Inefficient)。而当$\theta^* < 1$时,该决策单元就是DEA无效的,此时的经济活动技术效率和规模效率都欠佳。

Charnes于1952年通过引入一个非阿基米德无穷小量ε到上述对偶规划模型,解决了前述C^2R模型在计算上的困难,改造过的C^2R模型如下:

$$\min\left[\theta - \varepsilon\left(\sum_{j=1}^{m} s^- + \sum_{j=1}^{s} s^+\right)\right] = V_d(\varepsilon)$$

$$s.t. \quad \sum_{j=1}^{m} x_j\lambda_j = \theta x_o - s^- \tag{3.7}$$

$$\sum_{j=1}^{s} y_j\lambda_j = y_o + s^+$$

$$\lambda_j, s^-, s^+ \geqslant 0$$

---

〔1〕 所谓帕累托—库普曼斯有效就是在当且仅当不恶化其他投入或产出的情况下就无法改进当前DMU的投入或产出。此时的DMU是充分有效的。

〔2〕 简单而言,比如两个投入和一个产出的系统,其等产量曲线在某一段平行于某个投入变量的坐标轴,而考察点就处在该平行线上(假设非端点),那么该DMU就可以通过继续降低某个投入量而移动到该线段的角点,以达到彻底使松弛变量为零的生产状况。

非阿基米德无穷小量 ε 在数学中是一个抽象概念,它是一个小于任意正数但大于零的实数,一般取 ε 为 10^{-5} 或 10^{-6}。

(二) C^2R 模型的结论及其经济意义

上述具有非阿基米德无穷小量 ε 的 C^2R 模型的最优解可以帮助我们判断任意 DMU 的有效性。DMUo 弱有效的充分必要条件是 $V_d(\varepsilon)=1$,而 DMUo 是 DEA 有效的充分必要条件是 $V_d(\varepsilon)=1$ 而且 $s^{-*}=0, s^{+*}=0$ (Cooper,Seiford,and Tone,2007)。

当我们将最优值代入原来的活动点,使得:

$$\hat{x}_o = \theta^* x_o - s^{-*} \leqslant x_o, \hat{y}_o = y_o + s^{+*} \geqslant y_o \tag{3.8}$$

则依据最优值改进后的活动点 $(\hat{x}_o, \hat{y}_o)$ 一定是 CCR 有效的,也就是说该改进点一定在效率前沿面(Cooper,Seiford,and Tone,2007)。

任何无效率的活动点都有参照集(Reference Set) E_o。将在该无效率的活动点 (x_o, y_o) 的原线性规划得出的最优值 θ^* 乘以该点的投入变量,再减去规划得到的最优投入松弛变量 s^{-*},就等价于参照集中所有活动点的投入量的正的线性组合。同样,将原活动点的产出变量加上最优产出松弛变量 s^{+*},即得到参照集中所有活动点的产出变量的正的线性组合。两者的关系如下:

$$\sum_{j \in E_o} x_j \lambda_j^* = \theta^* x_o - s^{-*}$$
$$\sum_{j \in E_o} y_j \lambda_j^* = y_o + s^{+*} \tag{3.9}$$

而且参照集中的活动点一定是 CCR 有效的,其非零的线性组合也是 CCR 有效的。依据式(3.9)获得的新活动点 DMU * 就是前述的改进活动点 $(\hat{x}_o, \hat{y}_o)$,即 $\sum_{j \in E_o} x_j \lambda_j^* = \theta^* x_o - s^{-*} = \hat{x}_o, \sum_{j \in E_o} y_j \lambda_j^* = y_o + s^{+*} = \hat{y}_o$,这被称之为 CCR 投影。当然,在改进活动点 $(\hat{x}_o, \hat{y}_o)$ 上一定存在着前述规划解得的最优权重 $(\hat{v}_o, \hat{u}_o)$,使得对其投入变量的加权和一定等于产出变量的加权和。

从上述 C^2R 模型的若干结论,我们可以发现其很有实际的经济意义。比如,当 $\theta^* < 1$,我们判断该决策单元是 DEA 无效的,但我们可以根据上述 CCR 投影定理等结论,将该决策单元的低效的投入值径向缩小到 θ^* 倍,然后再减去投入松弛值 s^{-*},即可改进 DEA 无效的活动点的投入情况;同时,将 DEA 无效的活动点的原产出水平加上最优产出松弛变量

s^{+*},这样的话,我们就可以改善该决策单元的效率,给决策单元的改进活动提供了改良的方向。

当 $\theta^* = 1$,而 $s^{-*} \neq 0$ 或者 $s^{+*} \neq 0$ 时,我们说该决策单元是弱 DEA 有效的。我们可以根据参照集投影的活动点,减少部分投入量,而保持产出不变;或者增加部分产出量,而保持投入不变,至于减少或增加的量取决于 s^{-*} 和 s^{+*}。

当然,当 $\theta^* = 1$,而且是零松弛的时候,我们无须对该决策单元的投入和产出做出改进,并将此点作为其他低效率的活动点的改进参考。

第三节 基于 SBM-Undesirable 模型的新农合筹资效率分析

上述对 DEA 基本思想的介绍,目的是为测度当前新农合筹资机制实施效率提供方法论基础。新型农村合作医疗制度作为我国农村的一项基本医疗保障制度,自 2002 年 10 月实施以来,十年间,参合人数从试点时的不到 8000 万农民,到 2011 年的 8.32 亿农民,参合人数增长了 9.4 倍,年均增长率是 26.38%。参合率从 2004 年的 75.2% 增长到 2017 年的 100%,年均增长率是 2.21%[1]。参合农民政策范围内发生的住院费用报销比例据报道已经提高到 75% 左右[2]。当前正在启动的新农合大病保障政策,将儿童白血病、终末期肾病等 20 种大病纳入重大疾病保障范围,而且该政策已经开始与大病保险和医疗救助政策对接,即对补偿后个人负担费用超过大病保险补偿标准的部分,再由大病保险按照一定比例给予二次补偿,通过以上两个渠道报销后,属于民政救助对象的,还给予救助报销[3]。对于农村儿童的先天性心脏病和急性白血病,"新

---

〔1〕 本书对于新农合的参合人数只能统计到 2011 年,原因是从 2012 年开始陆续有省份不施行新农合制度了,改为施行城乡统筹的居民医疗保险制度,2012 年天津不再提供新农合数据,2013 年天津和广东没有新农合数据,2016 年只有 11 个省份仍然在施行新农合制度,2017 年只有辽宁、吉林、安徽、贵州和陕西五个省份还在施行新农合制度。考虑到平衡面板的原因,本章只能采集新农合数据截至 2011 年。

〔2〕 见"卫生部 2013 年 1 月 10 日例行新闻发布会实录"(www.moh.gov.cn)。

〔3〕 实际上,这就是一个分离契约(本文将在后面章节分析)。只不过在契约的最底层仍以参合资格为条件采用选择主义式补偿政策,违背公平性要求,在底层保障以上虽然补偿有别,但筹资无差别,这种契约还不是完全的分离契约,可能有违制度效率的标准(第五章将有理论层面的分析)。

农合报销 70%，救助 20%，个人承担只有 10%"。[1] 即"两病"的报销比例已经达到了 90%。

由于新农合制度报销比例至少大于零，而且在大病，特别是上述病种的补偿比例大有提高之势，但是农民的医疗负担到底能不能缓解及其缓解的程度，还得看新农合筹资"给不给力"（投入方面），以及补偿力度（产出方面）等配合得怎么样。当然，还得配合新农合筹资系统之外的因素（比如医院的垄断高价的控制等因素），但后者已经超过本书讨论范围。

新农合自 2003 年试点并施行以来，筹资机制在缓解一直令人头痛的"看病贵、看病难""因病致贫、因病返贫"方面的效果到底如何？这需要我们用科学的方法去测度。如前言所述，因为新农合筹资机制是一个复杂的投入产出系统，其运行效率不可从单一指标来考察，应该将多项投入变量与多项产出变量综合在一起进行效率考察。

比如我们在第一节中所展示的新农合补偿受益人次与个人卫生支出的"双涨"现象。单独从新农合补偿受益情况看，新农合筹资机制似乎效率很高，但是，我们发现用农村 CPI 平减后的农民人均医疗保健支出（农民的实际医疗负担）却也在不断上涨，2015 年农民人均医疗保健支出是 846元，用农村 CPI 平减后是 611.89 元，是 2004 年的 4.68 倍，年均涨幅达到15.07%，同时，农民个人医疗费用支出占农村卫生总费用的比重远远超出了世界卫生组织所认定的个人卫生支出比重 15%～20%的上限标准。看来，我们需要拨开补偿受益总人次等指标的"迷雾"，科学考察该制度缓解"因病致贫、因病返贫"的效果，看其产出情况是否与逐年提高的农民人均筹资额（狭义概念）等投入指标相符。即需要考察筹资机制的投入与产出是否匹配？制度运行的效率是否存在区域差异？差异是否有时间上的收敛或扩散趋势？本章拟进行这些问题的实证分析，暂不涉及规范分析。

国内对新农合效率的定量研究比较少。赵剑冰（2007）利用辽宁省2006 年卫生服务数据，采用随机前沿模型对 47 个样本地区的新农合效率进行了测度，发现辽宁省新农合处于低效率状态，平均效率指数仅为24.9%。然而，薛珑（2014）利用 1981—2011 年的农村卫生统计数据，运用主成分回归分析法与反事实度量法，发现相对于 2003 年之前的传统合作

---

[1]　截至 2011 年底，全国累计救治儿童白血病、先天性心脏病和终末期肾病等重大疾病患者 23 万多人。今年前三季度，又有 65 万多名患者被纳入新农合重大疾病医疗保障范围，并获得相应补偿。儿童先天性心脏病、白血病的实际补偿比例分别达到 77%和 74%，终末期肾病等 6 类疾病的实际补偿比达到 67%，肺癌等 12 个新增试点疾病的实际补偿比达到 59%左右（资料来源：《第一财经日报》，2012-11-16）。

医疗,目前实施的新农合制度具有更高的卫生服务效率。但是从其选用的产出指标(乡镇卫生院每万人诊疗人次、每万人入院人数、病床使用率、平均住院日)来看,它虽然是研究新农合的效率,但由于没有聚焦于新农合的核心目标——农民疾病经济负担的缓解方面,所以该定量化的效率测度按照上面有关新农合效率的分类,只能算是新农合的运行效率测度,相反,赵剑冰(2007)的新农合效率测度才是更重要的社会效率测度,但后者又只测度了辽宁省2006年的筹资效率,而不是全国意义上的动态筹资效率。本章主旨是先应用 SBM-Undesirable 模型测度新农合筹资静态效率,继而应用 DEA-Malmquist 模型和时间窗 Window 模型在时间序列意义上测度新农合筹资机制的动态效率。

本章以采集到的新农合的广义筹资数据等为基础,用 DEA 方法对全国新农合筹资机制的效率及其效率变化值进行静态和动态的分析,以此分析新农合筹资机制效率方面存在的问题。

一、指标的选取与导向的选择

DEA 模型的投入、产出指标的选取并非随意。众多学者对指标选取总结出最起码的要求:要求决策单元 DMU 在相似的环境中,具有相似的目标和活动(本章 DEA 模型中各个 DMU 在其农村地区都推行了新农合制度,都有着相同的政策目标,因而 DMU 的选取是符合此要求的);数据能够综合反映决策单元的真实情况(尤其是本章考虑到了新农合基金的结余情况,并将之结转入下一年基金,从而得到新农合真实的基金使用率),尽量精简;要求数据口径一致(尽管本文的模型中投入指标与产出指标有的量纲不同,但在各个 DMU 的同一指标上其数据口径是一致的);各类数据必须存在且可获得(由于 2004—2006 年有关新农合筹资的最重要数据官方没有公布,直到 2007 年才公布了新农合的参合人数、筹资总额、人均筹资额、补偿受益状况等数据,因而,本文考虑到数据的可获得性,在面板数据分析的时候,只得采集 2007—2011 年 5 年的数据进行分析,所以,数据的可获得性在某种程度上更是约束条件)。

当然,指标的选择一定得从研究方向、结果的相关性来考虑。在本章的分析中,有一个指标即农民个人承担的医疗保健支出及其占消费性支出的比重,在新农合制度推行前,就公布在中国统计年鉴、农村统计年鉴和卫生统计年鉴中,它表明农民的医疗负担大小。尽管该指标没有进入官方公布的新农合数据库,但考虑到该制度推行后,农民医疗保健支出的绝对数和相对数都与研究对象有很高的相关性,是农村医疗保险制度效果的集中反映,因而,农民个人承担的医疗保健支出及其占消费性支出比重从其他数据库中选取与挖掘出来,作为新农合筹资机制的产出变量。

在 DEA 分析的其他产出指标的选择方面,因为筹资机制中的"补偿受益总人次(万人)"实质上是评价新农合惠民效率最直接、最有效的指标,所以该指标被选为重要产出变量。而投入指标选择方面,我们选择:①人均筹资额[1],该指标是中央、省、市、县各级财政补助的筹资额加上农民个人的新农合缴费,指标各组成部分是按照各地新农合政策中规定的各方补助比例而确定,所以用人均筹资额能捕捉到新农合参与人的投入信息以及政府的财政投入信息;②参合人数与参合率,这些变量能反映农民对新农合制度的参与度,也可以作为新农合筹资机制效率分析的投入变量之一。它直观反映参与人越多,资金池可能越大,补偿受益人数可能越多的情况。

本章所使用的数据主要来自卫生部[2] 2008—2012 年的《中国卫生统计年鉴》以及其他年鉴(如《中国统计年鉴》《中国农村统计年鉴》等)。之所以从 2008 年开始搜集人均筹资额、补偿受益人次数据,是因为 2008 年之前的《中国卫生统计年鉴》中没有提供人均筹资额等数据,导致我们不得不减少了研究的时间跨度。另外,本章采集的数据包括 31 个省、自治区、直辖市,不包括台湾省和香港、澳门两个特别行政区。我们将上述 31 个行政区划作为决策单元(DMU_1,DMU_2,…,DMU_{31})选取进来。本章在效率运算过程中使用的软件是 DEAP2.1 和 DEA-SOLVER Pro.5。

本书旨在考察全国新农合筹资机制的效率,在投入与产出导向的权衡中,更倾向于投入导向方法,理由是新农合制度的人均筹资额在某种程度上来说可控制的,因为新农合筹资中的个人缴费部分以及与之配套的各级政府补助比例都通过相关的政府条例确定了。但是新农合补偿方面,除了新农合规定的补偿指标体系和补偿规定比较明确外,其他很多情况往往是

---

〔1〕　根据单位不变性定理(Units Invariance Theorem),假如投入和产出的计量单位对于每个 DMU 是一样的,则 DMU 的效率值是不会受到投入和产出指标之间的不同计量单位(即量纲)的影响。也就是说,这些指标的量纲在 DEA 方法下完全可以不同,比如某个投入指标用重量单位,而某个产出指标用货币单位,但是量纲在不同的 DMU 之间必须是一致的。这是因为 DEA 方法处理的是相对效率值,它是对样本的相对优劣性进行评价,并不直接对指标数据进行综合,这与投入及产出指标值的量纲选取无关。因而在进行数据包络分析时,无须对数据进行无量纲化处理。当然,也可在建模前先作无量纲化处理。这个特性被称之为"单位的不变性"(Units Invariance)(Cooper,Seiford,and Tone,2007)。

〔2〕　2013 年卫生部改名为"国家卫生和计划生育委员会",当然其职责有变化,2018 年 3 月组建国家卫生健康委员会,新设国家医疗保障局,原卫计委的新农合,人社部的城镇职工和城镇居民基本医疗保险、生育保险,国家发改委的药品和医疗服务价格管理,以及民政部的医疗救助等划入国家医疗保障局的职责范围。

不确定、不可控的,比如农民生病、看病与否、在哪里看病、医疗费用多少、属于可补偿范围的数额等都是不确定的,它与农村人口统计特征、疾病谱、个人医疗选择倾向、个人对新农合系列政策的理解等因素有关,因此我们选择投入导向作为本书中 DEA 方法使用的导向选择。

二、基于 SBM-Undesirable 模型的新农合筹资效率分析

（一）SBM 模型及其考虑非期望产出的 SBM-Undesirable 模型

最传统的 DEA 模型——C^2R 模型即式（3.1）,是在规模报酬不变（CRS）条件下的效率测度模型。如果加入凸性约束条件 $e\lambda = 1$（其中 e 是所有元素皆 1 的行向量,$\lambda \in R^n$ 是所有元素皆非负的列向量）,即投入或产出变量的权重之和为 1,则原 C^2R 模型就变成了 BC^2 模型,而后者是在规模报酬可变条件下的效率测度模型。这两个模型在其目标函数中都体现着一个共同的要求,即待考察的决策单元 DMU 要达到相对有效率,在一定的约束条件下,其投入变量要尽量少,或（和）产出变量要尽量多,以获得最优的投入产出比。

从上节可以看到 C^2R 模型解得的 θ^* 被用来作为改进当前决策单元的投入变量的依据,即所有投入要素同比例缩小 θ^* 倍,然后再减去最优松弛变量值,而产出变量加上最优松弛值,即得到帕累托改进点。但是,现实经济活动中有时无法对各个投入要素按同一比例径向的缩减,因此,需要有非径向的模型来适应这个现实要求。由 Tone（1997,2001）提出的 SBM 模型是完全以松弛变量为基础来求效率值,所以叫 Slacks-based Measure Model。其模型表达如下:

$$（\text{SBM}）\quad \min\rho = \frac{1 - \frac{1}{m}\sum_{i=1}^{m} s_i^- / x_{io}}{1 + \frac{1}{s}\sum_{r=1}^{s} s_r^+ / y_{ro}} \tag{3.10}$$

$$s.t. \quad x_o = X\lambda + s^-$$
$$y_o = Y\lambda - s^+$$
$$\lambda \geqslant 0, s^- \geqslant 0, s^+ \geqslant 0$$

其中,$0 \leqslant \frac{1}{m}\sum_{i=1}^{m} s_i^- / x_{io} \leqslant 1$, $\frac{1}{s}\sum_{r=1}^{s} s_r^+ / y_{ro} \geqslant 0$,这样能保证 $0 \leqslant \rho \leqslant 1$。同样,用 Charnes-Cooper 转换（Charnes and Cooper,1962）,将上述分式规划变形如下:

$$(\text{SBM}_t)\quad \min_{t,\lambda,s^-,s^+}\tau = t - \frac{1}{m}\sum_{i=1}^{m}ts_i^-/x_{io}$$

$$s.t.\quad t + \frac{1}{s}\sum_{r=1}^{s}ts_r^+/y_{ro}$$

$$x_o = X\lambda + s^-$$

$$y_o = Y\lambda - s^+$$

$$\lambda \geqslant 0, s^- \geqslant 0, s^+ \geqslant 0, t > 0$$

(3.11)

其中 t 是个标量。当模型解得的 $\rho^* = \tau^* = 1$,则称该决策单元是 SBM 有效的,此条件与零松弛等价。SBM 投影的作用与之前的模型是一样的,都是改进决策单元投入产出量的依据,但该模型提供的投影是非径向的:

$$x_o - s^{-*} \to \hat{x}_o, y_o + s^{+*} \to \hat{y}_o$$

(3.12)

非径向的模型能适应对投入与产出变量做不同比例的调整的需要。显然,SBM 模型较之前的 DEA 模型是一种进步,但是,现实经济活动中还存在这样一种普遍的产出状况,即经济活动有时还产生"坏"的副产品,比如地方政府片面追求 GDP 而可能带来污染的增加,而 DEA 模型的基本思想是在约束条件下尽量缩小投入和尽量增加产出,所以,原来的产出变量必须进行分类,而后再建模。

DEA 理论称这种"坏"产出为非期望产出,它进入模型时必须做出特别处理。早期的学者是将非期望产出当成影子价格来处理,Fare 等 (1989)将非期望产出当作弱可处置性变量,用非线性规划来求解,但是计算难度大;Hailu 等(2001)另辟蹊径,将非期望产出当作投入变量处理,以期达到与其他投入变量一样的缩减效果,但是这种处理方法显然有违投入变量的设置原则;H. Schell(2001)和 Zhu(2003)在模型中将非期望产出变量处理成倒数形式,而 L. M. Seiford(2002)将非期望产出变量乘以(-1)来处理[1]。这些处理方式如果在传统 DEA 模型框架内实施,其结果仍然是径向意义上的,无法充分考虑投入产出变量的松弛问题。因此,K. Tone (2003)提出了 SBM-Undesirable 模型,解决了上述问题。模型如下:

---

〔1〕　本章新农合筹资机制的 DEA 模型中,将指标"农民个人承担的医疗保健支出占消费性支出比重"也做了类似的处理,即用 1 减去该指标数值,作为农民的非医疗保健支出占消费性支出的比重。但在其他同类模型(比如 CCR 或 BCC 模型等)中,我们无法将农民个人承担的医疗保健支出做 Seiford 类似的处理,而 DEA-Undesirable 模型能解决这个问题。

$$(\text{SBM} - \text{Undesirable}) \quad \min\rho_{su} = \frac{1 - \dfrac{1}{m}\sum_{i=1}^{m} s_i^-/x_{io}}{1 + \dfrac{1}{s1 + s2}\left(\sum_{r=1}^{s1} s_r^g/y_{ro} + \sum_{r=1}^{s2} s_r^b/y_{ro}\right)}$$

$$s.\,t. \quad x_o = X\lambda + s^-$$

$$y_o^g = Y^g\lambda - s^g$$

$$y_o^b = Y^b\lambda + s^b$$

$$\lambda \geqslant 0, s^- \geqslant 0, s^g \geqslant 0, s^b \geqslant 0$$

$$(3.13)$$

其中,$s^- \in R^m$ 代表投入过多的松弛部分,"坏"产出的松弛部分是 s^b $\in R^{s2}$,"好"产出的不足部分是 s^g。与之前的模型类似,当且仅当 $\rho_{su}^* = 1$,$s^- = 0, s^g = 0, s^b = 0$ 时,考察的决策单元 DMU 在非期望产出存在的环境下是 SBM 有效的。此模型下的 SBM 投影成了 $x_o - s^{-*} \to \hat{x}_o, y_o^g + s^{g*} \to \hat{y}_o^g$ 以及 $y_o^b - s^{b*} \to \hat{y}_o^b$,这是低效的决策单元改进投入或产出的方向和指导。

(二)有关新农合投入产出变量的数据预备分析

1. 新农合人均筹资额(Per Capita Premiums,简记 pcpr):投入变量之一。

这里的名义人均筹资额是不考虑新农合基金结余转入下一年度后再用各年的农村 CPI 数据平减之后的人均筹资额(在下一节将考虑实际人均筹资额)。首先,考察 2007—2011 年全国新农合人均筹资额作为投入变量在东、中、西部的分布情况。

从图 3-1 发现 2007—2011 年东、中、西部新农合名义人均筹资额是逐年上涨,东部地区由于人均收入水平等因素,每年都高于其他两个地区,中部地区到 2011 年名义人均筹资额赶上了东部地区。

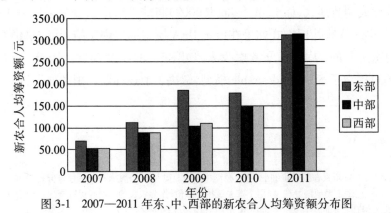

图 3-1　2007—2011 年东、中、西部的新农合人均筹资额分布图

其次考察 2007—2011 年全国各个省份新农合平均的人均筹资额。

图 3-2 显示的是各个省、市、自治区从 2007—2011 年平均而言的人均筹资额,其中,上海和北京的人均筹资额最高,浙江和江苏居其次,西部地区的西藏由于国家的民族扶持政策,该指标高于其他西部省份。同时通过图 3-1 和图 3-2 我们也能看到,全国整体的资金投入水平逐年提高,但是每年水平提高的程度不完全相同,2011 年投入水平的提高尤为明显。

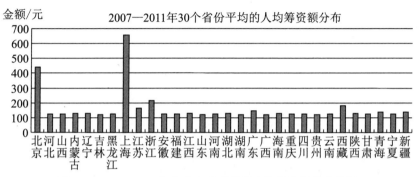

图 3-2　2007—2011 年各个省份平均的人均筹资额分布情况

最后我们考察新农合人均筹资额分布从 2007 年至 2011 年的描述性统计(见表 3-3)。

表 3-3　新农合人均筹额 2007—2011 年的描述性统计

年份	2007	2008	2009	2010	2011
均值	76.49573	119.1718	138.4467	189.7633	283.4733
中位数	52.90836	92.01018	104.55	150.7	234.95
众数	N/A	N/A	103.7	150.6	231.1
标准差	75.42416	91.85947	101.4571	131.4862	154.5444
方差	5688.803	8438.163	10293.55	17288.62	23883.96
峰度	17.58335	16.15251	12.81356	13.9774	16.07221
偏度	4.074739	3.934083	3.602714	3.747252	3.919571
最小值	45.59503	77.62737	101.4	135.2	225.4
最大值	428.0911	536.9992	563.8	757.7	987

从表 3-3 我们发现 2007—2011 年新农合人均筹资额的均值在大幅提高,年均增长 38.745%,但人均筹资额在地区间的差异从标准差看,以19.643%的增长率呈现出增大的趋势,众数也是呈现增大趋势。表中的峰

度在各个年份都是远大于0,说明新农合的人均筹资额呈现尖峰态,各个省份围绕众数或中位数都比较集中;各年的偏度都大于3,说明各年的新农合人均筹资都极端右偏,众数与中位数都明显的小于均值。

2. 新农合的参合人数(Number of Enrollees,简记 *noe*):投入变量之二。

首先考察全国各个省份2007—2011年新农合平均参合人数。从图3-3我们发现新农合平均参合人数河南省最多,其次是四川、山东、河北、江苏省等。中部和东部省份普遍参合人数较多,这与这些省份农业人口数居多有关。

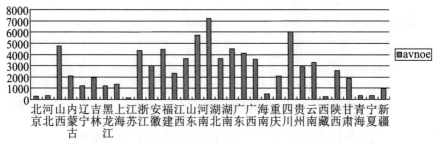

图 3-3   2007—2011年各个省份平均参合人数分布情况

其次,考察新农合参合人数从2007年至2011年在省际面板上的描述性统计结果(见表3-4)。

表 3-4   新农合参合人数2007—2011年的描述性统计

年份	2007	2008	2009	2010	2011
平均	2342.7	2629.599	2687.376	2707.745	2694.867
中位数	2180.81	2317.649	2350.3	2404.2	2450
标准差	1710.399	1979.2	2016.035	2037.816	2038.505
方差	2925466	3917234	4064398	4152695	4155503
峰度	-0.51933	-0.36835	-0.36	-0.22645	-0.00751
偏度	0.537613	0.617488	0.604959	0.64559	0.72094
最小值	186.81	177.4019	166.55	149	147.2
最大值	6002.61	7279.837	7487.96	7651.5	7804.5

从上表我们可以发现,从2007年到2011年新农合参合人数,基本呈现增长趋势,仅2011年有所下降,五年中平均增长率是3.563%,之后几年新农合的参合人数估计会有所下降,因为有些地区已经在试点城乡一体化

的医疗保险制度,即将新农合与城镇居民医疗保险制度合并,另外,城镇化趋势也使得农业人口在不断减少,从而使得新农合在未来几年中参合人数可能会有所下降。另外,新农合参合人数的众数不存在,无须分析。从参合人数的标准差来看,2007—2011年年均增长4.485%,说明不同省份的参合人数差异在提高。另外,中位数也有提高的趋势。各年参合人数的峰度都小于0,说明参合人数在地区间的分布呈现低峰态,偏度都大于0,说明各年的参合人数分布均呈现右偏分布。

　　3.新农合筹资的补偿受益总人次:产出变量之一。

　　首先,考察2007—2011年全国新农合总受益人次(万人)(Number of Beneficiaries from Reimbursement,简记NBR)作为产出变量在东、中、西部的分布情况。

　　从图3-4我们可以发现,2007—2011年东、中、西部新农合补偿受益总人次在逐年上涨,东部地区由于新农合筹资总额充足等因素,受益总人次每年都高于西部地区,而中部地区从2010年开始受益总人次就赶上了西部地区,而且在2010年比东部地区还多。

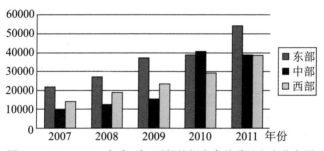

图3-4　2007—2011年东、中、西部的新农合总受益人次分布图

　　其次考察2007—2011年新农合补偿受益总人次的省份分布情况。

　　从图3-5我们可以看到2007—2011年全国各个省份的新农合筹资的总受益人次均以东部地区为多,其中山东省最高,其次是江苏省,但中部省份河南省和西部省份云南省都是比较高的,受益总人次比浙江省都高。值得注意的是,北京和上海等人均筹资额较高的省市,其受益总人次却非常低,其中原因估计是这几个地区农业总人口不高决定了农村参合总人数也不可能高。

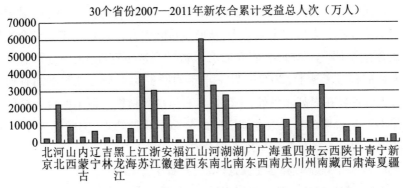

图 3-5　2007—2011 年新农合补偿受益总人次在省域的分布

最后考察新农合补偿受益总人次从 2007—2011 年的描述性统计结果（见表 3-5）。

表 3-5　新农合补偿受益总人次 2007—2011 年的描述性统计

年份	2007	2008	2009	2010	2011
均值	1500.5797	1939.1113	2516.855	3622.20667	4392.06333
中位数	963.465	1322.2174	1494.87	2440.65	3130.9
标准差	1712.2122	2107.9466	2826.3701	3685.56826	4221.59914
方差	2931670.7	4443438.8	7988368	13583413.4	17821899.3
峰度	4.4557764	3.9188643	5.0341334	1.62593939	0.84005128
偏度	2.0992062	1.9985641	2.1560584	1.46457526	1.1931383
最小值	68.47	114.952	213.94	275.1	208.7
最大值	7302.98	8888.9105	12624.98	14605.7	16711.9

从上表我们可以发现，新农合补偿受益总人次从 2007 年到 2011 年，呈现出明显的增长趋势，五年中平均增长率是 30.798%。未来几年新农合的补偿受益总人次估计也会随着参合人数从 2010 年开始转为下降而有所下降。从补偿受益总人次的标准差来看，2007—2011 年年均增长 25.308%，说明不同省份的补偿受益总人次的差异在提高。另外，中位数也有提高的趋势，众数不存在。各年补偿受益总人次的峰度都大于 0，说明补偿受益总人次在省域间的分布呈现尖峰态，但是该值逐渐下降，并以年均 34.106% 的速度收敛下降，说明补偿受益总人次在省域间的尖峰态分布逐渐转变为低峰态分布，这也印证了补偿受益总人次的标准差在变大的趋势，同时说明省域间的补偿受益总人次在逐渐分化，偏度都大于 0，说明各年的补偿受益总人次分布均呈现右偏分布，印证了补偿受益总人次的均值各个年份均大于中位数。

4. 农民个人承担的医疗保健支出（PCHE）：产出变量之二。

首先考察新农合实施后，全国各个省、自治区、直辖市 2007—2011 年平均而言的农民个人承担的医疗保健支出(per capita health expenditure,简记 PCHE)的分布状况。从图 3-6 我们发现新农合实施后,农民个人承担的医疗保健支出北京最高,医疗负担最重,其次是上海、浙江、吉林、黑龙江、内蒙古等。东部省份农民个人承担的医疗保健支出普遍比中部和西部高,农民个人医疗负担较低的有贵州和海南,而西藏是最低的(这也印证了其筹资机制的效率值非常高)。

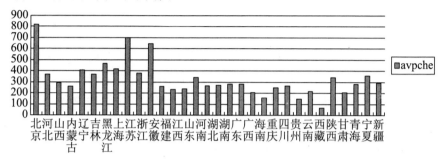

图 3-6　2007—2011 年农民个人承担的医疗保健支出在省域的分布

其次,考察新农合实施后,农民个人承担的医疗保健支出从 2007 年至 2011 年在省际面板上的描述性统计结果(见表 3-6)。

表 3-6　新农合实施后农民个人医疗负担 2007—2011 年的描述性统计

年份	2007	2008	2009	2010	2011
均值	231.2929	270.1306	316.2	344.1323	464
中位数	199.31	244.17	258.1	307.9	413.1
众数	N/A	N/A	258.1	N/A	N/A
标准差	124.3624	145.8238	171.0446	155.5239	204.3604
方差	15466	21264.58	29256.27	24187.7	41763.17
峰度	4.015894	3.831964	3.372968	3.046577	1.904256
偏度	1.840966	1.82106	1.721347	1.398681	1.200393
最小值	50	53.84	71.5	71.2	65.8
最大值	629.56	709.44	867.9	840.6	1035.2

从上表我们可以发现新农合实施后,农民个人承担的医疗保健支出从 2007 年到 2011 年,却呈现出明显的增长趋势,五年中平均增长率是 19.011%。这也印证了文献回顾中所提及的新农合对缓解医疗负担的政策效果的国内外研究结果,比如孟翠莲(2008)认为,新农合对解决农民因病致贫、因病返贫问题收效甚微;封进、刘芳、陈沁(2011)认为,医疗负担依旧较重的原因在于基层医院的医疗价格上涨幅度和新农合的补偿报销比率基本相同。表 3-6 也显示了农民个人承担的医疗保健支出的中位数

也呈现上升趋势,年均增长率是 19.986%,与农民个人承担的医疗保健支出均值增长率几乎一致。另外,众数除了 2009 年之外其他年份都不存在,无须分析。从农民个人医疗负担在省域间的标准差来看,2007—2011 年其标准差年均增长 13.221%,说明不同省份的农民个人承担的医疗保健支出的差异在提高。各年农民个人承担的医疗保健支出的峰度都大于 0,说明农民个人医疗负担在省域间的分布呈现尖峰态,但是该值逐渐下降,并以年均 17.018% 的速度收敛下降,说明农民个人医疗负担在省域间的尖峰态分布逐渐转变为低峰态分布,这也印证了农民个人医疗负担省域间的标准差变大的趋势,同时说明省域间的农民个人医疗负担在逐渐分化;偏度都大于 0,说明各年的农民个人医疗负担省域间分布均呈现右偏分布,印证了农民个人承担的医疗保健支出的均值各个年份均大于中位数。

5. 农民个人承担的医疗保健支出占消费性支出比重:产出变量之三。

需要说明的是,2004—2012 年农民个人承担的人均医疗保健支出、医疗保健支出占消费性支出比重(%)的数据是从各年《中国卫生统计年鉴》中获得,有的年鉴是从卫生部官网上获取,但是 2008 年以及之前的《中国卫生统计年鉴》打开后,我们发现有关城乡居民的医疗保健支出占消费性支出这个指标的某些时间序列数据和省份数据都出现了单元格错位计算的错误现象。因此,作者在遵于基础数据的基础上,对相应年份中这些指标数值都进行重新计算。

首先,考察新农合实施后,2007—2011 年平均而言的农民个人承担的医疗保健支出占消费性支出比重(pche as% of nonproductive expenditure,简记 pchene)在省域间的分布状况。从图 3-7 中我们发现,新农合实施后,农民个人承担的医疗保健支出占消费性支出比重吉林省最高,相对数形式的农民医疗负担最重,其次是黑龙江、宁夏、陕西、北京和内蒙古自治区等。西藏仍然是最低的(这也印证了后面 SBM-undesirable 模型所测度的该地区的新农合筹资效率值非常高的结论)。

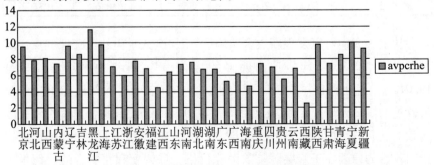

图 3-7　2007—2011 年农民个人医疗保健支出占消费性支出比重在省域的分布

其次,考察新农合实施后,农民个人承担的医疗保健支出占消费性支出比重从2007年至2011年的描述性统计(见表3-7)。

表3-7　农民个人医疗支出占消费性支出比重2007—2011年的描述性统计

年份	2007	2008	2009	2010	2011
平均	6.797831	6.967722	7.491097	7.513476	8.322581
中位数	6.470982	6.860618	7.01582	7.302449	8.6
众数	N/A	N/A	N/A	N/A	9.3
标准差	1.910329	1.924231	2.272052	1.978539	1.902053
方差	3.649355	3.702664	5.162219	3.914618	3.617806
峰度	-0.23216	0.07164	-0.0155	0.005456	2.877065
偏度	-0.16796	0.026404	0.37168	-0.27481	-0.61797
最小值	2.254669	2.447729	2.979787	2.669766	2.4
最大值	10.15743	11.05674	13.10564	11.14915	12.7
观测数	31	31	31	31	31

由于该产出变量是相对指标,在时空上的差异相对前面各个指标就小了。从上表我们可以发现新农合实施后,平均而言的农民个人承担的医疗保健支出占消费性支出比重从2007年到2011年有增长趋势,年均增长率是5.189%。尽管年均增长率不是很高,但也说明新农合的实施对农民医疗负担的缓解效果不明显,尤其是这种考虑了各地农民由人均收入水平所影响的消费性支出差异后的相对数,仍然在上涨,这不能不引起决策层对该制度效果的反思。

调查手记

南京市某区某镇曹某系户主,年龄58岁。几年前转让1.14亩地给政府,为妻子买了社保,自己交钱也买了社保,成为城镇户口,并有了城镇居民医疗保险。前三年当地开始征地建省级开发区。他家本来有10亩农田加1亩山地,但是几年前自愿与他人换地,将一半的地换到家门口,而恰恰另一半的地给征收了,门口的地没有征收。因此,仅仅1亩山地被征收,征地补偿14000元,分三年补偿。现在长期居住在南京儿子家,帮助照顾孙子。他现在南京打一份工,月收入1600元左右。另一个儿子在老家,已经分家。他家从2004年参加新农合后,仅仅一年没有缴纳参合费用,其他年份如数缴纳,从每人每年80元到 100 元,再到 2012 年的 120 元一年。曹某一直感到不划算,经妻子劝说,还是勉强坚持着参合,但是他一直耿耿于 10 年中仅仅报销 300 多元,特别是去年得了胃病,在南京市大医院治疗,花费 6000 多元,却只报销了 200 元不到。他说起新农合的补偿受益是一肚子气,说现如今家里还有厚厚的一叠发票没有报销。镇里近几年安排了免费体检,他老两口一次没去,一是因为远,来去车费好几百块;二是没有时间,前几年做点小生意,这几年在南京带小孩,哪来时间回老家参加免费体检?三是听说体检走形式,"糊鬼"。尽管他们村集体补助农民参合费用每人每年 20 元,但是他深感新农合不管用,还不如城镇医疗保险,上次得了胃病,从城镇居民医保中还报销了 300 多元。尤其不理解的是,新农合为什么不预先让他们知道哪些能报销、哪些不能报销。

　　表 3-7 也显示了农民个人承担的医疗费用支出占消费性支出比重的中位数也在上升,年均增长率是 7.369%,略高于农民个人承担的医疗保健支出占消费性支出比重的均值的增长率。另外,众数除了 2011 年之外其他年份都不存在,无须分析。从农民个人的医疗保健支出占消费性支出比重在省域间的标准差来看,2007—2011 年其标准差变化不大,从 2009 年之后有下降的趋势,这是一个好的信号,说明农民个人负担相对数在省域间的差异在缩小。各年农民个人承担的医疗保健支出占消费性支出比重的峰度除了 2011 年外几乎都接近 0,说明农民个人医疗负担相对数在省域间的分布几乎呈现正态分布,但是该值在 2011 年突然大幅增加到 2.877,出现了这一年的指标在省域间的尖峰态分布,说明 2011 年农民个人医疗负担相对数在省域间的标准差突然变小了;偏度在后面几年都小于 0,说明农民个人医疗负担相对数省域间分布在 2010 年后呈现左偏分布,导致 2011 年中位数超过均值。

　　(三) 基于 SBM-Undesirable 模型的实证结果与分析

　　1. 新农合筹资效率的 SBM-Undesirable 模型实证结果。

　　与其他社会科学领域的使用一样,投入产出的最优配置理论同样也适用于分析新农合筹资机制。新农合筹资的投入与产出是否匹配,有无达到最优配置,以及如何调整投入和产出变量以达到最佳效率,毫无疑问可以求助于分析投入产出问题的有力工具之一——DEA 方法。

　　本模型用到的投入变量有:新农合参合人数、人均筹资额,产出变量有补偿受益总人次、农民个人医疗保健支出以及农民个人医疗保健支出占消费性支出比重。本节运用 SBM-Undesirable 模型求解的效率值称为 SBM 效率值。当效率值等于 1 时，该省份的新农合筹资机制就是 SBM 有效的，小于 1 则称为 SBM 无效。而至于 SBM 投影值信息，就是某些省份无效率的新农合筹资机制该如何调整投入或产出，以达到 SBM 有效。这种调整与 C^2R 和 BC^2 模型求得的最优值告知我们的调整信息不同。SBM-Undesirable 模型的实证结果启示我们在保持当前产出水平不变的情况下，如何对参合人数和人均筹资额进行调整，或在保持当前投入不变的情况下，什么样的补偿受益总人次、农民个人医疗保健支出以及支出比重才是最有效率的。这种调整方案不是按照同一比例对参合人数和人均筹资额进行收缩，或对补偿受益总人次、农民个人医疗保健支出以及支出比重提供同一比例的最优调整方向，它是非径向的调整信息，即调整比例可以各不相同，这与传统 DEA 模型提供的径向调整信息不同。

　　该模型除了提供非径向的 SBM 投影信息外，还有一个优点，就是无须从烦琐的综合技术效率、纯技术效率和规模效率三个方面来讨论决策单元的运行效率，SBM-Undesirable 模型提供的就是一个综合性的效率值，比较精炼、明了；而且有关非期望产出变量——农民个人承担的医疗保健支出以及该支出占消费性支出的比重能顺利的纳入模型进行计算，并最终提供相关的调整信息。本节的 SBM-Undesirable 模型测度的新农合筹资机制运行效率值是用 DEA-SOLVER Pro. 5. 0 软件计算获得的，用 DEAP 2. 1 软件无法处理非期望产出问题。

　　本书运行 DEA-SOLVER Pro. 5. 0 软件，选择 SBM-Undesirable 模型，并以一般化规模报酬作为效率前沿面的构造约束[1]，纳入前文中的两个投入变量和三个产出变量数据，经过运算，其 SBM 效率值经归纳整理如下（见表3-8）：

---

　　〔1〕　一般化规模报酬是与规模报酬递增、递减和不变相对而言的。在(3.3)的 CCR 模型中 $\lambda \geq 0$，效率前沿面无凸性约束，是一个经过原点的射线或超平面，当假设 $e\lambda = 1$ 时，模型有凸性约束，效率前沿面在空间中表现为包含所有最边缘的活动点的分段包络线，此即 BCC 模型，而当进一步放松凸性约束，比如假设 $0 \leq e\lambda \leq 1$ 时，模型就是规模报酬递减的模型，即在效率前沿面上更大投入量的活动点的投入产出比随着投入的增加而递减，$\Delta y/y \leq \Delta x$ 在靠原点的第一段是取等号，之后是严格小于，规模报酬递减的模型更重视大投入的活动点，即他们更容易测度为高效率的点；而当假设 $1 \leq e\lambda \leq \infty$，则模型变成了规模报酬递增的模型，效率前沿面仅仅在靠近原点的方向"包紧"各个边缘活动点，即更重视小投入的活动点，使得它们容易被测度为效率最高点，而所谓一般化规模报酬的模型就是 $e\lambda$ 的下限在 $[0,1]$ 之间，而上限在 1 以上（一般默认的是下限是 0. 8，上限是 1. 2），效率前沿面表现为在第一段是递增的，在最远端是递减，即这种模型既重视小投入的活动点，也重视大投入的活动点。

表 3-8　2007—2011 年新农合筹资机制运行效率的面板数据情况

省份	2007 年 SBM 效率	2008 年 SBM 效率	2009 年 SBM 效率	2010 年 SBM 效率	2011 年 SBM 效率	平均 SBM 效率
山东	1.0000	1.0000	1.0000	1.0000	1.0000	1.0000
上海	1.0000	1.0000	1.0000	1.0000	1.0000	1.0000
云南	0.9116	1.0000	1.0000	1.0000	0.7991	0.9421
西藏	1.0000	0.8205	0.7824	0.7960	0.7163	0.8230
江苏	1.0000	1.0000	0.6718	0.7062	0.6869	0.8130
贵州	0.7421	0.6552	0.6757	0.6338	0.6302	0.6674
湖北	0.5441	0.5002	0.4861	0.7924	1.0000	0.6646
浙江	0.5243	0.4836	0.5048	1.0000	0.6027	0.6231
河南	0.5387	0.4422	0.4582	1.0000	0.6544	0.6187
重庆	0.6831	0.6886	0.5944	0.5363	0.5622	0.6129
宁夏	0.4799	0.6212	0.6551	0.6476	0.5737	0.5955
青海	0.6836	0.5658	0.5854	0.4487	0.2529	0.5073
新疆	0.5802	0.5492	0.4674	0.4245	0.4290	0.4901
四川	0.5330	0.4231	0.3048	0.4625	0.7064	0.4860
甘肃	0.4624	0.4148	0.4109	0.5476	0.5782	0.4828
河北	0.3674	0.3409	0.3262	0.5692	0.7773	0.4762
天津	0.4524	0.5021	0.4925	0.4686	0.3796	0.4590
山西	0.4278	0.3548	0.3287	0.5234	0.5713	0.4412
安徽	0.3463	0.3416	0.3756	0.4845	0.5584	0.4213
黑龙江	0.4792	0.4113	0.3404	0.4279	0.4457	0.4209
辽宁	0.4750	0.4295	0.3524	0.3708	0.3758	0.4007
广西	0.4188	0.4054	0.3217	0.3813	0.4471	0.3949
海南	0.3407	0.2982	0.5597	0.2710	0.4866	0.3912
北京	0.2853	0.3164	0.3688	0.3992	0.4431	0.3625
广东	0.2871	0.2673	0.3484	0.4151	0.4646	0.3565
江西	0.2415	0.2303	0.2773	0.3619	0.6711	0.3564
内蒙古	0.4136	0.3368	0.3054	0.3876	0.2825	0.3452
陕西	0.1800	0.2525	0.3123	0.4387	0.5167	0.3400
湖南	0.2801	0.3021	0.3308	0.3447	0.4271	0.3370
吉林	0.3878	0.3580	0.3382	0.3030	0.2516	0.3277
福建	0.0729	0.0964	0.0803	0.0880	0.1088	0.0893

　　我们首先考察新农合筹资机制 2007—2011 年的 SBM 效率均值在省域间的分布(见图 3-8)。

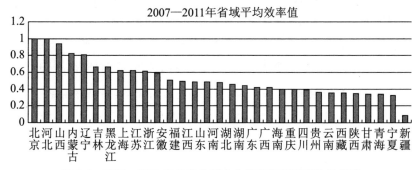

图 3-8　2007—2011 年各省份新农合筹资机制的平均效率值

从上述图表中可以发现,首先,山东省和上海市的平均 SBM 效率值最高,皆为 1,即两个省份新农合筹资机制五年来一直是 SBM 有效的;其次,云南、西藏和江苏的 SBM 效率均值也很高,都是在 0.8 以上,效率最低的省份是福建、吉林、湖南、陕西和内蒙古。

其次我们观察 2007—2011 年 SBM 效率值的基本统计信息(见各年效率值的描述性统计表 3-9)。

表 3-9　2007—2011 年 SBM 效率值的描述性统计

年份	2007	2008	2009	2010	2011
效率均值	0.520611	0.497031	0.485673	0.555822	0.56127
中位数	0.474965	0.423062	0.410928	0.468603	0.562161
标准差	0.250914	0.245301	0.225431	0.245121	0.216249
方差	0.062958	0.060172	0.050819	0.060084	0.046764
标准差系数	0.481961	0.493533	0.464162	0.441006	0.385281
峰度	-0.13243	0.198542	0.73822	-0.29527	0.172102
偏度	0.696118	0.977479	1.032221	0.676116	0.322944
最小值	0.072876	0.096414	0.080325	0.088034	0.108806
最大值	1	1	1	1	1
观测数	31	31	31	31	31

从表 3-9 中可以看到,新农合筹资的 SBM 效率均值从 2007 年到 2011 年都是小于 1,说明全国范围意义上的新农合筹资机制的运行至少在我们考察的五年中是低效的。从表 3-8 中的标准差来看,它显示的新农合筹资效率值在省域范围内是收敛还是扩散,是不明显的,因为 2010 年的数值使得 2007 年以来收敛势态被打断,继而又出现收敛,这种效率的收敛是不连贯的。从标准差系数可以看出,2011 年新农合筹资 SBM 效率在省域间的差异最小,2008 年差异最大。2007—2011 年新农合筹资机制 SBM 效率值

的峰度大多数年份都大于 0,说明有三年其在省域间的分布是尖峰态的,各年的偏度都大于 0,说明效率值在省域间是右偏分布。

最后,我们将新农合筹资的 SBM 效率均值分东、中、西部来考察(见表 3-10)。表格中东、中、西部的省份划分是依据我国的行政区域划分。

表 3-10   2007—2011 年新农合筹资 SBM 效率均值在东、中、西部的表现

东部省份	效率均值	中部省份	效率均值	西部省份	效率均值
北京	0.362545	山西	0.441206	内蒙古	0.34515
河北	0.476195	安徽	0.421286	广西	0.394866
吉林	0.327737	江西	0.35642	重庆	0.612907
黑龙江	0.420911	河南	0.618716	四川	0.485962
天津	0.459022	湖南	0.336973	贵州	0.667408
上海	1	湖北	0.664567	云南	0.942141
江苏	0.812997			西藏	0.823044
浙江	0.623071			陕西	0.340047
福建	0.089291			甘肃	0.48279
广东	0.356489			青海	0.507272
海南	0.391231			新疆	0.49006
山东	1			宁夏	0.595523
辽宁	0.400687				

从表 3-11 的描述性统计信息中,可以清楚地看到新农合筹资的 SBM 效率均值在西部地区反而最高,中部地区最低。这个信息至少说明,新农合筹资效率的高低与不同区域的富裕程度不一定正相关。另外,三个地区的效率中位数都小于效率平均数。

表 3-11   区域意义上的 SBM 效率描述性统计

项目	东部地区	中部地区	西部地区
平均	0.516937	0.473195	0.557264
中位数	0.420911	0.431246	0.498666
标准差	0.270405	0.136902	0.183812
方差	0.073119	0.018742	0.033787
峰度	0.023741	−1.61015	0.400488
偏度	0.772548	0.677861	0.914669
最小值	0.089291	0.336973	0.340047
最大值	1	0.664567	0.942141
观测数	13	6	12

就新农合筹资的 SBM 效率区域差异而言,由于三个区域的均值与样本容量都不同,故而宜采用标准差系数(标准差除以均值)来比较。东部地区的标准差系数是 52.31%,中部地区的标准差系数是 28.93%,西部地区的标准差系数是 32.98%。由此可以判断,东部地区新农合筹资的效率省份差异最大,其次是西部地区,中部地区的省份差异最小。三个区域中,东部和西部地区的 SBM 效率值的峰度都大于 0,说明这两个区域中各个省份的效率值呈尖峰态分布,而中部地区的峰度小于 0,说明改区域各个省份的效率值呈现低峰态;三区域的效率值偏度都大于 0,说明三大区域的效率值皆呈右偏分布。

调查手记

2016 年暑期,笔者带着三名学生在宁夏回族自治区西海固地区进行了为期一周的农村医疗保障状况调研,笔者发现,虽然那里的村卫生所、镇卫生院的医疗设备比不上东部地区,但每天都有不少农民看病,卫生资源得到了更充分的使用。与农民聊天的过程中我们发现他们并没有"不信任村镇卫生所,啥病都往大医院跑"。海原县的那几个村卫生所干干净净的,看得出来,那里的医务人员和患者之间比较融洽。笔者的学生在那里拍了很多照片,记录下了那里的卫生状况和淳朴的民风。相反,笔者在东部地区的多个村卫生所调研,结果门老是锁着,甚至有的卫生所门口长满了野草,问村干部其中原因,他们回答说,农民基本上不信任这些卫生所、卫生院,啥病都往市区大医院跑,在卫生所顶多就是挂个水什么的,这与市区大医院人头攒动的场景形成了鲜明的对比。在这种情况下,东部地区农村的卫生资源闲置或低效使用,是多么严重! 近几年,东部地区很多省份确实已经启动了城乡居民基本医疗保险,但是在农村仍然存在卫生资源的浪费以及卫生筹资系统的低效率。这是需要关注的现象。

2. SBM 投影所启示的新农合筹资改进。

根据 SBM-Undesirable 模型,SBM 投影就是 $x_o - s^{-*} \rightarrow \hat{x}_o$,$y_o^g + s^{g*} \rightarrow \hat{y}_o^g$ 以及 $y_o^b - s^{b*} \rightarrow \hat{y}_o^b$,即投入变量应减少松弛量 s^{-*},期望产出应增加 s^{g*},而非期望产出应减少 s^{b*},这样才能使得低效的决策单元到达效率前沿

面,成为 SBM 有效。这是决策单元改进活动的方向和指导。

我们从东、中、西部三大区域分别选取三个 SBM 无效率的省份作为例子,来说明新农合筹资改进活动,以达到投入产出的最佳匹配。考虑到篇幅限制,本节仅仅选 2011 年辽宁省、江西省和内蒙古自治区作为东部、中部和西部的代表,以表 3-12 来呈现 SBM 投影值所启示的新农合筹资改进。

表 3-12　三个样本省份对新农合筹资的投入产出改进方案

DMU	SBM 效率值	投入产出变量	当前投入产出量	投影值	松弛量（改进量）	改进率
辽宁	0.37581	noe	1976.2	1976.2	0	0
		pcpr	234.9459	234.9459	0	0
		pche	482.9	250.3350	-232.565	-0.4816
		Pchene	8.9	5.1179	-3.7821	-0.425
		nbr	1639.6	6342.9595	4703.3595	2.8686
江西	0.67110	noe	6629.1	4790.9845	-1838.116	-0.2773
		pcpr	113.6806	113.6806	0	0
		pche	346.7	294.4733	-52.2267	-0.1506
		Pchene	7.4	6.1631	-1.2369	-0.1671
		nbr	2567.5	3615.3315	1047.8315	0.4081
内蒙古	0.28247	noe	1240.2	1240.2	0	0
		pcpr	246.4119	246.4119	0	0
		pche	534.2	367.7001	-166.4999	-0.3117
		pchene	9.7	7.2868	-2.4132	-0.2488
		nbr	835	4843.0934	4008.0934	4.8001

比如辽宁省 2011 年的 SBM 效率值仅 0.37581,需要以投影值为方向对投入或产出进行帕累托改进,辽宁省在参合人数和人均筹资额方面无需改进,但农民个人承担的医疗保健支出需要降低 232.565 元(即降低 48.16%),同时,农民个人承担的医疗保健支出占消费性支出的比重需要降低至 5.1179%,即需要 42.5%,补偿受益总人次需要达到 6342 万人次,即扩大 2.8686 倍。

第四节　基于 Malmquist 和 Window 模型的新农合筹资动态效率

一、DEA-Malmquist 模型和时间窗 Window 模型的简介

（一）DEA-Malmquist 模型及 Malmquist 指数的计算与分解

S. Malmquist 于 1953 年提出了 Malmquist 指数。后经由很多学者如 Caves et al.（1982）、Christensen & Diewert（1982）、Fare et al.（1989,1992, 1994,1998）、Thrall（2000）等在非参数框架内加以研究和发展,并与 DEA 理论相结合,在生产率测算中有日益广泛的应用。DEA-Malmquist 模型不需要投入与产出指标的相关价格信息,大大提高了数据集的可获得性。不仅如此,Malmquist 指数的可分解性较好,还可以进一步将 Malmquist 指数分解为技术进步指数、纯技术效率变化指数、技术效率变化指数和规模效率指数。另外该指数由于计算过程中部分采用几何平均方法,使 Malmquist 指数满足 Fisher 理想指数标准。现今,这一方法被广泛应用于金融、工业、医疗等部门的生产效率测算,并依据效率测算的结果进行国际比较方面的研究。

Malmquist 指数运用 Shephard（1953）的距离函数来定义,用来描述多投入和多产出变量的生产系统的动态效率。距离函数又分为投入导向和产出导向的距离函数。根据 Shephard 和 Fare 的方法,可以将产出导向的距离函数做如下定义：

$$D_o(x,y) = \inf\{\delta : (x,y/\delta) \in P(x)\} \tag{3.14}$$

上式的 x 和 y 分别表示投入和产出变量的矩阵,$P(x)$ 是生产可能性集,δ 是产出导向的效率值。如果某个决策单元是 $P(x)$ 中的元素,则 $D_o(x,y) \leq 1$。如果该决策单元位于生产可能性集的边界上,那么 $D_o(x,y) = 1$;如果位于 $P(x)$ 的外部,那么 $D_o(x,y) > 1$。

Caves 等（1982）定义了基于 Shephard 产出导向距离函数的曼奎斯特生产率指数（MI）：

$$MI_o^t = \frac{D_o^t(x_{t+1}, y_{t+1})}{D_o^t(x_t, y_t)} \tag{3.15}$$

$$MI_o^{t+1} = \frac{D_o^{t+1}(x_{t+1}, y_{t+1})}{D_o^{t+1}(x_t, y_t)} \tag{3.16}$$

$D_o^t(x_t,y_t)$ 是决策单元 DMU_o 在第 t 时期同当时的生产前沿面相比较得到的距离函数值,而 $D_o^{t+1}(x_{t+1},y_{t+1})$ 是决策单元 DMU_o 在第 $t+1$ 时期同 $t+1$ 时的生产前沿面(假定生产前沿面从 t 到 $t+1$ 发生了位置移动)相比较得到的距离函数值;$D_o^{t+1}(x_t,y_t)$ 是第 t 时期的决策单元 DMU_o 投影到第 $t+1$ 时期的生产前沿面的距离函数值,而 $D_o^t(x_{t+1},y_{t+1})$ 是第 $t+1$ 时期的决策单元 DMU_o 投影到第 t 时期的生产前沿面上的距离函数值。Fare 等(1989)以(3.15)式和(3.16)式的指数为基础,采用几何平均法定义了决策单元 DMU_o 从第 t 期的(x_t,y_t)点发展到第 $t+1$ 期的(x_{t+1},y_{t+1})点的生产率变化值,即 Fare 的曼奎斯特(Malmquist)指数:

$$M_0(x_t,y_t,x_{x+1},y_{t+1}) = \sqrt{\frac{D_0^{t+1}(x_{t+1},y_{t+1})}{D_0^{t+1}(x_t,y_t)} * \frac{D_0^t(x_{t+1},y_{t+1})}{D_0^t(x_t,y_t)}} = (MI_o^t \times MI_o^{t+1})^{1/2}$$

(3.17)

根据统计学知识,几何平均数形式的 MI 较适中,且符合 Fisher 理想指数标准;Fare 等人(1989,1992)的研究,前面的 Malmquist 指数可以写成下列等价形式,该等式将生产率变化分解成技术效率和前沿面的变化两个部分:

$$M_0(x_t,y_t,x_{x+1},y_{t+1}) = \frac{D_0^{t+1}(x_{t+1},y_{t+1})}{D_0^t(x_t,y_t)} * \left[\frac{D_0^t(x_{t+1},y_{t+1})}{D_0^{t+1}(x_{t+1},y_{t+1})} * \frac{D_0^t(x_t,y_t)}{D_0^{t+1}(x_t,y_t)}\right]^{\frac{1}{2}}$$

(3.18)

(3.18)式中 $D_o^{t+1}(x_{t+1},y_{t+1})/D_o^t(x_t,y_t)$ 是测算决策单元 DMU_o 从第 t 期的(x_t,y_t)点发展到第 $t+1$ 期(x_{t+1},y_{t+1})点的技术效率的变化(即趋近于各自的生产前沿面的程度之比),该指标被称为综合效率变化或追赶效应(Catch-up Effect),而后两项是技术变化(创新)指标,被称为前沿面移动效应(Frontier-shift Effect),它是前沿面在区间 t 和 $t+1$ 变化的几何平均值。

追赶效应与前沿面移动效应相乘所得到的 MI 被称为全要素生产率指数。两效应的结合能反映同一个决策单元 DMU_o 由一种投入产出组合变化到另一种投入产出组合所体现出来的全要素生产率变化,这借助于下面一个投入、一个产出的图形能很清楚地理解(见图 3-9)。

当某个决策单元 DMU_o 由一种投入产出组合点 P 跨期地移动到另一种投入产出组合点 Q,其效率发生变化,在这活动点移动的过程中生产前沿面(由前沿面 1 移到前沿面 2)也在移动,这种跨期的效率变化值用 MI 表达。所谓追赶效应就是在报告期前沿面 2 下的 Q 效率值除以在基期前沿面 1 下的 P 效率值,即:追赶效应 = 综合效率变化值 = $\frac{BD}{BQ}\bigg/\frac{AC}{AP}$;当该值

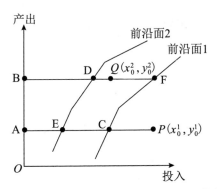

图 3-9　追赶效应、前沿面移动效应与 Malmquist 指数的图示

大于 1 时,说明从前沿面 1 移动到前沿面 2 后其相对效率提高了,反之效率就是没有提高或衰退。而围绕 P 点和 Q 点的前沿面变化所带来的效率变化分成 P 点和 Q 点的前沿面移动效应,P 点的前沿面移动效应 = ϕ_1 = $\dfrac{AC}{AE}$ = $\dfrac{AC/AP}{AE/AP}$ = $\dfrac{前沿面 1 下的 P 效率}{前沿面 2 下的 P 效率}$,而 Q 点的前沿面移动效应 = ϕ_2 = $\dfrac{BF}{BD}$ = $\dfrac{BF/BQ}{BD/BQ}$ = $\dfrac{前沿面 1 下的 Q 效率}{前沿面 2 下的 Q 效率}$,将两者取几何平均 $\sqrt{\phi_1 \cdot \phi_2}$ 即所谓的技术效率变化值。最后,在计算上,Malmquist 指数 = $\dfrac{AP}{BQ}$ · $\sqrt{\dfrac{BF}{AC} \cdot \dfrac{BD}{AE}}$。(3.18)式曼奎斯特(Malmquist)指数中的追赶效应($\dfrac{AP}{BQ}$)所表达的综合效率变化值(我们用 Effch 表示),又能够进一步的分解为纯技术效率变化值(pech)和规模效率变化值(sech),而前沿面移动效应所表现的效率变化$\left(\sqrt{\dfrac{BF}{AC} \cdot \dfrac{BD}{AE}}\right)$被称为技术效率变化值(用 *techch* 表示)(Fare 等,1994):

$$tfpch = effch \times techch = pech \times sech \times techch \qquad (3.19)$$

当然,这是在一个投入和一个产出环境下的简单计算公式,在多投入多产出环境下的 Malmquist 指数计算需要用线性规划方法求解。对于时期 t 到时期 t+1 的所考察的决策单元 *DMU*_o 的全要素生产率变化值(即 Malmquist 指数),我们对照(3.17)和(3.18)式就知道需要计算四个距离函数,而又由于 Shephard 距离函数值是(3.14)中 Farrell 效率值 δ 的倒数,所以只要将线性规划求得的 Farrell 效率值再求倒数,并将它们代入(3.17)或(3.18)式中,就可以得到 Malmquist 指数,因而也就得到了跨时期的效率

值变化情况。

那么这四个求距离函数值的线性规划问题是：

$$D_o^t\left(\begin{smallmatrix} x \\ t \end{smallmatrix}, y_t\right) - 1 = \max_{\lambda,\delta}\delta$$

（1）　　　　　s.t.　　$\delta y_{ot} \leqslant Y_t\lambda$　　　　（3.20）

$$x_{ot} \geqslant X_t\lambda$$

$$\lambda \geqslant 0$$

$$D_o^t\left(\begin{smallmatrix} x \\ t+1 \end{smallmatrix}, y_{t+1}\right) - 1 = \max_{\lambda,\delta}\delta$$

（2）　　　　　s.t.　　$\delta y_{o,t+1} \leqslant Y_t\lambda$　　　　（3.21）

$$x_{o,t+1} \geqslant X_t\lambda$$

$$\lambda \geqslant 0$$

$$D_o^{t+1}\left(\begin{smallmatrix} x \\ t+1 \end{smallmatrix}, y_{t+1}\right) - 1 = \max_{\lambda,\delta}\delta$$

（3）　　　　　s.t.　　$\delta y_{o,t+1} \leqslant Y_{t+1}\lambda$　　　　（3.22）

$$x_{o,t+1} \geqslant X_{t+1}\lambda$$

$$\lambda \geqslant 0$$

$$D_o^{t+1}\left(\begin{smallmatrix} x \\ t \end{smallmatrix}, y_t\right) - 1 = \max_{\lambda,\delta}\delta$$

（4）　　　　　s.t.　　$\delta y_{ot} \leqslant Y_{t+1}\lambda$　　　　（3.23）

$$x_{ot} \geqslant X_{t+1}\lambda$$

$$\lambda \geqslant 0$$

以上四个模型还可以在不同要求下进行改进和变形，比如可以引入非径向的松弛变量而将之变形为类似 SBM 的模型。

（二）时间窗 Window 模型的简介

时间窗 Window 模型首先由美国部队招募司令部（USAREC）所发明（Klopp，1985）。当时，美国 5 个新兵旅共管理 56 个新兵营，而每个新兵营负责几个新兵站（给新兵布置特殊任务）。该模型将每个新兵营当作一个DMU，在一定的时间跨度内对其绩效进行评估。

时间窗 Window 模型主要是用于评价同一个决策单元在各个时间段内的相对效率，该模型将各个时间段内的同一个决策单元视为不同的决策单元来测度效率。时间窗模型首先需要确定各个窗口的长度，用 p 来表示，其次确定时间窗口的数量，用 w 来表示，然后将每个时间段内决策单元的投入和产出变量值纳入测度模型，以评价决策单元的相对效率。在时间窗 Window 模型分析中，时间窗每向后滑动一次，就将最靠前的一个时间段去掉，同时补充一个新的邻近时间段，其方式如同统计学中的移动平均法。

时间窗 Window 模型能评价一个决策单元(也可以扩展至多个决策单元)在不同时间上的相对效率,从而提供决策单元的效率变化趋势的信息。以在规模报酬不变环境下的投入导向时间窗 Window 模型为例,求某个 $DMU_{p_wt}^k$ 的效率值的模型表达如下:

$$\theta_{p_wt}^k = \max_{\lambda,\theta} \theta$$

$$s.t. \quad \theta x_t^k \geqslant X_{p_w}\lambda_k \tag{3.24}$$

$$y_t^k \leqslant Y_{p_w}\lambda_k$$

$$\lambda_k \geqslant 0, k = 1,2,\cdots,n \times w$$

其中,k 表示该决策单元在窗口 p_w 内的位置序号,λ_k 表示投入产出矩阵的非负系数向量,$\theta_{p_wt}^k$ 表示该决策单元在窗口 p_w 内时间点 t 上的相对效率值,$0 \leqslant \theta_{p_wt}^k \leqslant 1$,值越大效率越高,该值等于1,说明它在窗口 p_w 内的相对效率值最高,处于生产前沿面上。

一般情况下,时间窗 Window 模型的关键参数之一是窗口的长度 p,它的取值方法如下:

$$p = \begin{cases} \dfrac{k+1}{2} & \text{当 } k \text{ 是奇数} \\[2ex] \dfrac{k+1}{2} \pm \dfrac{1}{2} & \text{当 } k \text{ 是偶数} \end{cases} \tag{3.25}$$

二、DEA-Malmquist 模型的实证结果与分析

所谓面板式效率值就是有时间序列和截面两个维度的效率值。这里的时间序列维度是 2007—2011 年五年的时间,截面维度是全国 31 个省、自治区、直辖市。本节拟运用 DEA-Malmquist 模型进行面板式效率值测度,但在分析全国范围意义上的新农合筹资效率的变动趋势时,因为只有一个决策单元(即全国),所以只能采用时间窗 Window 模型,时间跨度是从 2004 年至 2012 年。后者模型之所以比前者跨越更长的时间,是因为 Malmquist 模型需要不同省份的截面数据,而不同省份的新农合数据直到 2008 年才开始在《中国卫生统计年鉴》以及其他统计年鉴中公布出来,而用时间窗 Window 模型可以处理的与新农合制度有关的全国性非省域的时间序列数据早在 2005 年就开始公布了,因此,同样是筹资动态效率分析模型,前者比后者跨越的时间少了四年。

（一）DEA-Malmquist 模型所涉效率的说明与指标的设定

1. DEA-Malmquist 模型所涉效率的解释说明。

全要素生产率(TFP)反映了决策单元投入产出的技术效率水平,是生产效率研究的重要内容之一。全要素生产率的测度方法主要有:"余值"法、非参数法以及随机前沿生产函数法。本书所采用的曼奎斯特指数是建立在距离函数值的计算之上的[模型(3.20)至(3.23)],本文用它对2007—2011 年间新农合筹资机制效率的动态变化进行考察,并试图通过对其分解来分析我国新农合筹资效率变化的原因。

在 DEA 模型中,综合技术效率是对决策单元的资源配置能力、资源使用效率等多方面能力的综合衡量与评价。在这里,综合技术效率可以理解为新农合筹资资源的整体优化程度,这种理解完全符合新农合筹资作为特定形态的卫生筹资之本质内涵(即卫生资源的配置使用状况);而纯技术效率值可以理解为新农合筹资管理和技术等因素所带来的制度效率,规模效率值可以理解为一个地方新农合基金规模所反映的资源宽裕度给予制度发挥补偿效果的程度。

用比较的方法就更好理解这几个概念。比如第一种情况,甲、乙两个地方都施行新农合筹资机制,两个地方的新农合制度所规定的筹资补偿规则相同,且不存在补偿规则的执行、监督和管理技术层面上的差异,但是甲地方的参合农民较多,所汇集的资金池较大、较完整,不存在基金碎片化(Fund Fragmentation)现象对资金池的冲击,乙地则相反,由于参合人数规模较小,所汇集成的资金池也较小。又假定甲、乙两个地方的疾病谱[1]特征相同,那么,当甲地新农合补偿受益情况优于乙,甲所体现出来的综合技术效率值高于乙,则综合技术效率值的差异主要在于规模效率的差异,为什么呢?因为乙地人群中只要发生灾难性疾病的人多一些,资金池就可能捉襟见肘,甚至导致基金破产,后续的参合人无法充分地获得应有的补偿,从而该地的补偿受益情况较差,降低农民个人医疗费用负担的能力就低下了。这种情况所体现出来的就是即使两地的纯技术效率相同,规模效率的差异将导致综合技术效率的差异。

另一种情况更有助于理解这三个概念在新农合语境中的应用。现在

---

〔1〕 疾病谱可以理解为,某一地区危害人群健康的诸多疾病中,可按其危害程度的顺序排列成疾病谱带。如某地死亡率占第一位的疾病是癌症,第二位是心血管病,第三位是恶性传染病……,不同的地区,疾病的谱带组合情况不尽相同。疾病的这种排列如同光谱谱带一样,能反映某地危害人群健康的疾病组合情况,可指导有关部门针对性地部署防治。

假定甲、乙两个地方都施行新农合筹资机制,两个地方的参合人数规模相同,人均筹资额相同,因而资金池相同,又假定甲乙两个地方的疾病谱特征仍然相似,但甲地在基金收支平衡的约束下施行补偿方面做得更好,比如设计了合理的、不危及基金正余额的补偿规则,筹资补偿控制柄能让更多的人有机会获得补偿,医疗费用上合理的"分成"机制设计又使得参合农民不会发生严重的道德风险,同时基金管理与监督技术得当,导致甲地的补偿受益总人次等产出指标较好。而乙地正好相反,它只对重大疾病所发生的医疗费用进行似乎较高的补偿,但是因为疾病概率规律使得基金余额日益"充足",充足的余额又放松了管理与监督基金的"神经",致使乙地总的补偿受益总人次较低、"减负"能力较低,那么这里面所反映出的甲比乙有更高的综合技术效率,其背后就是纯技术效率的差异。

上述两种情况说明虽然目的是帮助厘清三个效率的概念,但这种例子并非无稽之谈,在我国各个地方新农合施行过程中如此案例并不鲜见。如果细细考量其中原委,我们还能触及其中所含有的公平性、可负担性以及契约设计思路等问题,也许后者问题隐藏在事物的更深处、更底层。

在 DEA-malmquist 模型中,综合效率变化值(effch)又被称为资源配置效率变化值,按照前述内容,该指标等于 pech×sech,即是新农合筹资机制的纯技术效率变化值与规模效率变化值的乘积。他们在新农合语境下的涵义是:综合技术效率变化值(effch)可以理解为新农合筹资资源的整体优化程度在时间上的变化,即从基期到报告期,新农合筹资资源配置优化程度的变动指数,该指数大于1,就表明新农合筹资的资源配置效率呈现正增长态势,小于1,则表示新农合筹资的资源配置效率呈现负增长态势;而纯技术效率值变化值(pech)也是一个指数,它可以理解为新农合筹资管理技术等因素所带来的制度效率的变化值,也是从基期到报告期的动态指数,规模效率值变化值(sech)可以理解为一个地方新农合基金规模所反映的资源宽裕度给予制度发挥补偿效果的程度从基期到报告期的变化。而新农合筹资机制的技术效率变化值(techch)可以理解为技术边界(生产前沿面)的外移或内缩的程度,新农合筹资的生产函数无非就是新农合筹资制度运行中给农民医疗负担减负所带来的效果是新农合筹资中各种人财物等的投入量的函数;如果该指数大于1,则说明新农合筹资制度的改革达到了有益的生产前沿面。它可以理解为有益的"技术革新效应",即新农合筹资政策的改进或改革使得技术边界(生产函数)外移,也就是说,这种筹资改革在使得政府、社会和个人对新农合基金的投入不变的情况下,农民的医疗服务利用量、补偿金额、就诊次数等受益指标上升。相反,就是新农合筹资政策的不良改革,指数体现出来的是一种"落后效应",即各个地区或各个年份可能表现为新农合筹资效率变差了,也就是新农合生产函数向生产边界的相反方向移动。而新农合资源的配置效率变化值(effch)如果大于1,则称为是有益的技术效率变动,可以解释为在新农合筹资机制下各个要素合理配置,使得资源组合点向生产前沿面移动的"追赶效应"。新农合筹资机制的全要素生产率变化值(tfpch)表示由于新农合筹资政策的变动带来制度内所有要素组合发生变化,而导致的新农合筹资总效率的变化值,它不仅仅以指数形式考察资源配置点向新农合筹资的生产前沿面方向的移动程度,还考察生产前沿面本身是否外移或内缩以及相应的变化程度。各个指标的关系如公式(3.19)所示。

2. 指标的设定与数据来源。

在 dea-malmquist 模型中,参合人口数(noe)、人均筹资额(pcfr)是投入变量,产出变量有补偿受益人次(nbr)、农民非医疗保健支出占消费性支出比例(npchene)。

为什么这里没有选用参合率指标? 理由是:虽然参合率指标确实更有利于省域间的横向比较,但是各种统计年鉴中均没有新农合各个省份的参合率指标,但有各省的参合人口数;如果用官方提供的参合人口数除以《农村统计年鉴》中提供的各省农村人口数,将会发现一些省份 2007 年后的参合率是大于 100%的,因此,考虑到这个原因,没有用参合率指标。用参合人口数变量,还有一个好处,就是它对应着补偿受益总人次。

在投入变量中我们没有加入新农合筹资总额指标,是由于将新农合筹资总额指标与现有的两个投入指标一起分析的话,会带来完全多重共线性问题,因为很显然新农合筹资总额等于参合人数乘以人均筹资额。

另外,一般认为农村人均卫生总费用、卫生总费用占 GDP 的比重也是卫生系统的很好的投入变量(我国卫生总费用丁字账平衡表就如此规定),但是遗憾的是,这些指标的省域数据没有公布,无法取得。

在上节分析中,我们用到了农民个人承担的医疗保健支出占消费性支出比例,而本节我们用的是非医疗保健支出占消费性支出的比例。理由是:因为农民个人承担的医疗保健支出占消费性支出比例是一个非期望产出变量,在上节中 SBM-Undesirable 模型能处理非期望产出问题,而在本节的 DEA-Malmquist 模型无法处理非期望产出变量,如果不做处理地放入模型运行,必然会干扰其他期望产出变量与投入变量共同生成 malmquist 效率值的合理性。因此,本节做了类似于 Seiford(2002)的处理方法,即用 1 减去农民个人承担的医疗保健支出占消费性支出比例,再乘以 100,得到非医疗保健支出占消费性支出的比例(%),于是该指标就不再是一个非期望产出变量了。

有关本节的数据来源,除了 2011 年的农村居民人均医疗保健支出、医疗保健支出占消费性支出(%)的数据来源于 2012 年的《中国农村统计年鉴》,其他数据都来源于各年的《中国卫生统计年鉴》以及《中国卫生事业发展统计公报》。

(二) DEA-Malmquist 模型的实证结果

表 3-13 列示了 2007—2011 年间各个 Malmquist 指数的结果。表的上半部分列出 Malmquist 指数及其构成要素的年度变化,下半部分则是各年度的累积变化。特定年度的累积值是从样本期间开始的首年数值到当年数值的累积乘积。例如,2009 年 effch 的累积值(0.9659)是 2007—2008 年的 effch 值(1.002)和 2008—2009 年的 effch 值(0.964)的乘积,其他年份和其他指标依此类推。同样原理,如果某个年份的累积效应效率值小于 1,则表示到这一年为止的新农合筹资改革效应较差;如果累积效应效率值大于1,则表示至少与该指标相关的新农合筹资改革取得了好的预期效果。

表 3-13 从 2007—2011 年新农合筹资动态效率分年度数据

年份	effch	techch	pech	sech	tfpch
2007—2008	1.002	1.107	1.030	0.974	1.109
2008—2009	0.964	1.005	0.986	0.978	0.969
2009—2010	0.897	1.183	1.004	0.893	1.060
2010—2011	1.163	0.912	0.963	1.207	1.060
均值	1.002	1.047	0.995	1.007	1.049
累积效应动态效率值					
2009	0.9659	1.1125	1.0156	0.9526	1.0746
2010	0.8664	1.3161	1.0196	0.8506	1.1391
2011	1.0077	1.2003	0.9819	1.0267	1.2074

表 3-13 的累积效应动态效率值中,纯技术效率指数(pech)小于 1,表明新农合筹资管理和技术等因素所带来的制度效率到 2011 年累积下降,虽然 2009 和 2010 年是累积上升,但上升幅度太小。综合技术效率变化值(effch)在累积效应意义上,2009 年和 2010 年都小于 1,表明新农合筹资资源的整体优化程度一直到 2010 年都是下降的,到 2011 年几乎也没有提升。规模效率值变化值(sech)在 2009 年和 2010 年累积效应意义上也是小于 1,说明新农合基金规模所反映的资源宽裕度给予制度发挥补偿效果的程度一直到 2010 年都是下降的,到 2011 年有所上升,上升了 2.67%。全要素生产率指数在累积效应意义上从 2009 年到 2011 年都是大于 1 的,

说明制度的全要素生产率是上升的,但这种上升基本来源于新农合筹资机制的技术效率变化值(techch)的提升(该指标上升了 20.03%),说明新农合筹资制度的生产前沿面有外移趋势。

我们也对新农合筹资的动态效率在不同地区的表现进行了描述(见表 3-14)。

表 3-14　从 2007—2011 年不同地区的新农合筹资动态效率

省份	effch	techch	pech	sech	tfpch
北京	1.000	1.079	1.000	1.000	1.079
天津	1.062	1.073	1.097	0.968	1.140
河北	0.931	1.020	0.926	1.005	0.949
山西	0.972	1.030	0.973	0.999	1.001
内蒙古	1.057	1.053	1.077	0.981	1.113
辽宁	1.031	1.032	1.006	1.025	1.065
吉林	1.072	1.050	1.000	1.072	1.126
黑龙江	1.021	1.041	1.043	0.979	1.063
上海	1.000	1.212	1.000	1.000	1.212
江苏	0.960	1.131	0.960	0.999	1.085
浙江	1.015	1.142	1.026	0.989	1.159
安徽	0.971	1.009	0.975	0.996	0.979
福建	1.000	0.899	1.000	1.000	0.899
江西	1.044	1.035	1.044	1.000	1.080
山东	0.958	1.082	0.958	1.000	1.036
河南	1.000	1.055	1.000	1.000	1.055
湖北	0.980	1.060	0.980	1.000	1.038
湖南	0.950	0.992	0.950	1.000	0.942
广东	0.881	1.019	0.885	0.996	0.897
广西	1.011	1.015	1.012	0.999	1.025
海南	0.876	0.991	0.822	1.067	0.868
重庆	1.040	1.068	1.041	0.999	1.111
四川	0.976	1.022	0.977	0.999	0.997
贵州	0.989	1.039	0.990	0.999	1.027
云南	0.996	1.125	0.999	0.998	1.120
西藏	1.126	1.061	1.120	1.006	1.195
陕西	0.892	1.006	0.997	0.894	0.897
甘肃	0.973	1.027	0.994	0.979	1.000
青海	1.334	1.025	1.259	1.059	1.367
宁夏	0.976	1.036	0.817	1.195	1.011
新疆	1.058	1.061	1.023	1.034	1.122
均值	1.002	1.047	0.995	1.007	1.049

从新农合筹资动态效率分地区表中,我们发现有 8 个省份 tfpch 值小于 1,它们是陕西、四川、海南、广东、湖南、福建、安徽、河北,青海、上海、西藏、浙江的 tfpch 值最高;规模效率变化值上,有一半省份是小于 1 的,需要让充裕的新农合基金更多地发挥补偿效果,减少基金沉淀,尽量提高补偿比例和切实的实行二次补偿,从而提高新农合基金的实际使用率;在纯技术效率变化值上,也有一半省份小于 1,这说明新农合需要提升筹资管理技术,尽快落实区域间的联网缴存、联网报销,方便农民参合、看病,并监督新农合基金的运转。

最后,我们观察技术效率变化值(techch)、综合效率变化值(effch)以及全要素生产率变化值(tfpch)在东、中、西部表现的描述性统计情况(见表 3-15):

表 3-15 区域意义上的 malmquist 指数的描述性统计

项目	effch1	effch2	effch3	techch1	techch2	techch3	tfpch1	tfpch2	tfpch3
平均	0.985	0.986	1.036	1.059	1.030	1.045	1.045	1.016	1.082
中位数	1	0.976	1.004	1.050	1.033	1.038	1.065	1.019	1.069
众数	1	N/A	0.976	N/A	N/A	1.061	N/A	N/A	N/A
标准差	0.062	0.033	0.110	0.077	0.026	0.032	0.109	0.051	0.120
标准差系数	6.29	3.35	10.62	7.27	2.52	3.06	10.43	5.02	11.09
方差	0.004	0.001	0.012	0.006	0.001	0.001	0.012	0.003	0.014
峰度	−0.39	1.828	4.929	1.201	−1.06	2.741	−0.98	−1.09	2.109
偏度	−0.57	1.232	1.903	−0.02	−0.38	1.409	−0.37	−0.27	1.043
全距	0.196	0.094	0.442	0.313	0.068	0.119	0.344	0.138	0.470
最小值	0.876	0.950	0.892	0.899	0.992	1.006	0.868	0.942	0.897
最大值	1.072	1.044	1.334	1.212	1.060	1.125	1.212	1.080	1.367
观测数	13	6	12	13	6	12	13	6	12

表 3-15 中的各个效率名称的后缀 1、2、3 分别表示东、中、西部。该表省略了纯技术效率变化值和规模效率变化值两个二级指标。从表 3-15 中可以看出,malmquist 指数在西部的均值最高,表明综合考虑 DMU 本身的跨期移动(追赶效应)和区域整体生产前沿面移动(参照集的线性组合的移动,即技术创新效应)后的全要素生产率变化值,平均而言西部在三大区域中最高,同时,在西部各省份之间 malmquist 指数差异比其他两个地区高,说明新农合筹资效率在西部提升最快,但变化值参差不齐;新农合筹资整体效率提升最慢的是中部地区,但省域间差异最小。

从 MI 指标分解来看,不考虑生产前沿面移动的综合效率变化值(其实是一个比较静态指标)在西部是最高,标准差系数也最高;中部地区的综合效率变化值与东部几乎相同,但标准差系数最小,说明中部各个省份之间综合效率变化值差异最小;从技术效率变化值来看,东部地区的技术效率变化值最高,说明新农合筹资机制的生产前沿面的外移最快,生产前沿面改进性外移最慢的是中部地区(虽然其内部的变化值差异最小)。

三、时间窗 Window 模型的实证结果与分析

(一) Window 分析模型的指标选定与数据处理

本节拟用两个 Window 模型来分析全国范围意义上的 2004—2015 年 12 年中的新农合筹资动态效率。为什么用两个模型?一个原因是本模型处理的数据非面板数据,只有一个 DMU,即全国意义上的新农合制度。因此,根据该模型要求,即 DMU 越少,纳入的变量应越少的要求,只能精简投入和产出变量,删除了一些可能与其他变量有共线性关系的变量,如住院补偿人次(亿人)、普通门诊补偿人次(亿人)、乡镇卫生院诊疗人次(亿次)等。另一个原因是两个模型正好分别选用绝对数指标和相对数指标来测度效率,以作相互印证。

第一个 Window 模型中的投入和产出变量大多采用绝对数指标。精选的投入变量有:新农合筹资总额(亿元)、参合总人数(亿人)、农村卫生费用中政府投入部分。产出变量有:补偿受益总人次(亿人次)、新农合基金的支出总额、乡镇卫生院出院者平均住院日(日)。

其中,新农合筹资总额和新农合基金支出总额两个指标涉及价值量,为消除价格因素的影响,用农村 CPI 作平减处理,另外,根据我国卫生总费用丁字账平衡表,卫生总费用既可做投入变量也可做产出变量,农村卫生费用中政府投入部分由于没有官方数据,本书先用农村人均卫生总费用乘以农村人口,计算农村卫生总费用,再除以全国卫生总费用,计算出历年来农村卫生费用占全国卫生总费用的比例,再以此比例乘以全国卫生总费用中政府支出部分,作为农村卫生费用中政府支出部分的近似值。乡镇卫生院出院者平均住院日是指在一定时期内平均每个出院者在一次住院期间的住院天数,该指标能一定程度的反映和评价医院工作效率、医疗质量和医疗技术水平,有学者通过实证发现,新农合开展前后,相对于未参合农民,参合农民在乡镇卫生院平均住院日显著缩短(齐晓琳,2007),从而降低参合患者的医疗费用,该指标也能反映新农合对基层医疗机构医疗服务供给的影响(隋洪林,2010),从而可以作为计算新农合筹资效率的产出变量之一。据测算,县级及以上综合医院的出院者平均住院日如果缩短一天,一年就可以节省 295 亿元的医疗费用(杨素珍,于润吉,2013),因此从

数据包络分析方法而言,它应该算是非期望产出变量。第一个 Window 模型中本计划列入心脑血管病粗死亡率作为新农合筹资系统效率衡量中的健康产出变量,但是由于 2004 年以及 2006—2008 年该指标没有公布数据,影响了时间序列的连续性,如果按照相关文献的结论,乡镇卫生院平均住院日作为替代性的健康产出变量,也是不错的,因为乡镇卫生院参合农民平均住院日越短(但不可能无限制的缩短),说明基层医疗质量和技术水平越高,参合农民的健康受益越大,同时它还能节省医疗费用,因此本书认为该变量兼具了新农合筹资系统效率衡量中的资金和健康方面的产出特性,有理由纳入到第一个模型的产出变量中。

由于 2014 年缺省农村卫生费用中政府投入部分的数据,本书就用以上方法得到 2014 年农村卫生费用中政府投入约为 2617.45 亿元,但是由于 2015 年没公布农村人均卫生费用,所以我们只能再次估计 2015 年农村卫生费用中政府投入部分,本书用 2014 年农村卫生总费用占全国卫生总费用的比重(24.74%)乘以 2015 年的政府卫生总支出(这里假设农村卫生总费用占全国卫生总费用的比重波动不大,事实上该比重 2012—2015 年都是在 23%~25%小幅波动),得到 2015 年的农村卫生费用中政府投入部分约为 3086.56 亿元,同样用该比重乘以 2015 年的全国卫生总费用,再除以当年农村人口,就得到了 2015 年的农村人均卫生费用,大约为 1679.93元。这是为了弥补统计数据的缺省问题而进行的估算,其背后的假设条件是比较充分,即农村卫生总费用占全国卫生总费用的比重波动不大,并且国家按此比例在城镇与农村分配卫生资源投入量。

第二个 Window 模型都采用相对数指标作为投入和产出变量。精选的投入变量有:农村卫生总费用占 GDP 的比重(%)、参合率(%)、余额结转后的人均筹资额、农村人均卫生费用(元);产出变量有:新农合基金的实际使用率、农民人均非医疗费用支出占消费性支出(%)、农村居民人均医疗费占可支配收入比重(%)、农村婴儿存活率(‰)、乡镇卫生院病床使用率(%)。

其中,参合率与人均筹资额等数据均来源于各年的《中国卫生事业发展统计公报》、国家统计局网站。这里有关指标和 DEA 模型的处理需要作如下说明。

(1)余额结转后的人均筹资额。新农合除了从筹资总额中每年扣除5%~10%的风险准备金外,新农合管理费用国家规定都是从财政单独列支,不得从新农合筹资总额中列支。因此,为了计算更切合实际,我们假设国家提取 10%的新农合风险准备金,将用上年的基金结余(上年度新农合基金收支净额加上没用完的风险准备金)加入当年的新农合筹资总额,作为余额结转后的基金总额,然后再除以当年的参合总人数,就得到了余额结转后的人均筹资额。经过这样处理后的人均筹资额更能作为一个投入变量真实地反映新农合实际的人均筹资额。

（2）新农合基金的实际使用率。只要用当年的基金支出总额除以余额结转后的基金总额,就可以得到没有被高估的新农合基金实际使用率。

（3）农民人均非医疗费用支出占消费性支出(%)＝100%-农民人均医疗费用支出占消费性支出(%)。经过这个变换,该变量就不是一个非期望产出变量了;但是农村居民人均医疗费占可支配收入比重(%)虽然能较好地反映农村居民的医疗负担,但是该变量是非期望产出变量,所以在模型运行前,我们对该变量做了"坏(Bad)"标记,以便软件识别出该非期望产出变量,而无需用倒数或乘以(-1)等形式做处理。

（4）农村婴儿存活率(‰)。该指标能从健康产出角度较好地反映农村医疗卫生状况,我国卫生领域的年鉴上没有农村婴儿存活率(‰)指标,只有农村婴儿死亡率,农村婴儿存活率(‰)等于1000减去农村婴儿死亡率(‰),但它是一个有界变量(bounded variables),其下限是0,上限是1000,在软件中需要加"上、下限"标识。乡镇卫生院病床使用率(%)也是一个有界变量,其下限是0,上限是100,它能从物质层面反映基层卫生组织的卫生资源闲置程度,由于历年来新农合筹资系统都是通过补偿机制鼓励农村居民多利用县乡村的基层卫生资源,因此该指标越高,就越有利于提高新农合筹资效率,而产出变量中的新农合基金实际使用率是从资金层面反映新农合筹资效率。

（5）农村居民人均医疗费占可支配收入比重(%)能较好地反映农村居民的医疗负担,它等于农村居民人均医疗费支出除以农村居民人均可支配收入,但由于人均可支配收入在2013年发生了统计口径的变化,所以本文采用2018年《中国统计年鉴》中根据历史数据按照住户收支与生活状况调查的可比口径进行了调整推算后的农村居民人均可支配收入(2004—2015年)。在此我们不能轻易下结论说该变量也是一个有界变量,这是由于从理论上说完全存在农村居民超过其可支配收入举债支付重大疾病或慢性病等医疗费用的可能,从宏观层面上看该指标又不太可能超过100%,因此不对该产出指标进行有界变量的标识,但是农村居民人均医疗费用占可支配收入比重却是一个非期望产出变量,即该变量值越大,说明新农合筹资系统加重了农村居民的医疗负担,使得新农合筹资系统偏离期望的政策效果,因此该变量需要在DEA SOLVER软件中标记"OBad"。

由于2004年至2015年共12年,$k=12$,代入公式(2),得到最佳的时间窗长度是 6 或 7,本书选择最佳时间窗长度是 6。这里的 DMU 只有一个,即新农合筹资制度,故而 $n = 1$。

（二）Window 模型的测度结果

本书选用的 Window 模型是在规模报酬不变假设下投入导向的模型,效率值的测度是用 DEA SOLVER Pro 5.0 进行计算的,测度结果如下（见表 3-16、表 3-17、表 3-18 和图 3-10、图 3-11）。表 3-16、表 3-17 表达的是用两个模型（绝对数变量模型和相对数变量模型）计算出的在 2004—2015 年各个时间窗和时间点上的相对效率。比如模型 1 中,由于时间窗长度是 6,我们以 2007—2012 年这个时间窗为例,可以计算出 2007—2012 年这个窗口期中每一年的效率值,以此类推就有了 7 组时间窗的效率值,在此基础上可以计算出每个时间点上的效率均值,并以此作为新农合筹资系统在每一年上的效率值,如果该效率均值为 1,则说明这一年的投入产出组合处于生产前沿面上,效率值越低,则说明新农合筹资系统的投入产出组合越偏离生产前沿面,说明越需要改进投入产出组合才能改进效率。

表 3-16　Window 模型 1 测度的年度效率评价结果

年份	2004	2005	2006	2007	2008	2009	2010	2011	2012	2013	2014	2015
模型1	1	1	1	1	1	1						
效率值		1	1	1	0.909	1	1					
			1	1	0.909	1	1	1				
				1	0.907	1	1	0.875	1			
					0.907	1	1	0.875	1	1		
						1	1	0.875	1	1	1	
							1	0.875	1	1	1	1
均值	1	1	1	1	0.926	1	1	0.900	1	1	1	1

表 3-17　Window 模型 2 测度的年度效率评价结果

年份	2004	2005	2006	2007	2008	2009	2010	2011	2012	2013	2014	2015
模型2	0.906	1	0.898	0.859	0.684	0.596						
效率值		1	0.898	0.859	0.684	0.596	0.494					
			1	0.957	0.762	0.664	0.550	0.474				
				1	0.797	0.694	0.575	0.495	0.424			
					1	0.871	0.722	0.621	0.532	0.514		
						1	0.829	0.714	0.611	0.591	0.541	
							1	0.861	0.737	0.713	0.652	0.565
均值	0.906	1	0.932	0.919	0.786	0.737	0.695	0.633	0.576	0.606	0.597	0.565

按照 Window 模型的计算原理,我们还可以列出 7 个时间窗的移动平均效率值。比如模型 1 计算的 2004—2009 年这 6 年的效率均值为 1,仅仅

以这六年中新农合筹资系统的投入产出变量组合计算,而不与其他时间对比计算的话,这六年的相对效率都是最高的,而如果拿 2005—2010 年的投入产出组合来计算,其效率均值就有所下降,以模型 1 计算的移动平均效率最低的两个时间窗是 2007—2012 年和 2008—2013 年。Window 模型 1 和模型 2 计算的 7 个时间窗移动平均效率值如下表所示(见表 3-18)。

表 3-18   Window 模型 1 和模型 2 在 7 个时间窗的移动平均效率结果

时间窗	2004—2009 年	2005—2010 年	2006—2011 年	2007—2012 年	2008—2013 年	2009—2014 年	2010—2015 年
模型 1	1	0.9847779	0.9847779	0.9637534	0.9637534	0.9791891	0.9792215
模型 2	0.8238716	0.7552084	0.7343673	0.6641821	0.7100035	0.7140802	0.754859

为了更直观地表达时间窗和时间点上的新农合筹资效率,可以用下图(见图 3-10 和图 3-11)来展示。图 3-10 展示的是用模型 1 计算出的 2004—2015 年的新农合筹资动态效率,图 3-11 展示的是用模型 2 计算出的 2004—2015 年各年的新农合筹资效率均值。

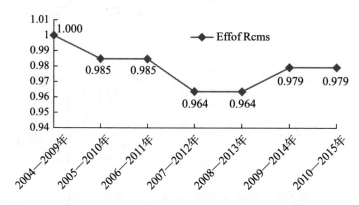

图 3-10   模型 1 测度的各时间窗的新农合筹资动态效率

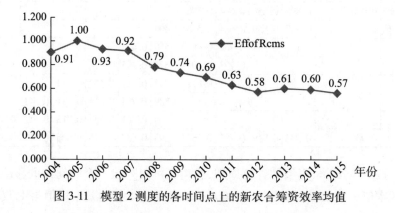

图 3-11   模型 2 测度的各时间点上的新农合筹资效率均值

第一个 Window 模型所反映出的新农合动态筹资效率变化不大,从时间窗和时间点两个视角都看不出新农合筹资效率有明显下降的趋势,从时间窗看新农合筹资动态效率先小幅下降后小幅上升,从时间点角度看新农合筹资效率几乎保持不变。然而,第二个 Window 模型反映出新农合筹资动态效率有明显下降趋势。

如何解读模型一和模型二的结果? 虽然 2004—2015 年 12 年中每个年份的具体效率值往往不同,但对照模型一和模型二的结果,我们发现两个模型反映的效率值变动趋势有差异。模型一在不考虑农村人口这个基数的情况下,以绝对数指标来测度新农合筹资,显得比较乐观,其中有 10 年的筹资效率很好,只有 2 年新农合筹资效率欠佳。从模型一的产出变量——新农合补偿受益总人次来看,该指标从 2004—2015 年年均增长率就达到了 29.26%,似乎新农合筹资系统的"广覆盖"目标已经达到;然而,我国新农合制度到 2015 年参合率是 98.8%,有的地区已经达到了 100% 的参合率,但是以高参合率、高补偿受益人次体现出的新农合"广覆盖"是否真正起到了大幅降低农村居民医疗负担呢? 我们再看乡镇卫生院出院者平均住院日(日)指标。如前述,杨素珍、于润吉(2013)测算了县级及以上综合医院的出院者平均住院日缩短一天,一年就可以节省 295 亿元的医疗费用。现在乡镇卫生院出院者平均住院日在以 3.11% 年均增长率增长,与此同时,新农合基金的支出总额却以年均 48.07% 的速度增长,如此高速支出的新农合基金到底流到了哪个"黑洞"?

模型一测算的新农合筹资动态效率不太能说明问题。我们一定要考虑新农合基金的实际使用率,因为它真正反映了新农合基金的沉淀情况。如果新农合的补偿受益总人次很高,而基金使用率却不高,只能说明一点,那就是补偿比例低,否则不可能出现"高补偿受益人次、低基金使用率"的现象。从宏观指标来看,农村居民的医疗负担到底重不重? 测度模型中需要加入农民人均非医疗费用支出占消费性支出(%)和农村居民人均医疗费占可支配收入比重(%)两个指标才能更好地回答问题。农民人均医疗费用支出占消费性支出比重等于 100 减去农民人均非医疗费用支出占消费性支出。我们发现农民人均医疗费用支出占消费性支出比重从 2004—2015 年的年均增长率是 3.65%,这无疑能部分解释模型二所反映出的新农合动态筹资效率的降低趋势。农村居民人均医疗费占可支配收入比重(%)更直观地反映了农村居民的医疗负担,该指标从 2004—2015 年的年均增长率是 4.61%,这两个指标在测度模型中作为产出变量,能很好地解释新农合筹资效率从 2005 年后的下降趋势。

另外,模型二考虑了农村人口基数缩小的形势,人均筹资额、人均卫生费用、人均医疗费用等相对指标可能比使用模型一中的绝对指标更切合实际。同时,我们还将新农合基金累积性余额结转后,纳入已有筹资总额。鉴于新农合基金的高沉淀率,如此调整投入变量,才能更现实的考察基金投入规模,实际上相当于放大了投入产出计算的分母部分,因此,模型二中所反映的新农合 12 年的筹资动态效率就没有模型一乐观了。相反,模型二测度出,除了 2005 年新农合动态筹资效率达到 1 外,其他所有年份的筹资效率都是小于 1,说明全国范围意义上的新农合筹资机制是低效的,且筹资动态效率下降趋势,需要卫生政策决策层关注。

调查手记

　　细心的读者会发现,本章在用 Window 模型测算新农合筹资动态效率时,在产出变量中有农村婴儿存活率这个“好”的期望产出变量。由于该变量在农村表现还不错,它对效率测度模型的结果还有“加分”的成分,但是由于无法克服的数据可获得性问题,没有放入两个“减分”的健康产出变量——农村心脑血管粗死亡率或恶性肿瘤粗死亡率。由于卫生统计部门提供的农村心脑血管粗死亡率或恶性肿瘤粗死亡率数据不连贯,我们没将这两个更能表达新农合筹资系统的健康产出情况的变量加入模型中。

　　实际上,根据观察已有的片段性数据,这两个指标在农村都是相当不乐观的。多年来笔者观察身边的亲戚朋友大病治疗以及负担情况,结合在宁夏、江苏和安徽等地的农村调研情况,发现罹患心脑血管疾病、恶性肿瘤等疾病的农民中有较大比重由于难以承受高额的治疗费用而选择保守治疗甚至不治疗。

　　农村居民为何难以承受这些重大疾病的医疗费用? 一个重要原因就是新农合对农村居民转诊到省市大医院治疗这些重大疾病的医疗费用的补偿比例相当低。

　　笔者父亲 2015 年罹患恶性肿瘤后,在市区某两个三甲医院进行了手术、放疗和化疗,费用高达 20 多万元,笔者几次去农村老家(是该市的一个区)报销,亲身感受到了 24% 左右的低补偿比例,它远低于政策宣传的 40%~60% 以上的比例。可能有了解新农合政策的读者要问了,新农合不是这几年已经实现了异地就医直报吗? 很多医院不是有一个"新农合专用补偿窗口"吗？笔者当然试过了，结果是失望而归。

农村居民背负沉重的大病医疗费用的另一个重要原因，可能跟农村大病发生率高企有关（这一点从统计部门公布的近十几年农村恶性肿瘤粗死亡率不断增加的现象可以得到印证）。以笔者老家为例，那个镇是典型的水乡，大部分没出去打工的农民都养殖螃蟹。笔者听老家人说养殖螃蟹的收入还是要高于以前种植水稻等的收入，但是几年下来，老家的水质变差了。也许还有生活方式等原因，老家人告诉我整个村罹患癌症的人越来越多！

笔者认为，如果农村心脑血管粗死亡率或恶性肿瘤粗死亡率数据齐全，将之加入 Window 模型测算，那么新农合筹资动态效率的结果可能将更不乐观。

本章将新农合筹资系统看作是一种投入产出系统，以新农合筹资总额（亿元）、参合总人数（亿人）、农村卫生费用中政府投入、农村卫生总费用占 GDP 的比重（%）、参合率（%）、余额结转后的人均筹资额、农村人均卫生费用（元）等多个变量作为投入变量，以新农合补偿受益总人次（亿人次）、新农合基金的支出总额、乡镇卫生院出院者平均住院日（日）、农民个人现金卫生支出占农村卫生总费用比重（%）、新农合基金的实际使用率、农民人均非医疗费用支出占消费性支出（%）、农村居民人均医疗费占可支配收入比重（%）、农村婴儿存活率（‰）、乡镇卫生院病床使用率（%）等多个变量作为产出变量，用 SBM-Undesirable 模型、DEA-Malmquist 模型以及 Window 模型（前两个模型处理的是省际面板数据，但只能收集到 2007—2011 年的平衡面板数据，后一个模型处理的是全国性时间序列数据，能采集到 2004—2015 年的数据），来测度我国新农合筹资系统的效率，三个模型试图相互印证新农合筹资效率无论是从横向还是纵向上都不够理想、都存在优化配置新农合筹资系统投入产出组合之必要性的事实。

新农合自 2003 年试点、2004 年正式施行并推广以来，其筹资系统在缓解"看病贵、看病难，因病致贫、因病返贫"方面的效果到底如何？这需要我们用科学的方法去测度。因为新农合筹资机制是一个复杂的投入产出系统，其运行效率不可从单一指标来考察，应该将多项投入变量与多项产出变量综合在一起，在一个省际面板层面或一个时间跨度内进行效率评价。因此，新农合筹资效率的评价显然不能武断，我们需要拨开补偿受益总人次等指标带来的乐观"迷雾"，科学考察该制度缓解"因病致贫、因病返贫"的效果,看其产出情况是否与逐年提高的农民人均筹资额(狭义概念)等投入指标相匹配,是否达到了一个合宜的投入产出效率。

我们可以从新农合筹资效率的指标构成上思考其筹资效率的改进之策,即国家不仅要加大对农村卫生总费用的财政投入,更关键的是要通过整体提高医疗费用报销比例、分档筹资对应分档补偿,通过深化医药价格改革,强调农村卫生机构的公益性、加大疾病预防力度、控制医药费用的增长,改革新农合(目前越来越多的省份在推行城乡居民基本医疗保险制度)的支付方式,以进一步降低农民个人承担的医疗费用支出比重,切实提高新农合基金的实际使用率,使对患病农民的补偿受益真正到位,这样才能不断提升新农合筹资效率。

第四章 新农合筹资机制的公平性分析

第一节 卫生筹资公平性

卫生筹资对于提高卫生系统的绩效有着极其重要的作用。它涉及有多少资金可供使用、谁来出资、谁来运作基金、风险如何分摊以及卫生费用能否被控制等诸多问题。这些问题又决定着谁能获得卫生服务、谁能在遇到巨额医疗花费(或称灾难性医疗开支)时不至于因病致贫,从而决定人口的健康状况及其分布(Marc J. Roberts et al. ,2008)。简言之,就是卫生筹资机制影响卫生服务的可及性、卫生费用的可负担性与分布状况以及人口健康分布。

卫生筹资作为一国卫生政策的控制柄之一,其运作效率的关注度和重要性自不待言,但卫生筹资的公平性也至关重要,甚至有学者认为在卫生政策的目标排序上,筹资公平性比筹资效率更优先、更重要(MacLachlan & Maynard,1982;Mooney,1986)。它直接关系到卫生费用在人群分布上的公平性,即谁为卫生费用埋单更多是公平的? 谁从中获益更多是公平的?[1]

卫生筹资公平性既是一个规范性问题,又是一个实证性问题。上述提及的有关卫生费用在人群中应该如何分布才更具有公平性的问题,显然属于规范性问题。它们涉及公平性价值判断[1]。有关卫生筹资公平性的实证性问题主要有:在卫生筹资特定的概念界定下,卫生筹资公平性如何测度? 一国卫生政策有无达到筹资公平性? 或是否提高了公平性? 又或一种筹资政策是否比其他政策有更高的公平性?

无论此领域的规范性研究还是实证性考察,都是理解卫生系统绩效之

---

〔1〕 有学者发现,一直以来卫生经济学界尽量避免卫生筹资公平性的规范性研究,在这方面的文献数量与卫生筹资公平性实证研究相比,相差很多。

必需,是卫生系统公平性评估的最重要组成部分[1]。这两个层面的研究都有一定的挑战性,其理论意义与现实意义毋庸置疑。当然,将两层面的研究成果应用到对新农合筹资机制的剖析,也是应有之义,对我们分析新农合制度绩效与筹资机制有启迪意义。

家庭联产承包责任制推行后,集体经济分崩离析。以集体经济为支撑的传统合作医疗制度的筹资机制由原来的预付制(Prepayment System)变成了农民自付筹资机制。这种自付筹资机制实际上就是所谓的现金支出(Out-of-pocket Payment,OOP)机制。这是一种高度市场化的自付筹资机制。直到2003年以前,我国绝大多数农村居民都没有医疗保障,农村卫生筹资机制呈现出高度的不公平。但是2003年新农合开始试点。2008年新农合基本实现了农村人口的全覆盖[2],但是公平性是新型农村合作医疗制度应当具有的最重要特征之一[23],全覆盖到底给该制度的公平性带来了多大帮助,尤其是该制度的筹资机制公平性究竟改进了多少,这是国内外众多学者关心的问题。

第二节　新农合筹资机制公平性分析的理论基础:公平观

正如哈耶克(Hayek,1982)所断想,任何习俗、惯例、制度等社会生活形式都有一定的伦理维度和道德基础。新型农村合作医疗制度作为我国农村2003年以来的一项社会医疗保障制度,也必有其伦理维度。近年来新农合宣称在农村要实现"让人人享有基本医疗卫生服务"。这个宏伟的制度目标体现了新农合制度对公平、正义的关注,是新农合追求作为一项社会保障制度本身应具有合道德性的伦理观的体现。

第一章的图1-1告诉我们,在新农合制度框架中有哪些相关利益主体。显然,在新农合制度中最重要的利益主体应该是农民,而本书聚焦的

---

〔1〕 Pablo Gottret 等(2008)认为评估卫生系统绩效的重要维度除了临床疗效(Clinical Effectiveness)、卫生服务的可及性(Accessibility)、质量和消费者满意度(Quality and Consumer Satisfaction)、卫生资源安排的经济效率(Economic Efficiency)外,更重要的是卫生筹资的公平性(Equity in Health Care Finance)。Chernichovsky D.(1995)也认为相对于发达国家比较重视临床疗效、消费者满意度和成本控制等,发展中国家更应该优先重视卫生筹资的公平性。由此,对应于我国新型农村合作医疗制度,从其卫生筹资公平性视角来分析该制度绩效,不仅是分析我国农村卫生系统绩效之核心,也是切合我国发展中国家之国情。

〔2〕 卫生部2008年7月的新闻发布会说,全国31个省、自治区、直辖市已经实现了新型农村合作医疗制度全覆盖的目标,参合人口达8.15亿,参合率在95%左右,所有含农业人口的县市区100%参合。可见,我国的全民覆盖更多指的农村人口的覆盖,而根据世界卫生组织的系列报告,全民覆盖应该包括三个维度:人口覆盖、服务覆盖和费用覆盖。

正是图中虚圆圈部分所表现的新农合政策管理层与参合农民之间的契约关系,以及这种契约关系所决定的筹资效率与利益分配公平性。从这层意义上看,我们有理由从伦理学的公平观视角分析筹资机制所反映的公平状况。

《圣经·阿摩司书》第 5 章第 24 节说"惟愿公平如大水滚滚,使公义如江河滔滔"。公平(Equity),人之所愿。公平原初归为伦理学范畴。人类对公平的理论研究可追及柏拉图(Plato,427—347 B. C.)与亚里士多德(Aristotle,384—322 B. C.)。柏拉图在《理想国》中提出,公平应是个人的正义和城邦的正义,公平对于个人而言,是理智、心灵和欲望三者的协调,公平对于社会而言,就是社会中各类人"各守其序,各得其所";亚里士多德也很早就提出了公平的概念,他认为公平就是正义,分配的公平可分为"数量相等"与"比值相等"的公平。这是早期的公平伦理观。在内容恢宏的伦理学理论框架背景下,我们只能大致梳理如下的公平理论,即功利主义、罗尔斯主义、无嫉妒主义公平观等,以便后面讨论这些公平观与新农合筹资机制顶层设计之伦理基础的关系。

一、功利主义及其公平理论

(一)功利主义思想简评

功利主义(Utilitarianism),也即效益主义,是一种在西方影响很大的伦理学说,它属于实践哲学。其原则是"最大多数人的最大幸福",它以规则与行为的实际功效或利益来判断规则与行为是否公平、正义。

关于功利主义的思想雏形,学界认为可能要探源到公元前 5 世纪的亚里斯提卜(Aristippus,B. C. 435—B. C. 356)、前 4 世纪的伊壁鸠鲁(Epicurus,B. C. 341?—B. C. 270)和我国古代思想家墨子(公元前 468—公元前 376)。当时的伦理思想是人们如何获得最大的快乐。他们被认为是功利主义伦理思想的先驱。

功利主义伦理哲学正式发轫于 18 世纪末、19 世纪初的英国。当时该理论是对英国社会变迁中利益调整和利益分配的不公平的回应,也是资产阶级为自己寻求合法地位和利益的理论辩护,符合英国中产阶级的思想。其伦理思想主要由英国哲学家兼经济学家杰里米·边沁(Jeremy Bentham,1748—1832)和约翰·斯图亚特·穆勒(John Stuart Mill,1806—1873)提出。他们认为:人类行为的唯一目的是求得善(幸福),并尽其所能地"达到最大善",而"最大善"就是每个个体快乐、痛苦(痛苦是"负的快乐")的感觉之总和的最大化,每个个体都被赋予了计算"善"的相同权重。一种规则或行为如果能增进利益相关者(共同体或者个人)的幸福,则为善的、正确的;反之,则为错误的。具体而言,功利主义伦理理论在对行为的评价上有三重相互联系的主要观点:(1)在判断行为的是非、道德与否之时,关键不是看行为者的动机,而要看该行为已经带来的或即将带来的或可合理预期的后果;(2)道德的唯一和最后的根据,是看行为及行为后果给行为者及行为相关者带来的快乐与痛苦,这里我们可理解为是快乐与痛苦的差额,即净幸福;(3)在计算幸福时,是要计算给行为相关者中的最大多数人所带来的快乐和痛苦,而不只是要计算行为者本人的苦乐。简言之,行为的是非标准,决定于它是否带来该行为所涉及的大多数人的最大快乐(The test of right and wrong is the greatest happiness of the greatest number.)。因此,功利主义有时也被称为"最大幸福主义"或"最大快乐主义"。

对幸福的促进与否就成了功利主义伦理理论判断人的一切行为的标准以及制度设计的原则。从理论上说,功利主义是一种不需要诉诸权威力量、个人态度和宗教教义的伦理学说,它所论证和阐述的道德标准甚至可以称得上是高尚的、理想的。功利主义学说作为一种系统的有严格论证的伦理理论,已经远远超出了单纯的个人道德准则的界限,逐渐渗透到西方资本主义社会的各个方面,它以理性主义的启蒙观点以及对人民福利的关怀深入塑造着西方资本主义政治、经济、法律的普遍特征,塑造着西方社会的普遍道德文化特质,成为其整体价值取向。

功利主义学说在政治学、经济学和法律方面的影响较为显著。例如在政治哲学方面,功利主义者认为每个人的最大自由和其他人的同等自由是一致的,倡导将民主作为使政府利益与公众利益达成一致的一种工具性方法。在经济学上,边际效用理论从功利主义伦理理论中吸取了许多思想,福利经济学也吸收了其基本精神。在政府有关经济政策的作为方面,早期的功利主义者崇尚自由贸易政策,反对政府干预经济与贸易。而后期的功利主义者注意到企业往往造成低下的社会效率,寄希望于政府干预以纠正企业的弊病。

功利主义的中心思想,即每个个体都应该促进幸福,每个共同体都应该追求最大多数人的最大幸福。它不但是指引个人行为的重要伦理原则,更是社会、政治、经济及法律等领域的顶层设计与建构的伦理准则。功利主义思想整体而言应予肯定。但问题在于,是否还有超乎快乐与痛苦之外的价值更需要我们重视? 在计算幸福时,善与幸福的简单和加权公式是否科学? 功利主义认为快乐与幸福总量的大小必须考虑到行为与制度所波及的范围大小,那么在计算时哪些人是某制度与行为的相关利益主体呢?

间接受益人是否要纳入计算范围内？另外，幸福、快乐带有强烈的主观感受成分，往往因人的其他价值观等因素而有所不同，那么在不同的个体和不同的共同体之间，该用什么样的当量来统一计算快乐和痛苦的总量？计算依据是什么？有无人际间的可比性？从时间数轴上看，就是同一个个体在不同时间段都可能有不同的快乐与幸福感受，且不论难以衡量一个人得到的快乐比别人多、少或者一样，我们到底要不要以及以什么样的贴现率来加总个体或共同体的幸福呢？在这些问题没有圆满解答的情况下，用简单或加权形式计算的幸福、快乐、效用总量，难以得到普遍认可。虽然功利主义思想至今可能在很多制度设计与建构的时候仍然被采纳，但学说普适性的缺乏可能难以让所有人一致同意和确定什么行为是道德所允许的。因此，功利主义伦理学说在某种程度上缺乏饱满的接受度和持续的权威性。

（二）功利主义公平观及其批判

现代社会的一个重要特征是差异和多元，而且是越来越多元。利益主体、价值取向、利益表现形式、利益实现途径等都更趋向于多元化。实际上，功利主义伦理学说并没有回避多元化，相反，功利主义伦理学将视野落在了很大范围的人类可欲的结果上，它包括权利、快乐、知识、宽容、参与、品德、爱、自由和美。无论个体和共同体高贵、卑贱或自私，这些可欲的结果在他们中的分布，都应该是公平的，虽然它最终还是落脚在稍显狭隘的"快乐"上，而不是在所有的人类可欲结果上。

功利主义公平观的产生背景是当时西方资本主义社会正处于中期阶段，实行的是自由市场经济制度，社会存在人权平等、扩大自由权的普遍诉求，功利主义公平观正好迎合了西方资本主义社会发展的要求。

功利主义的公平观，在其倡导的最大幸福原则中得以体现。功利主义公平观在倡导人际平等的基础上，重视个人自由和个人享乐。它强调，公平就是行为和规则要能够在平等考虑个体的福祉下，使大多数人得到最大快乐的满足。功利主义公平观要求将不同的利益偏好考虑在内，尽量照顾不同个体或共同体的偏好，将一切人当作平等的人对待，进行幸福的平等权衡。这种幸福的权衡、计算不应受到时空关系、族群归属、社会关系、个体能力等方面的差异的影响。由此，功利主义的公平观有一种平等性、普遍性、不偏不倚性的特征，它提供一个行为或规则、制度是否"善"的参照系。

值得注意的是，此参照系是最大多数人的幸福最大化，它容易泛化为集体福利最大化，而其中的平等权衡所体现的公平却成了工具，而非目的。既然平等权衡仅仅是工具和方法，其最大多数人的福利或效用的计算当然也可以采用加权算计，因为后者只不过是计算公式略有不同而已。比如海

萨尼(John C. Harsanyi,1920—2002)就以公理形式推出了广义功利主义社会福利函数:

$$W = \sum_{i=1}^{H} a_i \cdot u_i(x) \quad i = 1,2,\cdots,H \tag{4.1}$$

它就是给不同的人赋予不同的效用非负权重,它区别于边沁的简单功利主义社会福利函数:

$$W = \sum_{i=1}^{H} u_i(x) \quad i = 1,2,\cdots,H \tag{4.2}$$

后者是赋予不同的人相同的幸福计算权重。

从边沁、穆勒到西季威克(Henry Sedgewick,1839—1900,19 世纪末期的功利主义代表人物,被称为 19 世纪功利主义的集大成者),再到新功利主义的代表人物——斯马特(J. J. C. Smart,1920—2012)和布兰特(Richard Booker Brandt,1910—1997),无不强调给大多数社会成员带来最大利益的行为就是符合道德原则的善行,即功利原则始终是道德原则的第一原则。尤其是穆勒鲜明地认为,道德原则有主次之分,以计算出的共同体的幸福最大化作为行为或制度优劣标准的功利原则,就是道德的第一原则,而以赋予不同的人相同或不同权重的幸福计算形式为内容的公平原则,则是从第一原则——功利原则引申出来的次要原则。为什么在功利主义眼里功利原则比公平原则重要呢? 这种重要性排序关系源自功利主义有关个人与社会在福利计算上的逻辑关系的观念。功利主义始终认为社会福利是个人福利的扩大化,前者是后者的累加,只要实现了社会整体利益的最大化,就实现了个人的利益和幸福。一个社会的规则体系与制度安排,只要能最大限度的实现人类欲望,则这种规则体系和制度安排就是善的,是公平的。可见,公平观并非功利主义伦理学说的核心理论,功利原理或称最大幸福原理才是功利主义的核心原则和理论,公平观处于从属地位。

虽然功利主义在计算共同体的最大幸福时,宣称尊重与同等重视每个人的快乐和幸福,把一切人当作平等的人,但是功利主义的最大社会幸福原则在政策实践中,很可能以牺牲少数人的幸福来确保所谓共同体的最大幸福,所以,功利主义的核心原则——功利原则极有可能导致道义屈从于功利,个体服从于整体,实质结果上的牺牲少数以成全多数。这与人们的正义的道德直觉相悖。这也是康德为什么反对功利主义伦理的原因。康德认为,最大幸福原则在实践中不仅无法培养道德,反而亵渎了道德的尊严,摧毁了道德的崇高。

这种批评确实可能在现实中找到例证。比如英国的经典法律案例

The Queen v. Dudley and Stephens(1884)。其中情境极端,但确实存在:一艘大船沉没了,四个船员在救生小船上等待救援。他们已经消耗掉所有的食物。如果没有食物补给,所有人都会死去。其中一个实习生船员最为虚弱,即使救生的船只现在赶到,他可能也会死去。船长及其他三个船员决定将这个最虚弱的船员吃掉,这样他们三个人就能够有获救的希望。最终的结果是他们三个靠着吃实习生船员的身体而获救。

不可否认,在这个案例中,船员们整体效用在特定的约束下,通过牺牲少数人而达到了最大化。这完全符合功利主义思想。但是,如果这个实习生船员并非是在自愿牺牲的情况下牺牲了,整体功利也确实最大化了,那么这种生存权利的分配难道就公平吗? 我们认为功利主义的公平观,虽然在功利主义倡导的最大幸福原则中得以体现,但也可能被最大幸福原则所否定,或者至少是被"稀释"。

罗尔斯(John Bordley Rawls,1921—2002)对功利主义的最大幸福原则以及公平观也提出了批评。他认为功利主义始终在现代道德哲学理论与政策实践中占据上风,左右着各种各样的制度设计思路,并导致现代社会诸多不公平现象。如果一个社会不改变占主导地位的道德哲学,便无法根本性的改变各种社会体制,因为道德哲学是社会生活模式的重要基础。

从事实上看,由大卫·休谟、杰里米·边沁、约翰·斯图亚特·穆勒、亚当·斯密等人所发展和传播的功利主义思想,在西方社会长期占统治地位。这些理论与思想奠定了西方社会的政治、经济和社会制度的基础。罗尔斯相信这些体制是导致西方社会种种矛盾的直接原因。要改良当代西方社会体制,就必须改变其背后的思想基础——功利主义思想。尤其是功利主义的功利优先于公平的理念(即前述的最大幸福原则优先于公平原则),是罗尔斯批评的重点。

概括而言,罗尔斯认为功利主义的公平观及其最大幸福原则存在着以下弊端:(1)功利主义将最大量的幸福作为人类道德生活的首要前提,将最大限度地增进社会福利作为社会发展的最根本原则,这意味着它偏重于总体利益的提升,这可能导致以牺牲个人的权利为代价,从而陷入一种所谓的集体自私主义,最终不可避免地导致人际不平等和社会不公平。罗尔斯认为,即便追求社会总体利益最大化是合理的,但也不能以社会整体利益之名侵犯个人的权利,哪怕是侵犯少数人的权利也是不公平的。(2)功利主义没有考虑人们欲望的满足和最大幸福的获致是否在歧视和不公平的氛围中完成的。功利主义往往无视有些阶层是在歧视或损害其他人的自由中提高自己的福利、尊严和快乐的社会现实,而只关注怎样达到社会幸福总量最大化。它从不关注幸福的性质和人际分配及其分配的公平性，而只关注如何通过制度安排获得最大化的社会幸福。由此可见，功利主义是一种目的论。(3)功利主义没有把人们一致赞同的原则视为公平正义的基础。功利主义的两大原则必然无法成为调节全体人福祉的宏观标准，当以最大幸福原则(该原则优先于公平原则)作为制度设计的终极标准，必然导致当地西方社会的种种不公平和不公正的现象。

罗尔斯在极力批判功利主义伦理观尤其是公平观的过程中，提出了"公平即正义"的罗尔斯主义。

二、罗尔斯主义：公平即正义

(一)罗尔斯主义公平正义观的理论要义

罗尔斯的正义理论，一言以蔽之，可称作正义即公平的理论。罗尔斯认为穿越"无知之幕"而处在原始状态中的所有人都是平等的，都有善的观念和正义感，在社会选择的过程中，他们都拥有相同的、平等的权利。自由、机会、收入、财富、尊严皆社会价值，它们应该在所有人中平等的分配，即使存在价值的不平等分配，那么这种不平等分配必须是对所有人都是有利的。罗尔斯的公平正义观可以分解为两个正义原则：

第一，每个人都有获得基本自由权的平等权利。这个基本自由权必须是人人享有的、平等的、全面的、最广泛的自由权。

第二，即便社会经济中有不平等安排，也应该使这种不平等安排符合社会上最弱势的人群的最大利益，且社会中所有地位和职务以公平的、机会均等的方式向所有人开放。

以上便是罗尔斯正义原则的概述。第一个原则的目的是保障公民的基本自由权；第二个原则是确保社会经济不平等安排下的公平正义。第一个原则所体现的公平理念与西方传统的价值观一致。那么第二个原则的目的为何？因为在私有制条件下，即便其他条件均等，但人际禀赋各异，社会中财富的分配是绝对不平等的，这是残酷的、铁定的现实。面对这种不平等，我们该怎么办？罗尔斯认为，这种不平等分配应对每一个人有利，尤其是弱势群体，另外，再加上一条保障，即社会上所有权力、机会、地位、职务向所有人开放，弱势群体只要想改变命运，在罗尔斯主义下的社会总是会给予其努力的机会。罗尔斯正义原则中的第一条原则是优先于第二条的，且两者"词汇式"排序，即第一条原则满足后才能满足第二条，否则社会选择就不符合罗尔斯的公平正义观。学界对罗尔斯的第二个原则争议颇大。

　　罗尔斯将两条正义原则贯彻于他所设想的社会基本结构。罗尔斯将社会理解为人际互利的合作事业,它以公共的规则体系,来维系人们之间的共同行动,合作产生更大利益,并以公认的规则将利益分配给共同体中每个个体。罗尔斯又分三个层面论证了第二条原则:(1)反效率原则。因为当一个人得到全部合作利益或其他不平等的利益分配方式时,在事实上它有可能是有效率的分配方式。但符合效率原则的分配方式,往往不包含正义原则,人们应该寻找既有效率又正义的分配方式。(2)差异原则。罗尔斯认为,即使人们处在初始状态,人际差异总是存在的,那么什么样的差异之存在是合理的呢? 罗尔斯认为,任何差别的存在要有利于境况较差的人,要有利于最少受惠者;罗尔斯的差异原则即"最大最小值原则"。但是,如果要在西方资本主义社会实施这一原则,那就需要彻底的改造西方制度体系。这引起了激烈的学术争论,甚至有人称"最大最小值原则"是"社会主义的"。(3)连锁关系。罗尔斯认为,当社会中地位最不利者获益时,正义原则得以实现,与此同时,其他阶层的人们之期望也得以提高,社会通过连锁关系会提高处于中间状况的人们的利益。

　　罗尔斯在论证著名的差异原则时实际上包含着某种平均主义倾向。罗尔斯将差异原则又分为三条原则论证:(1)补偿原则。人们之间的出身和天赋的不平等是事实,但社会应该对出身和天赋上较不利的人进行补偿。(2)互惠原则。罗尔斯认为合理的差别不仅要有利于境况最差的人,而且差异的存在要能实现人们之间的互利、互惠与互补。(3)博爱原则。合理存在的差异往往是公民友谊、团结和社会和谐的表现。但罗尔斯所论证的原则是理想主义的,他认为当代西方社会根本就没有实现这些原则。

　　总之,在罗尔斯看来,正义优先于效率,公平正义原则优先于差异原则。

　　罗尔斯逻辑构建了一套内涵深刻的原则与标准,来评价当代西方民主制度。他认为,宪政充其量只是一种有控制的竞争,其主要缺点是无法保证政治平等自由权上的公平价值,当代西方宪政也从来没有对政治自由权的不公平分布采取过纠偏措施。实际上,为法律所容忍,甚至保障的财富分配上的悬殊,压垮了政治自由权主张,财富与权力"相得益彰",政治制度中不公平正义之影响远比市场缺陷严重,经济制度中的不平等会破坏任何政治平等,普选制政体是不足以抵消这种事实存在的不平等。

　　(二)罗尔斯主义公平正义观的批判与评价

　　收入差异、种族歧视、机会不平等、分配不公、代际非正义等问题均是当代西方现实生活中典型的社会矛盾,这些矛盾至少可以纳入公平正义理论的讨论范畴。综观罗尔斯关于公平正义观的讨论,他并没有过多的阐述公平正义问题所涉及的社会现实之表象,而是将表象背后的问题转化为理性概念,将公平正义原则及其延伸观点均置于理论假设的框架下,并抽象到高度思辨的水平。众所周知,理论越抽象,内涵越深广,艰深、抽象的罗尔斯主义公平正义观也是如此。

然而,深奥的罗尔斯主义公平正义观在学界却受到不少的批判。批评的声音有:罗尔斯所假设的"无知之幕"[1]纯属人为而不现实,正义原则没有理由高于其他一切道德哲学原则,公民的政治自由权绝对凌驾于经济权利之上似乎并不合理,差异原则在实践中绝对不合理,等等。可见,罗尔斯的公平即正义理论难以被当下西方社会所全部接受,因而罗尔斯公平正义观难以达到改良西方社会的目的。

但是我们必须承认罗尔斯公平正义观对经济学有着极大的理论价值。它为经济学规范研究之重新发现起到了莫大的作用。它丰富了福利经济学讨论公平分配问题时的理论依据,使得福利经济学不再局限于功利主义和技术化的分析路线。比如,在社会福利函数形式方面,罗尔斯主义与功利主义不同。后者主张社会福利是每个个体的效用总和[见公式(4.1)和(4.2)],而罗尔斯主义的社会福利函数形式是:

$$W = \min(u_i(x)) \quad i = 1, 2, \cdots, H \tag{4.3}$$

该社会福利函数体现了罗尔斯主义公平正义观十分注重社会弱势群体的福利,即只有社会中的最小效用提高了或得到最大化,该社会的福利才能提高。罗尔斯社会福利函数又被称为"最大最小社会福利函数"。罗尔斯主义最大最小社会福利函数与简单功利主义、广义功利主义社会福利函数[2]、贝努利—纳什社会福利函数以及伯格森—萨缪尔森社会福利函数等共同构成了福利经济学分析公平分配问题的重要依据。

在公平与效率关系方面,罗尔斯坚持"公平优先于效率"的观点。他

---

〔1〕 在罗尔斯所假想的初始状态,每个人对于下列情况都浑然不知,好像生活在"无知之幕"下:(1)他在社会中的目前状况和将来状况,尤其是他所处的阶层和社会地位;(2)资源禀赋的分配以及自然能力如力量和智力等;(3)他个人的偏好,尤其是他的风险厌恶程度;(4)其他情况,诸如政治、经济状况以及他所处人群的人口统计特征等信息。

〔2〕 甚至有学者试图将功利主义与罗尔斯主义社会福利函数纳入一个一般性的社会福利函数中,即前两者不过是一般性社会福利函数的特例而已。这个一般性的社会福利函数是:$W = \bar{u}(x) + \gamma \cdot \min\{u^h(x) - \bar{u}(x)\}$,当 $\gamma = 0$ 时,它变成了功利主义福利函数,当 $\gamma = 1$ 时,一般性社会福利函数变成了罗尔斯主义社会福利函数。可见,罗尔斯主义公平正义观所衍生的社会福利函数已经成为现代公共经济学的重要内容之一。

认为效率原则相比较公平原则是处于从属地位的。社会政策即使牺牲一部分效率,只要能改善社会弱势群体的利益,则该政策就是公平正义的。本书对此观点有所保留。本书认为,假如公平与效率之间的关系符合奥肯等学者所断言的"漏桶原理",即两者不可兼得,则社会选择有必要对两者进行优先性排序,而如果在某些场合不存在两者不可兼得,即存在一致性改进可能的情况,则讨论"公平优先于效率"或者"效率优先于公平"的意义不大。在本书最后一章中考察所设想的"自选账户加基本账户"的新农合混合式契约的福利效应时,主要从公平性改善程度来考察,而没有从效率改善角度考察制度安排。但这并不代表笔者完全赞同罗尔斯主义的公平优先于效率的观点。这是由于论证了在新农合语境下(实际上在公共卫生领域也可能如此),公平与效率具有一致性改进的可能,无需对公平与效率的优先性进行排序,只要所设想的新农合混合式契约能改善公平,其效率也会得到一定程度的改进。

有关市场竞争与社会公平正义之间的冲突,罗尔斯认为市场竞争的目标常常与社会公平正义相冲突,古典自由主义所信奉的竞争性市场能自动创造与维持社会公平正义的观点是不正确的。政府要时常对偏离社会公平正义的制度安排进行纠偏。社会保障等福利制度不是应市场失灵而出台,其政策的最终目标应该是公平与正义。这个观点比较适合我国当下的医疗体制改革,尤其是公共卫生领域更应该回归公益,回归公平正义之轨道。新农合筹资机制改革当属此列。

有关自由平等以及机会公平问题,罗尔斯的主张是社会要努力实现最大程度的平等自由。即使社会存在对自由的某种限制,也必须是为了防止更大的不自由,任何打着公平和效率的旗号侵犯个人自由的制度安排都是不合理的。本书赞同此观点。最后一章中有关新农合基本账户的设立是以强制参保为原则,但其目的是让弱势群体在疾病风险面前有更大的抵御能力。基本账户强制要求一定收入水平之下的农民参保,同时整合农村医疗救助资源,为确实无力参保的最弱势群体缴纳参保费用,基金来源除了包含这一层面的参保农民的低水平保费外,更主要的是以税收收入为基础的参合补助金以及其他形式的政府转移支付,因此基本账户中的农民一旦生病就能获得足够的医疗费用补偿。本书所设想的这个账户看似强制参与,看似对农民参保自由的限制,实则是为了保障农民在疾病补偿政策下都是机会公平的,从而享有更大的自由权。因而所设想的基本账户是符合罗尔斯主义的自由与公平观的。

罗尔斯主义公平正义观十分关注社会弱势群体的利益,具有平等主义思想,罗尔斯用"无知之幕""原始状态"等假设工具,抽象的、高度思辨地阐发了其公平正义原则以及在社会契约中的应用。这种公平正义观在现代经济伦理学中有着非常重要的意义,当然,对我国新农合制度中最明显、最集中作用于农民受益情况的筹资机制的顶层设计,有着举足轻重的启发意义。只有将其公平正义理念合理的吸收并贯彻到农村医疗保障制度改革中,才能逐步缩小当下社会的不公平,真正提高农民的福利。

三、无嫉妒主义公平观

无嫉妒主义公平观念缘起于无嫉妒分蛋糕(Envy-free cake-cutting)问题(巴拿赫,1948)。在现实中,我们往往认为甲比乙拥有更多的物品,乙因而不满,这就是一种不公平现象;但假设两人有异质性偏好并相互尊重偏好的情况下,同样的,甲比乙分配到更多物品,而乙没有怨言,则这是一种无嫉妒公平分配。所谓无嫉妒分配(Envy-free Allocation),就是在分配中每个代理人通过对份额的估值,都相信他自己所获得的份额至少与其他代理人所分配的份额一样好。在无嫉妒分配下,相对于别人所分配到的商品束而言,每个人更喜欢自己分得的商品束。在一定的价格体系下,所有消费者都满意,都喜欢当前的分配方案胜于其他的方案,即为无嫉妒分配方案。无嫉妒主义公平观的形式化表达如下:

假设所有参与人集合为 A,可能的商品束集合为 B,它是第 i 个人在分配中获得 X_i 的商品束,对 X_i 商品束的评价是 $V_i(X_i)$,其对价是 $p(X_i)$,则第 i 个人对 X_i 商品束的效用是 $U_i(p,X) = V_i(X_i) - p(X_i)$,无嫉妒均衡是:

对于任意 $i \in A$,(P,X) 是无嫉妒均衡,当且仅当 $V_i(X_i) - p(X_i) \geqslant V_i(S) - p(S)$　　$\forall S \in B$。

在无嫉妒分配均衡解下,所有参与分配的人都无激励去改变当前的分配结果,(P,X) 也称为效用最大化的无嫉妒帕累托有效解。在假定上述线性规划存在无嫉妒分配解的情况下,无嫉妒分配就从理论上满足了所有人参与分配的效用目标,学界已经证明了无嫉妒分配是最理想的、最公平的分配。Walras(1954)指出,无嫉妒主义分配应该是被广为接收的公平概念,Peter C Fishburn & Rakesh K Sarin(1994)也曾指出:公平其实是一种主观评价,它与人们的偏好有关,公平的分配应该以"无嫉妒"为特征。在实践层面,对于商品的无嫉妒分配应该如何操作呢?从目前的研究成果来看,无嫉妒主义公平观在分配方面主要是无嫉妒算法的研究。因此无嫉妒分配与其说是一种公平观,还不如说是一种公平算法来得更准确。

假设只有两个人参与切分蛋糕,那么我们很容易就能解决两人无嫉妒分配蛋糕的问题,即让第一个人只切分蛋糕但不取蛋糕,切完之后让第二个人挑取自己的蛋糕,其结果必将是无嫉妒分配蛋糕。但是,如果 n 个人切分蛋糕,且人数远超过 2 人,则无嫉妒分蛋糕的算法就会相当复杂,甚至有可能在一定条件下根本就不存在无嫉妒分配结果,即不存在无嫉妒均衡分配。因此,理论上解释无嫉妒主义公平分配较容易,但实践中要构造一套无嫉妒分配方案实际上比较困难。1960 年,John Selfridge 和 John Conway 各自独立地分析了人数为 3 的情况,构造出了第一个满足无嫉妒条件的三人分配方案。这种分配方案就被称为"Selfridge-Conway 算法"。不过,Selfridge-Conway 算法只能在三人分蛋糕时使用,并不能扩展到人数更多的情况。对于人数更多的情况,无嫉妒分配问题更加困难,目前数学家们还没有找到一个比较可行的方案。正如数学家 Sol Garfunkel 所说,分蛋糕问题是 20 世纪数学研究中最重要的问题之一。直到现在,也还有一大群数学家正投身于无嫉妒"分蛋糕"问题之中,研究无嫉妒公平分配及其条件,致力于构造新的公平分配方案。

这种分配算法在数学领域的已有成果正逐步被应用到伦理学和经济学中。在无嫉妒分配下,更具有操作性的评价无嫉妒分配效果的做法是寻找一个衡量无嫉妒分配的社会公平程度指标,可以将富人阶层与其他阶层所得福利之比的均值称为嫉妒水平或嫉妒指数。一个社会接近公平的过程就是降低嫉妒指数的过程。

在无嫉妒主义公平观和承认社会各阶层之间存在异质性偏好的基础上,一个社会的无嫉妒改进应该是既增加了社会总福利,又降低了社会的嫉妒指数,缩小了阶层差异。无嫉妒改进与帕累托改进之间,有区别也有联系。当社会总福利没有任何变化时,既不存在无嫉妒改进,又不存在帕累托改进;而社会总福利增加时,只有当其他任何人的福利没有变差而至少有一人的福利变好的情况下,才是一种帕累托改进,但此时的帕累托改进不一定是无嫉妒改进,只有当帕累托改进下嫉妒指数也下降的情况,才是帕累托与无嫉妒的一致性改进,否则,社会分配只是实现了帕累托改进,而没有实现无嫉妒改进。无嫉妒改进与帕累托改进的差异,还体现在前者更关注公平而后者更注重效率。

但是,学界认为最理想的无嫉妒的公平分配一定存在吗? Walter Stromquist(2008)证明了在有限协议的情况下,根本不存在无嫉妒公平分配。所谓有限协议,就是在分配的每一步,协议都要求一个参与人诚实的给予其所得份额一个评估值,每一份"蛋糕"的评价值对于所有代理人而言都是共同知识,分割"蛋糕"必须在有限步骤内结束。

四、非福利主义公平观

功利主义、罗尔斯主义、无嫉妒主义在建构其公平理论和相关的社会福利概念时,都接受了道德个人主义的原则。从实质上看,两者都是以个人偏好为基础描述与阐发的社会状态以及应有的社会状态。有些哲学家和经济学家却反对道德个人主义,诺兹克和森就属于此列,他们在道德个人主义之外构建了公平正义标准和理论。

（一）诺兹克的公平观

诺兹克(Nozick,1938—2002)于1974年提出了所谓的应得权利理论(Entitlement Theory)。该理论不是从结果的角度(如个人可获得的商品数量或每个人享有的效用),而是从程序上来评价分配公平,即程序公平或形式公平。使用这一方法,无须考虑个人效用的水平和差异,只要个人的基本权利得到了尊重,就认为任何分配就是公平的。这些基本权利包括生存权、获得个人劳动产品的权利以及自由选择权等。这些权利是不可剥夺的,与社会组织的形式无关。这些权利是绝对的,除了有义务尊重他人类似的基本权利之外,不受任何约束。

这种公平观旨在保障自由以及权利的行使,而不是仅仅满足个人的偏好。它认为衡量公平的标准不是个人效用(即对个人来说某种社会状态的感受),个人效用并非评价个人偏好是否得到满足、行为和规则体系是否公平的适当尺度,相反,只有公民权利的行使和对权利的尊重,才是行为与规则体系是否符合程序公平的标准。实际上,正是因为该观点不考虑以个人效用来衡量行为、规则和事实的影响,更不以之为社会状态公平与否的标准,才表明诺兹克真正摒弃了道德个人主义,而道德个人主义却要求必须用个人效用来衡量行为事实的结果。由此可见,诺兹克的公平观与道德个人主义公平观之间存在明显的分歧。

根据前述观点,判断社会分配是否符合公平正义原则,就看社会是否尊重个人权利,那么个人权利又由谁来保障?诺兹克认为个人权利应该由最低限度国家(或称最小国家,the Minimal State)来保障。因为国家的产生本来就源于自然状态中个人权利维护的功能需求,个人权利之保障本来就是国家的应有角色。诺兹克沿袭古典自由主义有关国家是守夜人角色的思想,并进一步限定国家的功能。他认为,最低限度的国家,应该将其功能仅仅定位在防止暴力、欺诈、偷窃、保障契约执行以及维护国家安全等。这样限定国家功能的好处在于既能保障个人权利,又不会造成无政府状态以及相互侵权的泛滥。超越最低限度角色的国家必然会造成整个社会无法尊重个人权利,社会分配无法符合真正的公平正义原则。

另外,诺兹克的应得权利理论还注重社会分配对象的历史形成原因。只有尊重社会分配对象的形成历史,资源的分配才是合乎公平正义的。对此,他提出了基于分配物的既有产权以及产权形成过程的三项原则:(1)占取原则。某人对无主物的产权,源于其劳动力(属于人身的一部分)首次对无主物作用并进行了改良,由此他取得了对无主物独占的所有权。(2)转移自愿原则。他认为即社会分配物的人际交换与转移,必须是基于自愿原则,而非剥夺与侵占,由此而形成的既有产权是合乎正义的。(3)矫正原则。如果在社会分配物的分配上没有遵循以上两条基本原则,则社会分配就是非公平正义的,最低限度的国家必须对此进行矫正,国家发挥其矫正功能,首先在道德上就是合法的,由此,诺兹克构建了公民应得权利与最低限度国家之间的逻辑联系。只有对国家限定其角色功能,并在合理场合发挥其应有功能,才能保障公民应得权利、尊重公民权利,国家也因此在道德上被赋予意义。

本书吸收了诺兹克应得权利理论中的合理成分,认为在所设想的新农合混合式契约体系下,自选账户就应该尊重农民对其中"保障菜单"的自由选择权,而不能像现有新农合一样,一旦农民取得参合资格,就对其契约选择权进行限制。在所设想的自选账户中,新农合管理机构的角色就是保障与农民所选择的契约所对应的补偿,以及保证基金安全与收支平衡。

(二)森的公平理论

阿马蒂亚·森(Amartya Sen,1933—)通过引入创新性概念即功能和潜能,成功地把对物质方面和个人取得的结果方面的考察与对权利和自由方面的考察结合在一起。他首先观察到一种商品(如食物)的数量和这种商品的使用产生的效用,并不能完全反映一个人或社区的福利。食物的总量不能完全反映福利,因为有些人可能得不到食物。效用作为标准也不好,因为它只是一种心理上的反应指标,不能充分揭示某些实质性影响。例如,个人并不总是能觉察到营养不良(食物不足或过多)的影响,假如一个人只愿意吃方便面,但由于缺乏某些基本的营养可能会伤害这个人的身体。

实际上,在评价物品对个人和社会的益处时,重要的是物品的非心理方面。物品具有一些特点,人们可以利用这些特点来实现某些功能。正是这些功能的实现(营养良好、健康、能够迁移、具有自尊、受人尊重、能够参与社区生活和社区发展等),标志着人们享有了利益,使他们可以行使积极自由的权利。而且,重要的不仅仅是有效地实现某些功能,实现这些功能的可能性(即潜能)也很重要,即使实际上它们不一定能实现。例如,即使一个人决定不迁移,但重要的是拥有迁移的权利,并且没有法律和物质方面的障碍。类似的,言论自由是一种潜能,它使得每个人可以自由表达其观点。它"并不要求一个人不停地说话,但如果他愿意,他应该可以发言"。很明显,对于一些基本潜能如吃饱、身体健康或获得教育,选择的因素可能并不重要,因为在可能的情况下,人们一般会利用这些潜能。在这种情况下,实现某些功能的潜能与它们的有效实现是对应的,潜能与功能之间的差别在很大程度上就消失了,但是,在其他情况下,这种差别仍很重要(Sen,1982,pp. 29-31;Sen,1992,ch. Ⅲ)。

森的思路在贫困和人类发展指标的研究中得到了应用。尤其是购买力、教育和健康是构建人类发展指标所使用的潜能的代表。

第三节　公平观在新农合筹资设计中应用与比较: 一个仿真结果

一、以可负担性为评价基础的新农合筹资公平性

可负担性(Affordability)的研究,尚属一个崭新的领域。Mas-Colell 等(1995)从理论上界定了可负担性,认为一个包含 L 种商品的消费束的可负担性取决于价格向量 $p = (p_1, \cdots, p_L)$ 及其消费者的财富水平 w ,如果消费束的总成本没有超过财富水平,即如果 $p \cdot x = p_1 x_1 + \cdots + p_2 x_2 \leq w$,则该消费束就是可负担的,或者说一定数量的 l 商品属于瓦尔拉斯预算集 $B_{p,w} = \{x \in R_+^L : p \cdot x \leq w\}$ 中,则该数量的 l 商品必然是可负担的。但该界定较宽泛,没有将某数量之商品的可负担性与必需品消费约束相联系。

近年来,此概念的理论与应用研究主要集中在住宅、教育、保险、药品、食品,甚至还有军事设备等的可负担性。比如有关住宅对于居民的可负担性,健康保险对于投保人的可负担性、教育对普通居民的可负担性等方面的讨论,具有较高的现实意义。在美国,成立了国家低收入住宅委员会;在澳大利亚,设立了国家住宅发展委员会,其重要使命就是界定居民对住宅的可负担性并科学衡量可负担性。这两个国家对住宅可负担性的定义是:居民在满足了必需的衣服("衣")、必需食品("食")、交通("行")以及必要的医疗支出和教育开支后,家庭所剩余预算能用于支付住宅消费的能力。Bundorf 等(2006)用两种方法定义了健康保险的可负担性,结合美国健康保险相关数据,比较分析了哪一种可负担性界定更合理;Blumberg 等

(2007)也用两种方法为美国马萨诸塞州的医疗保险改革方案界定了可负担性,即以家庭预算剩余以及健康保险真实需求为标准,来衡量居民在医疗保险上的可负担性;Kunreuther(2009)对巨灾保险的可负担性是这样界定的:当一个家庭对巨灾保险有购买意愿,且购买此保险后的剩余收入也足够购买其他必需品时,那么该家庭对此巨灾保险就具有可负担性。Bernard 等(2009)把居民资产和债务等纳入可负担性的分析中,比如居民融资越便利,其支付能力就越高,因此,收入作为流量,无法作为衡量可负担性的唯一标准。这种可负担性界定更合理科学,它为本节以及下一章考虑农民举债额而对家庭负担指数进行加权校正,得出校正后的医疗费用负担比指标提供了参考依据。

从可得的国内文献来看,可负担性这个从保险领域和房地产经济学等领域"借来"的概念,应用到卫生筹资公平性方面的文献数量很少见。但是国外有一些相关文献。Supakankunti(1997)在对泰国健康卡计划的研究中,通过将持卡人分为新持卡人、续持卡人以及退卡人,发现泰国健康卡计划导致了最贫困人群的可负担性问题。Arhin(1994)证实了人们不购买预付制医疗保险的主要原因是财务可负担性低。最近的文献有:Melitta Jakab & Chitra Krishnan(2013)认为,人们不参与社区医疗筹资计划的最大原因是缺乏卫生筹资的可负担性。

对于新农合筹资机制,以卫生筹资的可负担性为基础,来评估制度公平性具有现实意义。第一,判定新农合筹资的可负担性,以确定或调整卫生筹资补偿标准。农民参合后一旦发生医疗费用,其可负担性就是评价该农民医疗费用自付额占总医疗费用的比重大小(并考虑负债与家庭收入因素),而自付额就是医疗费用扣除新农合补偿金额后的余额,显然,可负担性与补偿标准密切相关,新农合管理机构在探明当下农民的可负担性程度后,对照政策目标,决定是否调整以及如何调整补偿标准等政策工具。第二,有利于更具体的评价卫生筹资制度的公平性。本章在计算出参合后每个家庭的校正医疗费用负担比之后,再以此为基础计算了泰尔 T 指数。由于泰尔 T 指数具有评估个体间公平性的优良特性,因而以农民个体的医疗费用可负担性为基础的泰尔指数能更具体地评价卫生筹资制度的公平性。第三,有利于比较人们在筹资补偿前后的福利;第四,指导可负担性医疗服务产品的供给。

从本质来看,可负担性是卫生服务需求者经济风险分摊程度的直接反映,从而是相对抽象的卫生筹资机制公平性方面更直观而鲜明的概念性表达。

对于当前考察的新农合筹资机制而言,新农合筹资是否可负担,就是考察新农合筹资是否能克服使许多农村居民无法获得卫生服务的财务障碍。具体而言,新农合筹资是否可负担,就是考察部分参合农民是否会因病致贫,即如果农民通过新农合筹资机制分摊掉一部分医疗费用后,其剩余收入是否仍然会使他沦入贫困线以下;或者,对照 Mas-Colell 等(1995)以及 Kunreuther(2009)对可负担性的定义,新农合筹资对某个参合农民是否可负担,要看扣除医疗费用实际自付额(获得医疗费用补偿后的)后的剩余收入是否足够购买其他生活必需品,或其他生活必需品的消费数额是否在瓦尔拉斯预算集内。

在卫生筹资领域,可负担性是公平问题的关键。可负担性不仅仅体现在人们对参与医疗保险计划、获取医疗保障资格方面有无支付能力,还体现在人们有无能力购买医疗卫生服务。即可负担性概念衡量人们通过直接或间接渠道购买卫生服务的能力。它既涉及前述狭义的卫生筹资,又涉及广义的卫生筹资。

新农合筹资机制的目标包括提高可负担性。即新农合的可负担性表现为通过筹资机制克服许多农村居民无法获得卫生服务的财务障碍,其实质是使参保农民能看得起病,不因为治病而使得自己承受严重的财务负担。用保险学术语来表达,就是新农合筹资要符合"可负担性"原则。对于农村的富裕家庭而言,当前的新农合筹资机制可能不会导致他们承担不起医疗费,但是对于穷人而言,情况就不一样了。他们很有可能无钱获得医疗服务,有时候高昂的医疗保健费用使得贫困家庭捉襟见肘。只有当新农合制度调整了其医疗服务付费方式和补偿政策,使得农民能真正负担得起正常的医疗费用,这种新农合筹资机制才能说是具备可负担性,才能说是满足公平性要求。

二、新农合筹资可负担性在功利主义与罗尔斯主义公平观下的公平性比较

前面讨论了几个主要的公平观,本书认为,如果要比较哪种公平观(在最后一章讨论将公平观组合式引入新农合筹资账户的效果)更适合贯彻到新农合筹资机制中,或者说能更好地指导新农合筹资机制公平性的改善路径,就需要比较公平观引入后,农民医疗费用可负担性的改善程度。

显然,要比较医疗费用可负担性的改善程度,则需要首先将可负担性在新农合语境下量化,然后再以该指标为基础上计算公平的改善程度。所以我们第一步是将新农合筹资机制中个人医疗费用的可负担性量化,但是

因为该量化指标反映的是个人的医疗费用可负担性,不是反映整个人群的公平性,因此,还需要进入第二步的计算,即将该量化指标在群体的涵义下计算公平性程度。

1. 卫生筹资可负担性的量化指标:校正的家庭医疗负担比

哈佛大学刘远立(1999)提出了保险覆盖率(该指标在下一章有更全面的展开和模拟)的计算方法。他计算保险覆盖率所用的中间指标可以作为这里量化个人医疗费用可负担性很好的参考。他认为仅仅看家庭负担指数(即将个人的医疗费用自付额除以发生的医疗费用)是有很大局限的,本书认同这种观点。理由是:由于家庭负担指数的计算公式中没有考虑并区分各个家庭本有的富裕程度,一个富裕家庭和一个不富裕家庭,完全有可能出现相同的家庭负担指数。实际上,即便有相同的家庭负担指数,对于富裕和不富裕家庭来说,其真正的医疗负担是不一样的,比如同样是50%的家庭医疗负担指数,对于贫困家庭那就意味着医疗负担是雪上加霜,而对于富裕家庭而言,其医疗负担相对较轻。因此,我们需要对家庭负担指数进行加权校正。我们采用刘远立的方法计算不同家庭医疗负担指数的权重如下:

$$（借债额+贫困线）/家庭收入 = \frac{DE_i + PL}{FI_i} \tag{4.4}$$

以此作为校正系数。这里,PL 是贫困线,DE_i 是第 i 个家庭因为总的医疗费用开支(用 MCE_i 表示)超过其家庭纯收入(用 FI_i 表示)而不得不发生的举债额(这里假设不存在借贷困难)。

这种校正方法考虑到了贫困线以及农户的借债额占家庭纯收入的比例,以区分各个家庭本有的富裕程度。这里将贫困线数据纳入校正系数的分子,是由于贫困线相对于家庭纯收入的比例在某种程度上可以表示不同家庭的生存现状,且这种生存现状对其家庭医疗负担有直接影响。比如当 A 家庭相对于 B 家庭而言,贫困线占其家庭纯收入较高比例时,说明 A 家庭相对贫困,即使两个家庭的医疗费用自付额占其总医疗费用的比例相同,A 家庭由于其家庭财富相对较少,其实际医疗费用负担将更重。同样,医疗费用超过 A 家庭纯收入越多,发生的举债额占其家庭纯收入的比例也越高,其家庭医疗负担权重也应该越大。

计算出家庭负担权重后,将它乘以家庭负担指数。如此考虑了家庭的贫富基础的家庭负担指数就可以作为真正的筹资可负担指标使用。具体而言,第 i 个家庭校正后的医疗费用负担比(用 HB_i 表示)的计算公式是:

$$HB_i = \begin{cases} \dfrac{FC_i}{MCE_i} \cdot \dfrac{PL + DE_i}{FI_i} & \text{当 } MCE_i > 0 \\ 0 & \text{其他} \end{cases} \qquad (4.5)$$

其中 FC_i 是在新农合的偿付结构下家庭的医疗费用自付额,MCE_i 表示发生的总医疗费用开支,FC_i 等于总的医疗费用减去补偿额,FC_i/MCE_i 是没有校正的家庭医疗费用负担,其实就是医疗费用的自付比例。其中,DE_i 的计算公式如下:

$$DE_i = \begin{cases} MCE_i - FI_i, & \text{当 } MCE_i > FI_i \\ 0 & \text{其他} \end{cases} \qquad (4.6)$$

我们采用的 HB_i 计算公式不同于刘远立的地方是家庭负担指数。我们用 FC_i/MCE_i 来表示没有校正的家庭医疗费用负担(医疗费用的自付比例),而刘的计算方法是用总医疗费用(没扣除补偿额的指标)除以家庭纯收入,即 MCE_i/FI_i。我们认为,一方面,刘的家庭负担指数计算公式不但没有体现一个医疗保险制度的补偿结构,而且其计算形式与权重计算上有重叠。具体而言,就是 MCE_i 是家庭医疗费用自付额(FC_i)加上医疗费用补偿额(用 REI_i 来表示),刘的计算公式中没有分离这两个部分,从而无法体现补偿结构。另一方面,刘的家庭负担指数计算公式(MCE_i/FI_i)的分母中是 FI_i,而刘对家庭负担指数的校正权重 $\dfrac{DE_i + PL}{FI_i}$ 中的分母也是 FI_i,这种重叠有碍计算公式的科学合理性。

接下来,我们只要用 1 减去 HB_i,即可得到某个个人或家庭的医疗费用可负担比,我们用 ahbr$_i$(affordable house burden ratio)表示。

2. 家庭医疗费用可负担比泰尔指数

因为泰尔指数是很好的比较公平性、差异性的指标,该指数比基尼系数的优越性已经有不少文献说明过,这里不赘述。这里借用该指数来计算家庭医疗费用可负担程度在人群中的分布差异。

由于我们这里拟进行仿真计算的是个体数据,而非分组数据,所以可以借用泰尔 T 指数($T - theil$)。家庭医疗费用可负担比的泰尔 T 指数计算公式是:

$$T - theil = \dfrac{\sum \left(\dfrac{ahbr_i}{\overline{ahbr}} \times \ln \dfrac{ahbr_i}{\overline{ahbr}} \right)}{n} \qquad (4.7)$$

其中,$\overline{ahbr}$ 是从整个人群考虑的平均家庭医疗费用可负担比。

3. 仿真过程的说明

最后我们需要以不同的公平观来调整新农合各个控制柄,以体现不同的公平理念,并将其用在模拟的参合人群中,以观察在不同的公平观下调整的新农合补偿规则给整个人群带来的医疗费用可负担比泰尔指数的变化,并以此衡量公平性程度及其变化。而最后泰尔 T 指数(T-$theil$)能说明哪个公平观嵌入新农合筹资机制后,农民医疗费用可负担性的公平程度,同时,我们将以此作为最后一章——契约设计所致公平性变化的参考依据之一。

仿真过程是先用随机数发生器产生的家庭纯收入和医疗费用,这里的医疗费用是参照作者近年来在南京市某郊区卫生局的调研结果。调研结果显示,该地区的家庭纯收入(FI)的均值是 23091 元,标准差是 18327.78 元,中位数 18377.25 元;家庭总的医疗费用开支 MCE 的均值是 2421.72 元[1],标准差是 6241.6 元,中位数是 1993.44 元。

在此参考数据基础上,我们设定家庭纯收入和医疗费用的随机数遵循此调研数据的期望值和标准差,假设这两个变量都服从正态分布(但也有人认为医疗费用服从负二项分布),以此我们生成 500 条数据来进行仿真。

接下来考虑如何将不同的公平观落实到政策控制柄中(我们这里假设可以将之落实到控制柄的变动中,而不考虑过多的技术细节、难题以及政治可行性)。由于诺兹克的应得权利理论、森的公平理论、无嫉妒主义公平观的抽象程度更高,难以将它们一一量化,因而当前只能对功利主义和罗尔斯主义公平观落实到控制柄在仿真环境下观察医疗费用可负担比泰尔指数的变化。

因为功利主义公平观以整体幸福最大化的追求为原则,往往以牺牲最弱势群体的利益来换取整体利益,所以在此理念下,本书构想将新农合的起付线、封顶线和平均补偿比作为控制变量不断以增长的趋势调整,目的是以功利主义公平观为指导自动将发生的医疗费用的低收入群体排除在外,并在新农合基金规模不变的情况下,使得非弱势群体的补偿利益提高;另一方向的操作是依据罗尔斯主义公平观为指导调整控制变量。因为罗尔斯主义的公平观对待弱势群体与功利主义观正好相反,所以对起付线等控制变量不断降低,但也保持补偿比的提高趋势,以此与功利主义公平观主导的仿真操作与结果做对比。

---

　　[1]　这里家庭医疗费用的均值与卫生部公布的 2007 年县属区域人均医疗费用 2491.9 元很接近。

但是,有一个变量调整趋势是值得注意的,那就是在新农合基金规模特定的约束下,罗尔斯主义要"兜底",势必导致弱势群体之外的参合农民的平均补偿比要略低于"不兜底"的功利主义,而后者将新农合基金集中在非弱势群体的补偿上,可以以更大的幅度增加对非弱势群体的平均补偿比。在仿真的时候需要考虑这种情况。

4. 仿真结果及其分析

在罗尔斯主义与功利主义公平观指导下,以"兜不兜底"(即补不补偿低收入人群,前者补偿,后者不补偿)为区别,以最低档次的补偿比为基线,通过以相同趋势调整控制变量(方便对比),在仿真的环境下得到的家庭或个人的医疗费用可负担比泰尔指数结果表示如下(图4-1):

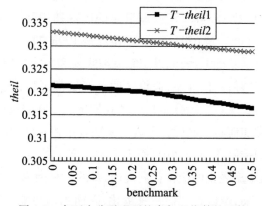

图4-1   在两个公平观下的泰尔 T 指数的比较

上图中的 $T-theil1$ 表示在罗尔斯主义公平观下的结果,而 $T-theil2$ 表示功利主义公平观下的医疗费用可负担比公平性结果。很显然,虽然由于两种情况下的平均补偿比都在假设逐步调高,从而体现为两个泰尔指数都在下降,但 $T-theil1$ 总是比 $T-theil2$ 要低。由于泰尔 T 指数越低说明公平性越高,反之则反是,因此,我们可以判断,在"兜底"式的罗尔斯主义公平观下,参合农民在医疗费用可负担性上的公平性得到了更大的改善。

因为新农合所宣称的政策目标是要缓解因病致贫、因病返贫问题,促进农村基本医疗保健服务的可及性和公平性,以实现农民人人享有初级卫生保健,所以,如果新农合以公平性为第一要务[1],那么罗尔斯主义公平观就更适合现有的新农合筹资机制设计。

---

〔1〕   实际上,新农合确实试图以"低水平、广覆盖"(张振忠,2009)为主导发展方向,以便迅速扭转农村医疗体系不公平性的现状,因此,新农合可以说是以公平性的提高为第一要务。

　　反之,要想更快地提高新农合筹资效率,让新农合基金实际使用率等产出指标大大改善,功利主义公平观就是比较适合的选择。因为功利主义在不兜底的情况下,能以更大的幅度增加非弱势群体的平均补偿比。而非弱势群体往往是相对高的医疗费用支出的主体,他们得到更大比例的补偿,很可能会大大增加新农合基金支出总额(当然在基金平衡的约束下),所以按照第三章效率分析的结论,功利主义公平观主导下以更大幅度提高平均补偿比,会提高新农合筹资效率,虽然公平性的提高不如罗尔斯主义。

　　我们进一步设想下去,如果我们想使得新农合筹资效率与公平兼而得之(后续章节将讨论了两者一致性改进的可能性),罗尔斯主义和功利主义公平观能否同时嵌入新农合筹资机制中? 以何种方式同时纳入这两种目标似乎有点儿冲突的公平观呢? 我们试图在最后一章探讨这个问题。

第五章　新农合筹资机制的契约论分析

WHO《组织法》指出,"享受最高而能获致之健康标准,为人人基本权利之一。"健康权已被公认为一项基本人权。健康权就是人人有权享用由政府创造的某些必需条件而尽可能拥有健康。这些必需条件首先包括基本卫生服务的可及性条件,其次有安全又营养的食物、适足的住房以及安全健康的工作条件。

中国政府于 2002 年在农村开展了新型农村合作医疗制度的试点并逐步推广,其本质是一种医疗保险制度,其所述之目标在减轻农民的疾病负担,缓解"因病致贫、因病返贫"的问题,希望逐步推进我国农民健康权的实现。

本章拟运用激励理论来讨论新型农村合作医疗制度中筹资契约的激励可行性及其条件,并在此基础上,用仿真的方法探讨新农合筹资的契约如果在当前"保大"契约的基础上(与医疗救助对接),加上"保小"契约,这种契约结构的设置对提高参合农民医疗负担的平均保障程度到底能起到多大的效果,以此来探讨现有新农合筹资契约转型的理论可行性。

第一节　现有新农合筹资的混同契约性质

一、现有新农合混同契约性质的界定

现有新农合制度是由政府组织、引导、支持,农民个人、集体和政府共同筹资,农民以家庭为单位自愿参加,以大病统筹为主的农村医疗互助共济制度。以大病统筹为主,是指新型农村合作医疗制度重点解决农民因患大病出现的因病致贫、因病返贫问题。该制度的核心原则是农民自愿参与,即农民对新农合制度提供的契约有自主选择权。该契约有两大要件:一是农民自愿以家庭为单位缴费参保,这种参与人的自愿性是构成契约的基本条件;二是参合后有权在符合一定条件下获得医疗费用的补助,这形成了契约中的收益。

那么新农合是一种什么样类型的契约呢？其实，从导论部分有关新农合筹资制度的参与主体介绍以及运行特征的初步分析，可以提炼出：新农合制度提供给农民的是一种混同契约（Pooling Contract）。具体而言，理由如下。

虽然东部和中西部地区农民个人筹资额标准不同，有的地区20元，有的地区30元，即使东部地区好多地方筹资标准也不相同，但是这里是对制度进行抽象，它们不是制度的本质，可以略去这些区域差异。因此，就某一地区而言，我们可以发现，在现有新农合制度框架内，无论是高风险还是低风险农民，都依据相同的个人筹资标准缴纳"保费"，同时医疗费用的补偿在参合农民医疗情况相似的条件下也是基本相同的。农民即使有别的筹资和补偿额意愿，新农合也没有其他方案可供选择，可见新农合的筹资与补偿标准没有因为农民的异质性风险而不同。根据保险契约是否有价格歧视，保险契约可以分为混同契约（Pooling Contract）和分离契约（Separating Contract），而前者是一种单一筹资与补偿结构的契约。因此，现有新农合提供给农民的保险契约恰恰符合混同契约的特征，所以我们可以认为它是一种混同契约。

新型农村合作医疗制度是否具有可持续性，关键看制度设计是否科学。新农合制度的稳定性和可持续性不仅仅依赖于合作医疗基金的充足性和使用效率，还依赖于农民的参合意愿。如果这种混同契约具有激励可行性，可以让农民普遍接受，它才能真正体现新农合制度设计的科学性；相反，如果地方政府"隐性强制"推行新农合制度，而契约又不具有激励可行性，农民受益低于期望效用，则该制度恐怕将变为一块"鸡肋"。

新农合混同契约的实质是忽略农民异质性疾病风险而设计单一筹资和单一补偿规则。假设参合农民的人均筹资额（包括农民个人缴纳部分以及各级政府筹资补贴）是 PA ，对规定范围内参合农民医疗费用开支的补偿额为 I 。此处的补偿是净补偿，是扣除了农民个人筹资额后的补偿额。因此，新农合混同契约可以表达为向量（ PA, I ）。

二、新农合混同契约激励可行性分析

1. 新农合混同契约激励可行性分析的假设前提

Rothschild 和 Stiglitz（1976）在对不完全信息下竞争性保险市场的均衡契约进行的经典讨论中采用了单变量效用函数，自变量是财富，是可以货币化的变量[1]。Cook 和 Graham(1977)认为,消费者对保险的需求除了受可货币化的财富影响外,还受到其他一些不可替代商品的影响和调节,其中健康状况就是一个重要的变量,但它是非货币化变量。Rey(2003)考虑到非货币变量对最优保险契约的影响,在分析最优保险契约、重新检视伯努利原理、Mossin-Smith 命题和阿罗定理的满足条件时用了双变量效用函数,一个是可以货币化的财富变量;另一个是非货币化变量[2]。因此,这里沿用 Rey 的双变量效用函数,第二个变量我们具体化为农民的健康状况,即 $U=U(W,H)$,W 表示财富,H 表示健康状况。假设该双变量效用函数在每个变量上都是连续、可微且递增的凹函数,即 $U_1>0$,$U_{11}<0$,$U_2>0$,$U_{22}<0$,而效用函数的二阶混合偏导数 U_{12} 表示健康变动导致财富边际效用的变化。假设有两类异质性疾病风险的农民,一类是高风险者 i_H,另一类是低风险者 i_L,前者生病概率为 p_H,后者为 p_L,$p_H>p_L$;假设两者的初始财富都是 w,初始健康状况都是 h。假设高、低风险的参合农民生病导致的财富损失为 L,其健康损失为 δh_i,$\delta h_H>\delta h_L$,且 $0<\delta h_i<h$。假设参合农民与新农合契约提供者之间是信息不对称的,后者难以判断参合农民疾病风险的高低。

新农合"以收定支、收支平衡"的核心原则,意味着合作医疗基金平衡是基金运行的硬约束。除了每年要提留一部分风险准备金外,合作医疗基金必须收支平衡。因此,假设合作医疗管理部门按照农民的平均生病概率来规划合作医疗基金,精算平衡式是 $\bar{p} \cdot I=(1-\bar{p}) \cdot PA$。其中 $\bar{p}$ 是农民的平均生病概率。

2. 新农合混同契约激励可行的必要条件

按照激励理论,一个契约的激励可行性就是要考察激励相容约束和参与约束是否满足。激励相容约束和参与约束结合在一起就定义了一个激励可行的契约配置[3]。所谓激励相容约束就是在当前的契约集合中不存在其他契约可以使得任何一类代理人可以获得更高的期望效用,它是对于代理人选择的约束。当契约 (PA_L,I_L) 相对于 (PA_H,I_H) 是低风险参合农民的弱偏好,而契约 (PA_H,I_H) 相对于 (PA_L,I_L) 是高风险参合农民的弱偏好时,新农合的一组契约 $\{(PA_H,I_H);(PA_L,I_L)\}$ 就是激励相容约束的,可以

〔1〕 Rothschild M. , J. Stiglitz. Equilibrium in Competitive Insurance Markets: An Essay on the Economics of Imperfect Information[J]. Quarterly Journal of Economics,1976,90(4):29-49.

〔2〕 Rey B. ,A Note on Optimal insurance in the Presence of a Nonpecuniary Background Risk [J]. Theory and Decision,2003,54:73-83.

〔3〕 让-雅克·拉丰,大卫·马赫蒂摩. 激励理论(第一卷)(M),北京:中国人民大学出版社,2002:23-26。

用两个不等式表述如下：

$$p_L U(w - L + I_L, h - \delta h_L) + (1 - p_L) U(w - PA_L, h) \tag{5.1}$$
$$\geq p_L U(w - L + I_H, h - \delta h_L) + (1 - p_L) U(w - PA_H, h)$$

$$p_H U(w - L + I_H, h - \delta h_H) + (1 - p_H) U(w - PA_H, h) \tag{5.2}$$
$$\geq p_H U(w - L + I_L, h - \delta h_H) + (1 - p_H) U(w - PA_L, h)$$

目前新农合混同契约的本质意味着 $PA_H = PA_L = PA, I_H = I_L = I$，因此，上述(5.1)和(5.2)式的激励相容约束自然满足。

如果一组契约可以被代理人接受，则它给予每种类型的代理人的期望效用至少不低于外在机会的期望效用水平，这就是一组契约的参与约束条件。在新农合制度的自愿参与原则下，农民参与新农合的决策很大程度上取决于参合后的期望效用是否大于没有参合时的期望效用。对于高风险和低风险的农民而言，参与约束分别可以表述为以下不等式：

$$p_L U(w - L + I_L, h - \delta h_L) + (1 - p_L) U(w - PA_L, h) \tag{5.3}$$
$$\geq p_L U(w - L, h - \delta h_L) + (1 - p_L) U(w, h)$$

$$p_H U(w - L + I_H, h - \delta h_H) + (1 - p_H) U(w - PA_H, h) \tag{5.4}$$
$$\geq p_H U(w - L, h - \delta h_H) + (1 - p_H) U(w, h)$$

新农合混同契约的本质同样使得上述参与约束条件变形为：

$$p_L U(w - L + I, h - \delta h_L) + (1 - p_L) U(w - PA, h) \tag{5.5}$$
$$\geq p_L U(w - L, h - \delta h_L) + (1 - p_L) U(w, h)$$

$$p_H U(w - L + I, h - \delta h_H) + (1 - p_H) U(w - PA, h) \tag{5.6}$$
$$\geq p_H U(w - L, h - \delta h_H) + (1 - p_H) U(w, h)$$

上述两个参与约束条件又等价于下面两个不等式：

$$p_L [U(w - L + I, h - \delta h_L) - U(w - L, h - \delta h_L)] \tag{5.7}$$
$$\geq (1 - p_L)[U(w, h) - U(w - PA, h)]$$

$$p_H [U(w - L + I, h - \delta h_H) - U(w - L, h - \delta h_H)] \tag{5.8}$$
$$\geq (1 - p_H)[U(w, h) - U(w - PA, h)]$$

先考察低风险参合农民的参与约束。对(7)式中的 $U(w - L + I, h - \delta h_L)$、$U(w - L, h - \delta h_L)$ 以及 $U(w - PA, h)$ 分别在 w 处进行带皮亚诺余项的一阶泰勒展开，并引入合作医疗基金的精算平衡式 $\bar{p} \cdot I = (1 - \bar{p}) \cdot PA$，其中 $0 < p_L < \bar{p} < p_H < 1$。经整理后有下列不等式：

$$U_1(w, h - \delta h_L) \geq \frac{(1 - p_L)\bar{p}}{(1 - \bar{p})p_L} U_1(w, h) \tag{5.9}$$

再对不等式左边在 h 处进行同样的一阶泰勒展开,经整理得到:

$$- \delta h_L \cdot U_{12}(w,h) \geq \frac{\bar{p} - p_L}{(1 - \bar{p})p_L}U_1(w,h) \qquad (5.10)$$

当 $U_{12}(w,h) \leq 0$ 时,有 $\delta h_L \geq -\dfrac{\bar{p} - p_L}{(1 - \bar{p})p_L} \cdot \dfrac{U_1(w,h)}{U_{12}(w,h)}$,又因为 $U_1(w,h) >$

0 , $U_{12}(w,h) \leq 0$, $0 < p_L < \bar{p} < 1$,所以可知 $-\dfrac{\bar{p} - p_L}{(1 - \bar{p})p_L} \cdot \dfrac{U_1(w,h)}{U_{12}(w,h)} \geq 0$,于

是令 $-\dfrac{\bar{p} - p_L}{(1 - \bar{p})p_L} \cdot \dfrac{U_1(w,h)}{U_{12}(w,h)} = \underline{\delta h_L}$ 为 δh_L 的下确界,则有 $\delta h_L \geq \underline{\delta h_L} \geq 0$;当

$U_{12}(w,h) > 0$ 时,我们有 $\delta h_L \leq -\dfrac{\bar{p} - p_L}{(1 - \bar{p})p_L} \cdot \dfrac{U_1(w,h)}{U_{12}(w,h)}$,但是因为 $U_1(w,$

$h) > 0$, $U_{12}(w,h) > 0$, $0 < p_L < \bar{p} < 1$,则 $-\dfrac{\bar{p} - p_L}{(1 - \bar{p})p_L} \cdot \dfrac{U_1(w,h)}{U_{12}(w,h)} < 0$,然

而 δh_L 不可能小于0,故此种情况不存在。因此,低风险农民参与约束的必
要条件是 $\delta h_L \geq \underline{\delta h_L} > 0$。

我们再考察高风险农民的参与约束条件。同理,对(8)式的一阶泰勒
展开和引入合作医疗基金的精算平衡式,经整理最终得到:

$$0 < \delta h_H \leq \frac{p_H - \bar{p}}{(1 - \bar{p})p_H} \cdot \frac{U_1(w,h)}{U_{12}(w,h)} \qquad (5.11)$$

令 $\dfrac{p_H - \bar{p}}{(1 - \bar{p})p_H} \cdot \dfrac{U_1(w,h)}{U_{12}(w,h)} = \overline{\delta h_H}$ 为 δh_H 的上确界,我们可以获知高风险

农民参与约束的必要条件是 $0 < \delta h_H \leq \overline{\delta h_H}$。

由于 $\delta h_H > \delta h_L$,我们可以将两种异质性疾病风险农民的健康损失综合
考虑,即得到新农合混同契约激励可行性的必要条件是: $\underline{\delta h_L} \leq \delta h \leq \overline{\delta h_H}$。

3. 数理分析结论与分析

根据上述激励理论的分析,在新农合奉行农民自愿参与原则下,只有
当低风险农民的预期健康损失不低于 $\underline{\delta h_L}$,而高风险农民的预期健康损失
不高于 $\overline{\delta h_H}$ 时,两类农民才会接受新农合混同契约,即主动缴纳新农合"保
费"。换句话说,新农合混同契约激励可行的必要条件是 $\underline{\delta h_L} \leq \delta h \leq \overline{\delta h_H}$,
这意味着,只有那些预期健康损失处于($\underline{\delta h_L}$, $\overline{\delta h_H}$)区间内的农民才会选择
参加新农合,区间之外的农民一般不会参合。

　　考虑到目前新农合规定的人均筹资额包括农民个人缴纳部分，个人筹资比例一定大于零（排除医疗救助制度为"五保户"等居民代缴的情况），同时新农合平均补偿率一般也大于零，所以上述模型不会出现零筹资比例带来的全覆盖以及零补偿率带来的零覆盖两种极端情况。因此，只要农民承担大于零的筹资与补偿比例（事实也是如此），且不存在隐性强制（有些地方政府出于政绩考虑而为之），新农合制度就无法实现完全自愿的全覆盖目标。这是一个无法回避的客观规律。

　　就理论层面而言，那些低于 δh_L 的农民不参加合作医疗，似乎从另一个侧面证明了自愿参与原则下新农合存在"逆向选择"，但是那些高于 $\overline{\delta h_H}$ 的农民也不参加新农合，就不是"逆向选择"概念所描述的现象了，实际上只有新农合的混同契约性质以及精算平衡的硬约束才能解释这个现象，即预期健康损失高于临界值 $\overline{\delta h_H}$ 的那些农民往往希望通过缴纳更多的"保费"而获得更大的补偿额，而当前的"保费"对应的补偿额不足以覆盖他们所面临的疾病风险，也许某一个契约（PA', I'）能满足这部分农民的需求，其中 $PA'>PA, I'>I$。但是，由此构成的契约组合不再是混同契约了，而是一种分离契约。这就逾越了我们的假设前提：当前契约是混同契约。由此，也获得了一个启示，只有分离式契约才能满足整个预期健康损失区间的参与人的疾病风险覆盖的要求［对其证明可参照史新和（2010）］。

　　笔者根据实地调研，发现在农村确实存在一部分农民因为不满足于当前新农合的补偿额，而同时新农合又没有其他档的筹资额与补偿额组合让其选择，从而他们只有选择退出新农合，或者即使参与新农合，也是非完全自愿参与。他们表达的理由很简单，即新农合对他们而言是"杯水车薪"。

　　这里的一个创新之处是用双变量效用函数在激励可行性理论框架内讨论了现有新农合实现其预期目标（即它所宣称的"人人有初级医疗保健"，其意就是实现全覆盖）的激励可行性空间（即无法实现全覆盖，它只能满足某个预期健康损失区间中的农民），有别于 Rothschild 和 Stiglitz（1976）用单变量效用函数的分析方法，但其观点（不完全信息下竞争性保险市场不存在所有人购买同一保险合同）与我们的理论是一致的。

第二节　新农合筹资分离契约可能的实施效果

一、新农合"保大""保小"定位的争论

　　我国新型农村合作医疗制度将保障目标主要定位于"保大病"，即"大

病统筹"。学术界认为从理论和实际运行效果来看,"保大病"的定位虽然对缓解农民"看病贵、看病难"有一定的积极效应,但是依然存在一些弊端。当新农合主要定位于"保大病"时,由于政策目标导向、基金的充足性等原因,真正影响农民整体健康水平的普通病、常见病、多发病等"小病"往往得不到足够的重视(王为民,2006)。新农合只考虑大病而轻视农民的基本卫生需求,不但将导致政策的成本无效(Cost-ineffective),还可能导致比没有新农合时更大的不公平(Henk Bekedam,2004)。谭湘渝、樊国昌(2007)总结了新农合"保大病"的四个弊端,即"保大病"易产生逆向选择,将最终导致新农合基金入不敷出;"保大病"导致只有少数大病或住院患者受益;"保大病"产生"小病大医"的道德风险;"保大病"事实上等于放弃了对大多数人基本医疗需求的保障责任。

新农合保障目标定位于"保大病"有诸多弊端,那么"保小病"又有什么样的政策效果呢? 由于"小病统筹"还停留在小范围的试验项目中,还没有得到普遍的政策支撑,所以目前由实验而来的政策评估并不多。中国社科院"乡镇基本卫生统筹"课题组(2006)在洛川县旧县镇的试验证明"小病统筹"更有效,它符合成本—效果原则(崔爽等,2006)。但是也有学者认为"保小"模式仍然有缺陷。谭湘渝、樊国昌(2007)认为"保小"模式有违风险管理与保险的基本原理。

现有文献都凸显了新农合保障目标合理定位的必要性,但对新农合"保大病"弊端的关注明显多于"保小病",而"保小病"带来的医疗保障效果究竟如何,到目前为止还不是很明确。新农合保障目标是继续"保大",还是应该"保小"? 哪种定位对农民的医疗保障效果更好? 我们能否用更有效的方法来说明这个问题呢?

二、基于分离契约的目标重设:保险覆盖率仿真分析

这里试图用仿真方法讨论新农合保障目标重新定位的政策效果。鉴于新农合与医疗救助在补偿结构和结算上的对接已经开始小范围试点[1],因此,本书用仿真方法,以两种医疗保障制度对接为前提,对新农合与医疗救助的某些政策工具变量在模拟环境中不断做出调整,来透析在新

---

〔1〕 虽然新农合与医疗救助制度的性质和特点有所不同,新农合是一种由政府主导的基本医疗保险制度,而农村医疗救助制度属于社会救助,但它们都是我国当前农村基本医疗保障制度,具有同样的"抗病、扶贫"政策目标,所以两者可以实现在补偿结构与结算上的对接。实际上,从2007年开始,卫生部与民政部就已经确定了新农合与医疗救助制度对接的六个示范县,之后,其他一些农村地区也逐步开始了两种制度对接的尝试。

农合"保小"、医疗救助"保大"这种分离式契约的统筹安排下(因为这里构想的新农合"保小"、医疗救助"保大"目标重新定位后的制度设计与安排,实际上其特征就已经表明这是一个分离式契约),农民的疾病风险保障程度究竟能否得到提高,并以此来探索新农合保障基于分离契约特征的目标重新定位以及偿付结构的合理设计。

(一)变量描述与数据来源

任何健康保障制度的效果都可以从效率和公平两方面进行评价,其评价指标很多,其中本书所用的保险覆盖率是基于医疗费用在人群中的分布,衡量医疗保障制度在特定的偿付结构下对人群医疗负担的平均保障程度的指标。

我们对哈佛大学刘远立(1999)提出的保险覆盖率计算方法,作了部分修正,提出新的计算方法:在家庭收入和医疗支出数据的基础上,根据保障制度规定的偿付结构,先计算出各个家庭医疗负担比(用 HB 表示),并对此作出校正,校正方法与刘远立的方法一致,用(贫困线+借债额)/家庭收入作为校正系数,从而得到校正的家庭医疗负担比(用 HB^* 表示),然后计算出平均的家庭医疗负担指数(用 AHB 表示),最后用 1 减去该指数,就可以获得保险覆盖率指标。具体而言,第 i 个家庭校正的医疗负担比的计算公式是:

$$HB_i^* = \begin{cases} \dfrac{FC_i}{MCE_i} \cdot \dfrac{PL + DE_i}{FI_i} & \text{当} \\ 0 & \text{其他} \end{cases} \tag{5.12}$$

其中 FC 是一定的偿付结构下家庭的医疗费用自付额,它等于总的医疗费用减去补偿额;PL 是贫困线,本书把它作为校正系数的分子,是考虑到对于贫困线以下和贫困线以上的家庭,相同的医疗费用负担对其生存现状有不同的影响程度;DE 是医疗费用开支(用 MCE 表示)与家庭纯收入(用 FI 表示)对比之后家庭选择的举债额,当医疗费用大于家庭纯收入时,DE 等于医疗费用减去家庭收入,否则等于零,即

$$DE_i = \begin{cases} MCE_i - FI_i, & \text{当} MCE_i > FI_i \\ 0 & \text{其他} \end{cases} \tag{5.13}$$

这里 HB 的计算不同于刘远立的地方是 $HB = FC_i/MCE_i$,而刘的计算方法是 $HB = MCE_i/FI_i$。我们认为由于 $FC_i = MCE_i - REI_i$,而 REI_i 表示按照医疗保险制度的偿付结构计算的医疗费用补偿额,这样 $HB = FC_i/MCE_i$ 比 $HB = MCE_i/FI_i$ 更能体现医疗费用补偿后家庭负担医疗费用的程度,在此

基础上计算出的平均家庭医疗负担指数(AHB)以及保险覆盖率指标才能更好地反映医疗保险制度偿付结构对家庭收入再分配的影响。

我们用 RE_{RCMS} 和 RE_{MA} 分别表示新农合和医疗救助制度的平均补偿比,用 DED 和 CEI 分别表示新农合的起付线和封顶线。当两种保障制度对接后,家庭医疗费用补偿额 REI_i 为:

$$REI_i = \begin{cases} CEI * RE_{RCMS} + (MCE_i - DED - CEI) * RE_{MA}, & 当 MCE_i \geqslant DED + CEI \\ (MCE_i - DED) * RE_{RCMS} & 当 DED < MCE_i < DED + CEI \\ 0 & 其他 \end{cases}$$

$$(5.14)$$

对家庭收入和医疗支出数据用(5.3)式计算出医疗费用补偿额 REI_i 后,连同(5.2)式代入(5.1),就可以计算出 HB^*,在此基础上计算出平均家庭医疗负担指数,计算公式是:

$$AHB = \sum HB^* / n \qquad (5.15)$$

其中 n 是样本大小,用 1 减去 AHB 就可以得到两种保障制度衔接后的保险覆盖率(IC)。

这里的数据来源于作者近年来在南京市某郊区的调研结果。我们从中选取了 500 个观测数据,其中家庭纯收入(FI)的均值是 23091 元,中位数 18377.25 元,标准差是 18327.78 元;MCE 的均值是 2421.72 元,与卫生部公布的 2007 年县属区域人均医疗费用 2491.9 元很接近[7],同时我们计算 MCE 的中位数是 1993.44 元,标准差是 6241.6 元。

(二)基于三种情形的保险覆盖率仿真结果

根据上述保险覆盖率的计算方法,本书对 500 个观察数据在不断调整政策工具变量(包括 DED、CEI、RE_{RCMS} 及 RE_{MA})的情况下,考察新农合保小、医疗救助保大后保险覆盖率的变化趋势。以下分三种情形讨论:(1)控制新农合的封顶线,不断调低起付线;(2)控制新农合的起付线,不断调低封顶线;(3)控制新农合的起付线,在两档封顶线基础上,不断调大新农合与医疗救助实际补偿比差距的绝对值。

情形 1:当控制新农合制度规定的封顶线(比如设定 $CEI = 30000$ 元)后,通过不断调低新农合的起付线(即 $DED \downarrow$),在 $RE_{RCMS} < RE_{MA}$ 以及 $RE_{RCMS} > RE_{MA}$ 两种情况下,两种制度衔接后的医疗保障效果指标——保险覆盖率(IC)都提高了($RE_{RCMS} < RE_{MA}$ 的情况下保险覆盖率为 IC_1,$RE_{RCMS} > RE_{MA}$ 的情况下保险覆盖率为 IC_2)。

　　当前新农合的"保大病"定位导致重视住院补偿、轻视门诊补偿(除非是大额门诊[1]),并设定了较高的起付线。从以上仿真结果来看(图 5-1),如果改变当前新农合对门诊和住院的不同补偿待遇,统一降低门诊与住院的起付线,无论新农合与医疗救助衔接后实际补偿率孰高孰低,进入补偿范围的医疗费用将更多,这样就大大降低了农民自付部分的医疗费用,保险覆盖率就会有提高的趋势。

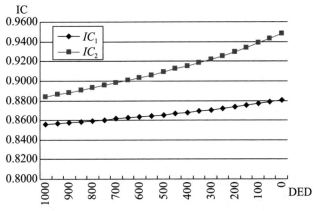

图 5-1　控制其他政策工具变量后起付线与保险覆盖率的关系

　　情形 2:当控制新农合制度规定的起付线(比如设定 $DED=300$ 元)后,通过不断调低新农合的封顶线(即 $CEI\downarrow$),在 $RE_{RCMS}<RE_{MA}$ 以及 $RE_{RCMS}>RE_{MA}$ 两种情况下,两种制度衔接后的保险覆盖率(IC)变化趋势完全不同:在 $RE_{RCMS}<RE_{MA}$ 的情况下,保险覆盖率(IC_1)先是缓慢上升,在封顶线调低到一定程度后(比如在 4000 元处),保险覆盖率快速上升,上升的速率变大;而在 $RE_{RCMS}>RE_{MA}$ 的情况下,保险覆盖率(IC_2)先是缓慢下降,在封顶线调低到一定程度(比如在 4000 元处)后,保险覆盖率快速下降,下降的速率变大(见图 5-2)。

　　在 $RE_{RCMS}<RE_{MA}$ 的情况下,封顶线的降低导致保险覆盖率逐渐上升,其原因是:当调低了新农合的封顶线后,超过封顶线以上并转移给医疗救助来补偿的医疗费用就增加了,再加上后者的实际补偿比更高,所以补偿力度整体提高,保险覆盖率得以提升。

---

　　[1]　比如南京市某郊区对大额门诊的补偿规定是无论医疗费用在 1 万元以内还是以外,起付线都是 2000 元,而且大额门诊只适用于门诊慢性病 28 种、门诊特殊病 3 种。

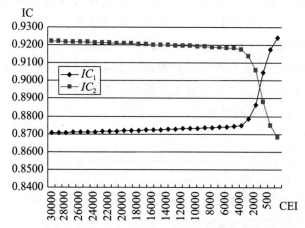

图 5-2　控制其他政策工具变量后封顶线与保险覆盖率的关系

　　我们注意到,有的观点认为提高新农合的封顶线,一定带来更好的医疗保障效果,其实情况并非一定如此。当新农合的实际补偿率比农村医疗救助低时,情况恰恰相反,如图 5-2 中 IC_1 所示,越是提升封顶线,农民的财务风险保障程度越低,即保险覆盖率越低。另外,在新农合的实际补偿率比农村医疗救助制度低的情况下,降低封顶线而增加的医疗保障效果只有在越过某个临界值后才会快速增加,但是迅速降低封顶线也意味着医疗救助的补偿压力迅速增加,因此,在两种医疗保障制度衔接后,我们也没有必要一味地降低新农合的封顶线,应该在两种保障基金的精算平衡下,合理降低新农合的封顶线水平。

　　从情形 2 可知,在 $RE_{RCMS} < RE_{MA}$ 的情况下,降低封顶线将带来保险覆盖率的逐渐上升,这是否意味着只要保持新农合的补偿比小于医疗救助,两种补偿比差距可以任意改变而不会影响保险覆盖率变动趋势呢? 答案要从情形 3 中获知。

　　情形 3:当控制新农合的起付线,在两档封顶线(比如分别设定 $CEI_1 =$ 30000 元、$CEI_2 = 15000$ 元)基础上,以 $RE_{RCMS} = RE_{MA} = 50\%$ 为基线,通过不断调大 RE_{RCMS} 与 RE_{MA} 之间的差距(用 $REGAP$ 表示)[1],发现两种制度衔接后,补偿比差距的绝对值与保险覆盖率之间有不同的变化趋势(见表 5-1 和图 5-3)。

---

　　〔1〕　例如在新农合与医疗救助制度对接的示范县之一——重庆渝北区,2007 年对医疗费用超过 1000 元的救助对象其自付部分的补偿比就达到 60%,不超过 1000 元的则补偿比达到 100%。

表 5-1 扩大两种制度的补偿比差距后保险覆盖率的变化趋势

固定 CEI_1 和 CEI_2, 并保持 $CEI_1 > CEI_2$	$RE_{RCMS} \downarrow$	$IC_1 \downarrow$	$IC_1 < IC_2$
	$RE_{MA} \uparrow$	$IC_2 \downarrow$	
	$RE_{RCMS} \uparrow$	$IC_3 \uparrow$	$IC_3 > IC_4$
	$RE_{MA} \downarrow$	$IC_4 \uparrow$	

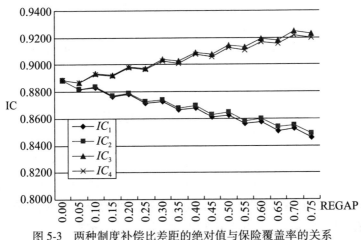

图 5-3 两种制度补偿比差距的绝对值与保险覆盖率的关系

从表 5-1 和图 5-3 可以观察到,在 $RE_{RCMS} < RE_{MA}$ 的情况下,当不断扩大两种制度补偿比的差距,保险覆盖率反而会不断下降,如图 5-3 中 IC_1 和 IC_2 所示。其原因是:在不改变起付线和封顶线的前提下,新农合的实际补偿比不断下降,并小于医疗救助的实际补偿比,两者差距逐渐拉大的结果并不会使达到新农合补偿"门槛"的农民比重增加[1],相反其医疗费用补偿额由于新农合补偿比的降低而逐渐减少;同时,由于达到医疗救助补偿规定的农民比重一般远远小于达到新农合规定的农民比重,即使医疗救助的补偿比提高,但总的医疗费用补偿额在参保人群中分摊下来很可能呈下降趋势,导致保险覆盖率不断降低。

由上述仿真结果可知,如果将新农合重新定位于"保小病",农村医疗救助继续"保大病",并在偿付结构上实现对接,以构成一种实质性的分离契约,只须保持新农合的实际补偿比适度小于医疗救助,并逐渐降低两种制度的起付线和封顶线,一定会带来保险覆盖率的提高(见图 5-1 和图 5-2),但是如果在此前提下不断扩大两种制度的补偿比差距(从图 5-3

---

〔1〕 只有改变起付线和封顶线等规定才能改变达到新农合、医疗救助补偿"门槛"的农民比重,而各种补偿比的规定一般只能改变农民获得的补偿额。

可知,在 $RE_{RCMS}<RE_{MA}$ 的情况下,补偿比差距的绝对值与保险覆盖率负相关),它会部分抵消由降低起付线、封顶线所带来的保险覆盖率提升趋势。

因此,在两个制度对接背景下,这种分离契约式的有别于现有新农合的制度安排,如果要想获得一个稳定的保险覆盖率提升趋势(即降低参保人的平均医疗费用负担,用第四章中的概念,就是提高参保人的医疗费用可负担性能力),分离契约式的新医保制度还需要在该筹资基金精算平衡下,探索对接后的两种保障制度合理的补偿比差距。但是,这是一个保险精算的问题,虽然这个合理的补偿比差距一定是可以运用保险精算的方法计算出来的,但这里不准备纳入讨论范围。

第三节　基于公平性的分离契约式筹资安排

第二节针对目前新农合保障目标定位于"保大病"带来的诸多弊端,用仿真的办法考察了如果新农合将保障目标定位于"保小病",同时配合农村医疗救助的"保大病"定位,构成一个实质性的分离契约,并在两种制度偿付结构衔接后,保险覆盖率在何种情况下会有提高。

仿真结果的启发是,将新农合保障目标定位于"保小",并结合医疗救助"保大",只要合理精算出两种制度的实际补偿比及其差距,适当调低新农合的补偿比和调高医疗救助的补偿比,并保持补偿比差距在适宜的范围内,同时降低起付线和封顶线,就会稳定提升两种医疗保障制度结合对农民医疗负担的平均保障程度。注意,这已经是在一个更大的分离契约式医疗保险制度框架内对政策控制柄的调整,反过来说,在这个更大的分离契约式制度安排下,只要合理调整各个政策控制柄,就一定能提升平均保障程度。

由此,我们认识到现有新农合筹资机制向分离型契约转型具有理论上的可行性。

另外,现有新农合筹资机制向分离型契约转型的实践可行性,主要需要讨论两个问题:一是两个政策制定与执行部门(即卫生部门与民政部)是否会在行政权属划分上存有利益冲突,而导致无法进行制度衔接;二是在归属于不同行政部门的两种制度实现了对接后,如何在基金平衡或略有盈余的硬约束下,科学合理的精算出各档保费以及相应的补偿比,以得到平均保障程度的提升。但是,在当前所引出的问题上,实践可行性的探讨属于政治学和保险精算学的范畴,已经偏离本书的主题,因此,有关现有新农合筹资机制向分离型契约转型的实践可行性,本书不进行讨论,虽然它也很重要。

对照本书第四章有关医疗费用可负担性的讨论,我们可以知道,这里用仿真方法讨论的因变量保险覆盖率,恰恰是在计算出个人或家庭的医疗费用可负担比指标(HB_i)之后,以该指标为基础的另一个计算方式。

具体而言,在第四章我们将第 i 个家庭校正后的医疗费用负担比以如下公式计算:

$$HB_i = \begin{cases} \dfrac{FC_i}{MCE_i} \cdot \dfrac{PL + DE_i}{FI_i} & 当\ MCE_i > 0 \\ 0 & 其他 \end{cases} \qquad (5.16)$$

然后定义了某个个人或家庭的医疗费用可负担比 $ahbr_i = 1 - HB_i$,继而在此基础上计算泰尔指数;而在本章是用 $AHB = \sum HB^* / n$,直接计算出整个群体意义上的平均家庭医疗负担指数,最后用 1 减去该指数,得到平均医疗保障程度。因此,两种计算思路殊途同归,都是用来表达医疗保险制度给参与人带来的保障程度公平性。这也是对读者可能发现在这两章中基础指标一样而之后的计算公式不同而产生困惑的答疑。

因此,本章以仿真得出的结果变量——保险覆盖率,是考察新制度带给农民的平均医疗保障程度,其实质依然是制度保障情况的公平性的度量。

同时,以此指标我们还解读出,新农合筹资契约转型到分离契约所带来的平均意义上的医疗费用"被覆盖"程度越高,则参合人的医疗费用负担在平均意义上得以下降,即表现为参合人在契约转型后的新农合中所得到的补偿受益公平性越好。从这层意义上看,要想提高新农合筹资公平性,就要通过政策控制柄的调整提高保险覆盖率,注意两者是充分必要条件。

而这里之所以不敢说新农合筹资契约转型到分离契约,能提高保险覆盖率(从而一定能提高新农合筹资公平性),其原因是新农合筹资契约转型到分离契约后,如果要得到新农合筹资公平性的提高,还必须合理设计内部控制柄。这一点从上述仿真情形 3 的结果就可以看出。即在分离契约中,对那些更低的筹资补偿档次的封顶线逐步提高,则在其他变量不变以及基金平衡硬约束的情况下,契约整体的保险覆盖率反而降低。因而,并不是契约一旦分离,就得到契约公平性。分离契约还必须配合契约具体"构件"进行利益调整,才能达到契约的公平性。

因此,基于公平性考虑,将能达到激励相容的分离契约引入现有新农

合并改造现有新农合,是一个具有理论科学性和可行性的制度安排,但是,我们还有必要提出以下建议:

(1)无论是新农合"保小"、医疗救助"保大"构成分离契约,还是以其他形式构成分离契约,都要讲究偿付结构等制度细节上的衔接。

改造后的分离契约式新农合要充分发挥对农民的医疗保障作用,不但要求合理设计起付线、封顶线水平,而且应该使各个档次间的实际补偿比差距不宜过大;尤其在新农合的实际补偿比设计成低于医疗救助的制度对接后,决策部门应该避免单方面的提高新农合封顶线的错误做法,否则在基金规模硬约束条件下,对农民的平均医疗保障程度会降低。原因在情形3后面有分析。在此不赘述,只是需要强调各个档次间的控制柄要协调变化,这样才能得到契约公平性的提高。

(2)新农合与医疗救助的对接,构成一个大的分离契约,还需要归口部门的充分协调(在现有行政权属划分的前提下)。新农合与医疗救助制度充分协调,才能更好地解决参合农民的医疗服务可及性、公平性问题,两种制度的有效衔接是确保农民受益水平及其公平性的必要条件(张振忠,2009)。新农合与医疗救助的政策协调应该体现在:首先是实现参保农民的信息共享,其次是统一两者所约定的定点医疗机构,最后是实现新农合与医疗救助基金的同步结算,当然最好是将两个基金合并,以扩大基金池,降低基金碎片化。

然而,假如医疗救助不愿意与新农合衔接(虽然国内有重庆已经施行了两种保障制度的对接,但不表明其他省份这两个行政部门就愿意衔接),怎么办? 本章没有考虑这个问题。但是,理论上能达到激励相容的分离契约的思路是否能给我们一个启示? 能不能在现有新农合筹资系统内部通过设计分离契约,达到绝大多数参合人都满意(当然,科学精算是必需的),从而吸引更多的农民甚至现有新农合的非参保对象加入新农合呢? 同时,我们又该如何在系统内部设计分离契约,以达到提高保险覆盖率、基金使用率以及筹资公平性的目标呢? 本书将在最后一章试图解答这些问题。

(3)基于公平性考虑的新农合制度安排,可能还需要新农合基金统筹级别的提高。因为这样更能在基金平衡的情况下,提高更大统筹范围内的参合农民医疗费用的可负担性,从而提高公平性。

陈坤(2009)曾以 Monte Carlo 模拟方法,计算了假设新农合省级"小统筹"后所带来的风险降低的效应。而在我们当前的分离契约式制度设计与改造的假设中,也存在一个担心,就是扩大分离契约所涵盖的对象(即意味着补偿对象的增加），固然可以扩大基金池，一定幅度的提高平均补偿比，但是否能保证基金的安全性呢？陈坤的仿真结果显示，如果以 0.5% 的资金实现省统筹，其他依旧是县统筹，可以将基金的安全性提高大约 15%，假设他的仿真是可信的，则我们这种考虑公平性的分离式契约也是可以扩大统筹范围的。

综上所述，首先现有新农合筹资系统是一个混同契约，它不具有激励可行性，它导致有异质性偏好和健康预期的农民中有一部分游离出新农合筹资系统，只有在两个预期健康损失临界值之间的农民才愿意参与新农合。因此，有必要构造一种实质性的激励相容的分离契约，并将新农合与医疗救助对接，各自负责不同档次的筹资与补偿，以提高效率与公平。

其次，将新农合与医疗救助对接，基金统筹，各负其责，构成的这种分离契约式筹资系统，其可行性以及对参保人所带来的平均保险覆盖率的改善需要仿真去验证。虽然这种制度安排具有理论可行性，但是仿真的其中一个结果说明并非只要设计了分离契约就能提高平均保险覆盖率。它必须合理的精算各档筹资与补偿比例，并在两个制度间协调各个控制柄。

最后，通过将现有新农合混同契约转型为分离契约，在合理设计控制柄的情况下，能提高保险覆盖率，而保险覆盖率从计算公式及其涵义看，是对新农合筹资公平性的另一种表达，由此，在符合上述制度安排的情况下，可能达致筹资公平性的改善。如果再配合基金统筹级别的提高以及科学精算转型后的新农合偿付结构，那么农民的医疗费用可负担性及其公平性都会得到提高。

第六章 新农合筹资效率与公平的一致性

卫生筹资机制作为一国卫生政策的控制柄之一，其机制运行的效率与公平至关重要。有学者认为，特别是在公共卫生政策的目标排序上，筹资公平性比筹资效率更优先、更重要（MacLachlan & Maynard，1982；Mooney，1986）。但本书认为在新农合筹资机制上，效率与公平皆重要，无须对之排序，更重要的是两者具有一致性。如果从政策目标的可控性上来说，新农合的效率更有可控性；如果从两者的因果影响来看，很多学者认为两者互为因果，在新农合的语境下也是如此，两者很可能有一致性，并共存于新农合的政策目标之中。

第一节 新农合效率与公平的一致性判断

在经济学家眼里，一个社会经济项目由三个要素组成：目标、工具和分析模型。工具影响目标的能力是从经济分析模型（由经济变量间关系的信息结构以目标为导向进行抽象、构建而成）中推导出来的（Nicola Acocella，1998，P182），"目标"自始至终是决策方向。

一个社会项目（Program）意味着要采取协调一致的决策，在政府干预领域，这意味着对每一个问题要避免分散的措施，要考虑到所有的政策目标和一系列可能的行动或工具。在公共政策中，采取协调一致的决策之理由有：（1）公共政策往往存在多重目标，在政策控制工具集中，每一种工具都有可能影响不止一个目标，这一事实意味着政策控制工具通常是相互依赖的。即我们在解决一个问题（或达到一个目标）时，所采用的工具也会影响到其他目标。于是，一般情况下，各种政策问题必须尽可能同时解决，仅在一些特殊情况下，可以以分散的方式先独立解决社会项目的某个目标。（2）政策问题往往是跨时期的。目前问题的解决与接下来对同一问题的解决是联系在一起的。在这种情况下，社会经济项目的一个重要方面

就是以一致性决策来解决目标的时间一致性问题[1]（Nicola Acocella,
1998,P182)。

　　新农合筹资制度是一个社会经济项目。我们已经在第二章中阐述了
自 2003 年开始施行的新农合制度的终极目标,即"人人有初级卫生保健",
其政策目标是解决农民的"因病致贫、因病返贫"问题,促进农村医疗服务
的可及性和公平性。因此,新农合筹资制度的目标很明确,提炼出来就是
"效率与公平"。

　　本书第三章分析新农合筹资效率,主要是从新农合筹资的投入与产出
角度,结合人均筹资额、新农合筹资总额、农村人均卫生总费用及其占 GDP
的比重等投入变量,以及补偿受益总人次、新农合基金实际使用率、农民个
人的医疗支出及其占比等产出变量,综合考察制度运行效率。在投入变量
一定及其他约束条件下,追求尽可能高的产出,或者在产出一定的条件下
尽可能降低新农合制度的投入成本,这都是制度效率的表现。

　　比如以补偿受益总人次而言,新农合筹资显然是想在投入控制的情况
下,追求该指标的提高,补偿受益总人次指标越高越好,即补偿受益总人次
越多,一般情况下,参合农民中应补偿而未补偿的人数将得以减少。因此,
在假设其他产出变量不因此而降低的情况下,补偿受益总人次的提高,意
味着新农合筹资效率的提高;在效率得以提高的同时,参合农民间的补偿
受益公平性不也得到提高了吗? 也就是说,对比未提高补偿受益总人次这
个产出变量的情况,农民甲和农民乙都能在基本医疗费用上得到一定的补
偿,其总的福利一定得到了改善。这说明新农合帕累托效率改进的同时,
也达到了公平性的改进。"人人有初级卫生保健",这个终极目标至少涵
盖了上述改进。

　　再从农民个人承担的人均医疗费用支出及其占比这个产出变量来看。
我们在第三章界定该产出变量是一个非期望产出变量,即所谓的"坏"变
量。一般的产出变量是在投入变量控制的情况下越高越好,而非期望产出
变量是越低越好。在第三章 SBM-Undesirable 模型下,依据模型的实证结
果,列举了辽宁、江西、内蒙古三个样本省份 2011 年要想达到值为 1 的
SBM 效率,必须对投入产出变量做出的具体的改进方案。比如辽宁省在无
须改变参合人数、人均筹资额的情况下,只要将农民个人承担的人均医疗

---

　　[1]　当然,我们不排除在用一些模型来做决策时,会遭遇类似"卢卡斯批判"的问题,即当决
策环境发生变化时,决策函数或社会福利函数将可能发生变化,从而影响模型所获得的合意决策
的有效性,影响目标与决策的时间一致性。

支出降低到 250.3350 元,人均医疗支出占比降到 5.1179%,补偿受益总人次提高到 6342 万。此时,对照 2011 年全国新农合筹资制度的生产前沿面,该省新农合筹资效率就得到了提高,达到 1 的最佳效率。由此,我们看到农民个人承担的医疗费用支出及其占比的降低,在控制其他投入变量的情况下是完全可以提高新农合筹资效率的。同时,我们注意到,农民的人均医疗费用支出及其占比,不也是一个公平性意义上的、某种程度的象征农村"因病致贫、因病返贫"现象的缓解程度的指标吗?我们在第四章中界定了新农合筹资的可负担性,将其作为新农合筹资公平性的表征之一。农民个人承担的人均医疗费用支出及其占比的下降,无疑是医疗费用可负担性的提高,是新农合筹资公平性的改进。在这里,也出现了效率与公平同时提升的结果。

由此,我们可以判断新农合筹资效率与公平的一致性改进是可能的,同时也是符合新农合终极目标的。即效率与公平在新农合筹资制度中并非一定是"鱼与熊掌"的关系,提高效率并非一定像"跷跷板"一样降低公平,相反,有可能会同时提升公平。这两者的同时实现,也就意味着新农合终极目标的实现,因此,可以说效率与公平统一于新农合终极目标。

第二节　新农合语境下效率与公平的一致性理论与实证检验

一、效率与公平一致性的理论验证

效率与公平并非一定是"鱼与熊掌"的关系。在新农合语境下,通过前述分析,我们发现两者有可能同时实现,于是乎就有了效率与公平可能存在一致性的判断。但是两者是否完全一致呢?我们需要检验这个判断。为什么需要检验?检验的意义何在?本书认为,如果效率与公平是完全一致的,既然前述已经分析了两者统一于新农合终极目标,那么,如果想要达到新农合终极目标,政策干预就变得容易多了。即只需要像第三章第二节所讨论的,根据 SBM-Undesirable 模型所启示的,调整调整投入变量和产出变量,就轻松地达到了最佳效率目标,然后由于效率与公平的完全一致性,就轻松地达到了新农合之终极目标。就像对机器人按下几个按钮,即可轻松地完成你交代的所有事情一样。但是,新农合制度不一定像一个内部设计精良、机制传导顺畅的"非常听话"的机器人,除非制度内部也以某种方式精良设计(后面将讨论这就是一种契约设计)。也就是说,如果通过检验发现,效率与公平在新农合语境下并非完全一致,那么新农合这个"机器人"就可能"不听话",就不能指望调整调整各个政策工具变量,使其效率达到最佳,并顺利达到其终极目标。除非设计好其内部契约结构(即激励相容式契约),让代理人(农民)在追求自身利益最大化的过程中也达到新农合政策设计者(委托人)的目标,即政府所宣称的终极目标。因此,在新农合语境下,检验效率与公平的一致性程度,就成了新农合制度需不需要"改"到核心之处的信号。

　　我们这里从一般意义上的生产前沿面来考察效率与公平的一致性及其程度。

　　为了简单起见,我们假设了一个投入和一个产出变量的情况,并假设两个局中人 A 和 B 在该制度下用同种投入获取同种产出,而且两人都是以相同的投入产出比来看待相对公平。图 6-1 中 X 表示投入,Y 表示产出。图中,假定生产前沿面处于当前位置,分成三段,左下线段垂直于投入轴,说明处于此段的决策点是非帕累托—库普曼斯有效的(第三章有解释),因为在此段(不包括 A2 点)存在非零的松弛量,生产前沿面的最前段被称为最大生产规模面(MPSS)。假定 A 就处在垂直线的右侧,B 处在 A 的右上方,当前的 A、B 位置是两者没有进行效率改进前的位置。

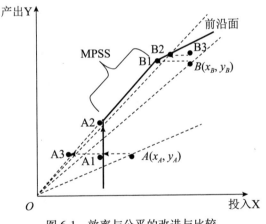

图 6-1　效率与公平的改进与比较

　　当前 A、B 以相同的投入产出比看待公平(注意,这种公平观已经接近无嫉妒主义公平观,两人都不看重当前产出量的绝对值状态),对公平的判断是 B 在公平状态中比 A 优越。但是,无论是从 C^2R 模型还是 BC^2 模型等其他模型所界定的生产前沿面以及相应的效率观来看,当前 A 和 B 都是处在生产无效率的状态。

　　假定 A、B 以不断"试错"的方式或者在效率模型的启示下,进行效率的改进(假定以投入为导向,即只调整投入变量)。A 先是移动到 A1 点,发现有产出松弛存在,则改进技术以达到 A2 点,而 B 适度的减少投入量,以达到 B1 点,此时,A2 与 B1 同处于 MPSS 线段上,即两者有相同的投入产出比。A、B 两人在效率改进的同时达到了两人公认的公平状态。即使以 C^2R 模型来判断,A 移动到 A1 点之后,继续向左移动,即保持产出不变,继续减少投入量,最后移动到 A3 点,而 B 还是只需要移动到 B1 点,则此时 A、B 两人效率改进后就处于公平状态。因此,有时候效率改进能同时达致公平,两者并非一定是矛盾的。

由于 A、B 的位置并非处于前述唯一状态,于是我们假定 B 处于图 6-1 中的 B3 位置(为了简单起见,只需假定 B 位置不同),并假定 B 依据 BC^2 等模型所启示的,将效率改进到 B2 点,则两人效率都改进到最佳位置的时候,公平状态发生逆转,即 A 在公平状态中比 B 优越。当然,如果 B 依据 C^2R 模型所启示的向左调整投入 OB1 的延长线上,则此时两人也达到公平状态。

由此,我们通过列举了以上几种并非全面的情况,就发现效率与公平的一致性并不总是成立,但两者并非一定是"鱼与熊掌"的关系。那么,在当前新农合语境下,效率与公平能一致性改进吗? 两者关系又该如何检验呢?

二、新农合语境下效率与公平的一致性实证检验

就新农合筹资效率改进而言,根据第三章的实证分析结果,如果我们以人均医疗费用支出及其占比的下降来实现效率的改进,那么,新农合筹资的可负担性(第四章中将之作为公平性的表示)将得到提高,公平性提升,这层关系似乎很容易理解,但能否通过检验得以确认呢? 如果以补偿受益总人次(当时是模型的产出变量)的提高来实现新农合筹资效率的改进,则意味着农民中应补偿而未补偿的人次的减少,这意味着公平性的提高,但仍然需要严格的检验。

(一)指标说明

本节拟运用格兰杰因果关系检验、构建向量自回归(VAR)模型来验证上述判断。时间序列意义上的新农合筹资效率值采用第三章 DEA-Window 模型可以计算出 2004—2012 年的效率值(这里用 eff_t 表示)。第三章中 DEA-Window 模型计算的是 2004 年到 2015 年的新农合筹资动态效率值,为什么本章只取其 2004—2012 年各个相对数形式的投入产出变量并重新计算呢? 原因是当我们考核新农合筹资系统在时空概念上的效率

与公平的一致性时,只能取效率和公平性变量的平衡面板数据来实证分析。查阅国家统计部门公布的数据可以发现,从 2013 年开始我国有天津、广东等省市陆续执行城乡基本医疗保险制度,而不再推行新农合制度(当然这是一个很好的政策取向和趋势),导致国家统计部门无法再以平衡面板形式公布相应指标的数据。因此,本章只能采集 2004—2012 年的新农合数据采用第三章 window 模型计算方法进行效率的再测度,其结果如下(见表 6-1):

表 6-1　2004—2012 年新农合筹资效率值(以 Window 模型为依据)

年份	2004	2005	2006	2007	2008
效率	0.25543	0.37209	0.69845	1	0.92488
年份	2009	2010	2011	2012	
效率	0.84307	1	0.97169	1	

公平性指标我们采用泰尔指数来表示,泰尔指数越低,差异性越小,公平性越高。

(1)补偿受益总人次方面的泰尔指数。由于新农合补偿受益总人次的数据是从 2007 年才开始出现在各年的《中国卫生统计年鉴》中,同时年鉴还提供了各个省份的参合人数数据,因此 2007—2012 年的补偿受益总人次是可以计算出来的。计算公式是:

$$theil1_t = \sum_{i=1}^{31} \left(\frac{nbr_{it}}{\sum nbr_{it}} \times \ln\left(\frac{nbr_{it}/\sum nbr_{it}}{noe_{it}/\sum noe_{it}} \right) \right) \tag{6.1}$$

(6.1)中 $theil1_t$ 是第 t 年的补偿受益总人次泰尔指数, nbr_{it} 是第 i 省第 t 年的补偿受益总人次, noe_{it} 是参合人数, $i = 1,2,\cdots,31$ 表示各个省份。由于 2004 年至 2006 年的泰尔指数数据不可得,无法直接用上述公式计算。因而,我们采用指数平滑方法(Exponential Smoothing Approach)来预测性的填充缺失的数据。指数平滑公式是由移动平均模型发展而来的。它既具有移动平均模型的优点,又可以在数据不够充分的情况下进行科学预测,是一种常用的数值预测方法。指数平滑公式是:

$$F_t = F_{t-1} + \alpha(V_{t-1} - F_{t-1}) \tag{6.2}$$

其中, F_t 是当期预测值, F_{t-1} 是上一期的预测值, V_{t-1} 是上一期的实际值, α 是平滑系数(或称阻尼系数)。(6.2)式又可以写成如下公式:

$$F_t = \alpha V_{t-1} + \alpha(1-\alpha)V_{t-2} + \alpha(1-\alpha)^2 V_{t-3} + \alpha(1-\alpha)^3 V_{t-4} + \cdots \tag{6.3}$$

公式计算时,平滑参数 α 的取值很重要,不能随便设定。我们使用

Eviews 5.0 中的指数平滑功能来计算,平滑参数是软件自动使用最小二乘估计法计算的。又由于 Eviews 5.0 中的指数平滑功能无法计算某个时间段之前的数据,因此,我们将 2007—2012 年的补偿受益总人次泰尔指数颠倒过来,顺利的填补出了 2004 年至 2006 年的少数几个数据。经过整理计算,2004—2012 年的补偿受益总人次泰尔指数的时间序列结果如下(见表6-2):

表6-2　2004—2012 年新农合补偿受益总人次的泰尔指数

年份	2004	2005	2006	2007	2008
Theil1	0.258369	0.252613	0.246858	0.230473	0.246019
年份	2009	2010	2011	2012	
Theil1	0.241778	0.162020	0.205048	0.210136	

数据来源:作者根据 2007 后的《中国卫生统计年鉴》相应数据并运用指数平滑法计算而来。

(2)农民个人承担的人均医疗费用支出及其占消费性支出比重的泰尔指数。由这两个指数的基础数据可得,与(6.1)公式同理,我们可以计算出农民个人承担的人均医疗费用支出及其占消费性支出比重的泰尔指数。农民个人承担的人均医疗费用支出泰尔指数用 $theil2_t$ 表示,农民个人承担的人均医疗费用支出占消费性支出比重的泰尔指数用 $theil3_t$ 表示。其结果如下(见表6-3):

表6-3　2004—2012 年农民个人医疗支出及其占比的泰尔指数

年份	2004	2005	2006	2007	2008
theil2	0.08012	0.07085	0.06605	0.05534	0.05627
theil3	0.54729	0.47454	0.48618	0.51351	0.51934
年份	2009	2010	2011	2012	
theil2	0.05884	0.04875	0.04480	0.03847	
theil3	0.45537	0.43154	0.40256	0.411931	

数据来源:作者根据 2004 后的《中国统计年鉴》《中国卫生统计年鉴》相关数据计算而来。

(二)格兰杰因果关系检验

先测度新农合筹资效率与补偿受益总人次、农民个人医疗费用支出及其占比三个指标的泰尔指数之间的相关系数。以相关系数矩阵的形式表示如下(见表6-4):

表6-4　新农合筹资效率与农民个人医疗支出及占比等泰尔指数的相关系数矩阵

	theil1	theil2	theil3	eff
theil1	1	0.73611	0.70075	−0.65665
theil2	0.73611	1	0.77359	−0.90571
theil3	0.70075	0.77359	1	−0.54057
eff	−0.65665	−0.90571	−0.54057	1

表中得到的初步判断是：新农合筹资效率与补偿受益总人次、农民个人医疗支出及其占比的泰尔指数负相关，说明新农合筹资效率越高，三个指标泰尔指数越小，公平性越高。

由于2004年至2012年仅仅9年的数据，构建VAR模型恐数据不充分，因此，本节运用EViews提供的数据频率转换（Frequency Conversion）工具，将原有的年度低频数据转换成季度的相对高频的数据，这样样本容量就大大增加，方便构建计量模型。由低频数据转换成高频数据用的是quadratic-match average二次多项式匹配平均运算方法，使得数据虽为季度数据但时序中无季节影响因素，因而无须进行Hodrick-Prescott滤波。数据转换后四个变量之间的相关系数矩阵如下（见表6-5）：

表 6-5　低频数据转换成高频数据后的相关系数矩阵

	eff	*theil*1	*theil*2	*theil*3
eff	1	−0.64894	−0.90071	−0.51502
*theil*1	−0.64894	1	0.72680	0.67658
*theil*2	−0.90071	0.72680	1	0.75749
*theil*3	−0.51502	0.67658	0.75749	1

对比表6-4和6-5发现，筹资效率与其他三个公平性变量仍然是负相关，而且相关系数变化不大，由此可以认为当前的数据转换几乎不会损及原数据基本特征和关系。

进行格兰杰因果关系检验的一个前提条件是时间序列数据必须具有平稳性，否则难以避免伪回归问题。因此我们在进行格兰杰因果关系检验之前，首先应对四个时间序列数据的平稳性进行单位根检验（unit root test）。我们这里用ADF、KPSS和ERS三种方法对比性的进行检验。KPSS方法下，原假设 H_0 是时间序列数据具有平稳性，而ADF和ERS方法下的原假设 H_0 是时间序列数据有一个单位根，即数据具有非平稳性。ADF方法下的单位根检验结果如下（见表6-6）：

表 6-6　各个变量的 ADF 单位根检验结果

检验式 因变量	DF 或 ADF 检验值	0.05 临界值	检验式形式 (c,t,p)	DW 值	结论
Δeff_t	−0.405430	−1.95100	$(0,0,1)$	2.159569	eff-I(1)
$\Delta^2 eff_t$	−2.219837	−1.95100	$(0,0,1)$	2.183154	
$\Delta theil1_t$	−1.469045	−1.954414	$(0,0,9)$	2.021749	$theil1$-I(1)
$\Delta^2 theil1_t$	−7.375633	−3.587527	$(c,t,7)$	1.484394	

续表

检验式 因变量	DF 或 ADF 检验值	0.05 临界值	检验式形式 (c,t,p)	DW 值	结论
$\Delta theil2_t$	-0.860187	-1.954414	$(0,0,9)$	2.053375	$theil2\text{-}I(2)$
$\Delta^3 theil2_t$	-4.386445	-2.981038	$(c,0,7)$	2.125555	
$\Delta theil3_t$	-0.282368	-1.95100	$(0,0,1)$	2.175079	$theil3\text{-}I(1)$
$\Delta^2 theil3_t$	-2.914136	-1.95100	$(0,0,1)$	2.198138	

从表 6-6,用 ADF 方法,特别是参考 DW 值是否通过了检验发现,除了 $theil2_t$ 是二阶单整外,其他皆一阶单整(见表 6-7)。

表 6-7　各个变量的 KPSS 和 ERS 单位根检验结果

变量	KPSS 检验值	KPSS 0.05 临界值	ERS P 统计量	ERS 0.05 临界值	检验形式 (c,t,p)	结论
Δeff_t	0.539844	0.463000	40.47975	2.97000	$(c,0,0)$	$Eff\text{-}I(1)$
$\Delta^2 eff_t$	0.069988	0.146000	10.21851	5.72000	$(c,t,0)$	
$\Delta theil1_t$	0.543814	0.463000	634.3500	2.97000	$(c,0,0)$	$Theil1\text{-}I(1)$
$\Delta^2 theil1_t$	0.053346	0.146000	2182.586	5.72000	$(c,t,0)$	
$\Delta theil2_t$	0.691447	0.463000	190.4768	2.97000	$(c,0,0)$	$Theil2\text{-}I(1)$
$\Delta^2 theil2_t$	0.100032	0.146000	56.38624	5.72000	$(c,t,0)$	
$\Delta theil3_t$	0.560748	0.463000	25.40266	2.97000	$(c,0,0)$	$Theil3\text{-}I(1)$
$\Delta^2 theil3_t$	0.105263	0.146000	19.17668	5.72000	$(c,t,0)$	

注:c 为漂移项,t 为趋势项,p 为滞后阶数。

从表 6-7 可以看出,用 KPSS 和 ERS 两种平稳性检验方法都检验出 eff_t、$theil1_t$、$theil2_t$、$theil3_t$ 皆一阶单整的时间序列,但 $theil2_t$ 的检验结果与 ADF 不一致。因此,为了一致性考虑,我们排除 $theil2_t$ 变量后取一阶单整的其他变量做格兰杰因果关系检验及 VAR 模型,格兰杰因果关系检验结果如下(见表 6-8):

表 6-8　变量间的格兰杰因果关系检验结果

原假设	F 统计量	P 值
$theil1$ 不能 Granger 引起 eff	0.00705	0.93360
eff 不能 Granger 引起 $theil1$	0.09437	0.76069
$theil3$ 不能 Granger 引起 eff	3.43550	0.07305
eff 不能 Granger 引起 $theil3$	3.09700	0.08799
$theil3$ 不能 Granger 引起 $theil1$	1.68774	0.20318
$theil1$ 不能 Granger 引起 $theil3$	0.63369	0.43187

从表 6-8 我们看到 eff_t 和 $theil3_t$ 之间在 10%的显著性水平下互有格兰

杰因果关系。其他方面的格兰杰因果关系皆不太显著。因此,这里主要分析 eff_t 和 $theil1_t$、$theil3_t$ 之间的协整关系以及相互的影响程度。

（三）Johansen 协整检验

这里选择用 Johansen 协整似然比检验而不用 EG 检验,原因是:(1)这里是考察三个变量间的协整关系,EG 检验一般用于两个变量的协整检验;(2)一般认为 Johansen 协整检验的功效比 EG 检验更稳定(董承章等,2011)。首先在滞后 0 阶情况下的 Johansen 协整迹检验和最大特征值检验的结果如下(见表6-9):

表6-9　**Johansen 协整迹和最大特征值的检验结果总结**

Selected(0. 05 level *) Number of Cointegrating Relations by Model

Data Trend	None	None	Linear	Linear	Quadratic
Test Type	No Intercept No Trend	Intercept No Trend	Intercept No Trend	Intercept Trend	Intercept Trend
Trace	1	1	1	2	2
Max-Eig	1	1	1	2	2

* Critical values based on MacKinnon-Haug-Michelis(1999)

可见最大特征值检验结果与迹检验结果是一致的,即至少有一个协整关系。因此,可以做 VAR 模型。

（四）新农合筹资效率与公平互动关系的 VAR 模型

由于 eff_t 和 $theil1_t$、$theil3_t$ 之间至少有一个协整关系,我们可以通过建立 VAR 模型观察新农合筹资效率与补偿受益总人次以及农民个人医疗支出占比泰尔指数间的相互影响程度,以实证检验前述有关新农合筹资效率与公平间关系的判断。VAR 模型的方程参数估计结果如下(见表6-10):

表6-10　**新农合筹资效率与公平性的 VAR 模型参数估计**

	方程一	方程二	方程三
	EFF	THEIL3	THEIL1
EFF(−1)	1. 542851 (0. 24973) [6. 17799]	0. 067673 (0. 05365) [1. 26149]	−0. 009846 (0. 08175) [−0. 12044]
EFF(−2)	−0. 593674 (0. 22044) [−2. 69318]	−0. 063514 (0. 04735) [−1. 34132]	−0. 002975 (0. 07216) [−0. 04122]
THEIL3(−1)	−0. 078654 (0. 86698) [−0. 09072]	1. 496223 (0. 18624) [8. 03405]	0. 291425 (0. 28379) [1. 02689]

	方程一	方程二	方程三
	EFF	THEIL3	THEIL1
THEIL3(−2)	−0.328989	−0.581541	−0.168980
	(0.85165)	(0.18294)	(0.27878)
	[−0.38630]	[−3.17882]	[−0.60615]
THEIL1(−1)	0.584656	0.248314	1.321002
	(0.62526)	(0.13431)	(0.20467)
	[0.93506]	[1.84879]	[6.45426]
THEIL1(−2)	−0.025388	−0.144797	−0.634884
	(0.59776)	(0.12841)	(0.19567)
	[−0.04247]	[−1.12766]	[−3.24465]
C	0.115650	0.011038	0.024408
	(0.09353)	(0.02009)	(0.03062)
	[1.23645]	[0.54936]	[0.79721]
R^2	0.987674	0.981277	0.906641
调整的 R^2	0.984934	0.977116	0.885894
残差平方和	0.025577	0.001180	0.002741
F 统计量	360.5682	235.8471	43.70085

注:表格中括弧内是标准差,正括弧内是 t 统计量。

将结果写成 VAR 模型的矩阵形式是:

$$\begin{pmatrix} eff_t \\ theil3_t \\ theil1_t \end{pmatrix} = \begin{pmatrix} 1.5429 & -0.5937 & -0.0787 & -0.3290 & 0.5847 & -0.0254 \\ 0.0677 & -0.0635 & 1.4962 & -0.5815 & 0.2483 & -0.1448 \\ -0.0098 & -0.0030 & 0.2914 & -0.1690 & 1.3210 & -0.6349 \end{pmatrix}$$

$$\begin{pmatrix} eff_{t-1} \\ eff_{t-2} \\ theil3_{t-1} \\ theil3_{t-2} \\ theil1_{t-1} \\ theil1_{t-2} \end{pmatrix} + \begin{pmatrix} 0.1157 \\ 0.0011 \\ 0.0244 \end{pmatrix}$$

由 VAR 模型的参数我们可以看到:

(1)短期内新农合筹资效率的改善对其后续效率的改善有正影响(因为方程一中 eff_{t-1} 的系数为正,而且统计显著);(2)农民个人承担的医疗费用支出占比方面公平性改善(通过新农合实际补偿比非歧视性的普遍的提高),相应的泰尔指数越低,新农合筹资效率就越高(因为 $theil3_{t-1}$ 和 $theil3_{t-2}$ 的系数皆为负);(3)农民个人医疗费用支出占比方面公平性的改善也会强化下一期指标的改善(因为模型二中 $theil3_{t-1}$ 的系数为正,而且统计显著),而方程二和方程三显示新农合筹资效率的改善都会提高农民个人医疗费用支出占比方面的公平性以及补偿受益总人次方面的公平性(但不是统计显著的)。

模型的启示是否真实有效,还需要我们对此 VAR 模型进行平稳性检验,VAR 模型的单位根倒数的模分布图如下(见图6-2):

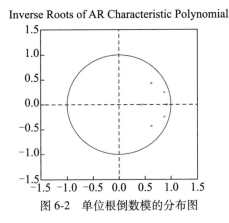

Inverse Roots of AR Characteristic Polynomial

图6-2　单位根倒数模的分布图

从图6-2中很直观地发现所有特征根倒数的模都小于1,说明此 VAR 模型是稳定的。此 VAR 模型的残差检验用如下的交叉相关图表示(见图6-3):

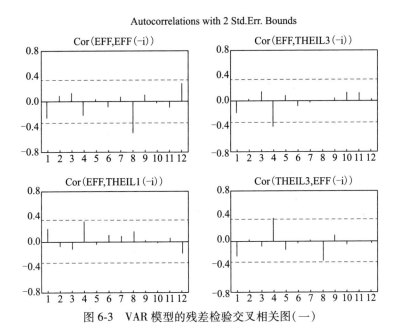

Autocorrelations with 2 Std.Err. Bounds

图6-3　VAR 模型的残差检验交叉相关图(一)

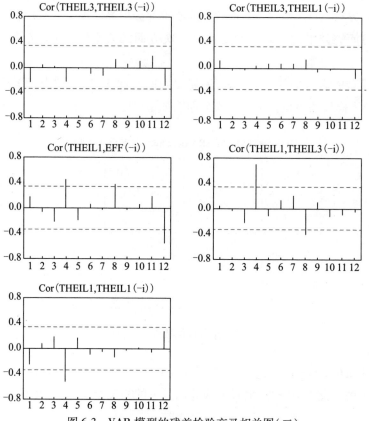

图 6-3　VAR 模型的残差检验交叉相关图(二)

从图 6-3 中可发现,有三个图显示交叉相关系数稍稍超过了两倍的标准差,说明所建模型几乎不存在显著的交叉相关性。

(五) VAR 模型的脉冲响应和方差分解分析

VAR 模型的一个重要应用是用脉冲响应和方差分解进行结构分析。前者可以说明残差是如何将冲击传递给内生变量的,追踪系统对内生变量的冲击效果,而后者是将系统的预测均方误差分解成系统中各个变量冲击所作出的贡献,进一步评价各个内生变量对预测方差的贡献度,即内生变量对标准差的贡献比例。它有助于计量分析变量间的相互影响,有助于研究模型的动态特征。

新农合筹资效率与公平 VAR 模型以用脉冲响应合成图表示如下(见图 6-4):

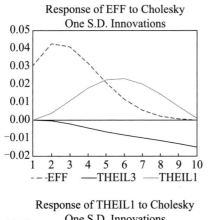

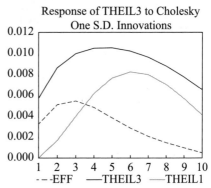

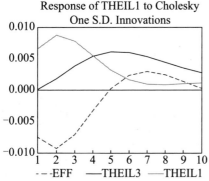

图 6-4　VAR 模型的脉冲响应合成图

图 6-4 是各个变量分别对自身及其他变量一个标准差冲击的响应。脉冲响应合成图显示,新农合筹资效率 *eff* 对其自身一个标准差的冲击时,立即作出 0.03% 的正向响应,到第二期还有 0.043%(最大值)左右的正向响应,其后的影响逐渐衰减,至第九期几乎是 0%;在第九期之前一直是正向响应,其后稳定在 0% 附近。但是,新农合筹资效率 *eff* 对农民个人医疗费用支出占消费性支出的公平性指标 *theil*3 的一个标准差的负向冲击呈现逐渐放大的趋势,第一期是 0% 的影响,到第 10 期是 -0.015% 的影响;而对于补偿受益总人次公平性指标 *theil*1 的冲击几乎是正向的影响,第一期也是 0% 的影响,到第六期影响增加到 0.024%,其后逐渐衰减,至第 10 期的影响几乎是 0% 了。

农民个人医疗费用支出占比公平性变量 *theil*3 的一个标准差冲击,对筹资效率的影响皆是正向的,第一期 *eff* 作出了 0.003% 的正向响应,到第三期作出了 0.0058% 的响应,其后逐渐衰减至零。各个变量之间在各个时期的具体响应数值见表 6-11。

表 6-11　VAR 模型在各个时期的脉冲响应数值表

Response of EFF:			
Period	EFF	THEIL3	THEIL1
1	0.030778	0.000000	0.000000
2	0.042821	−0.000380	0.003906
3	0.041068	−0.002086	0.010886
4	0.031926	−0.004387	0.017990
5	0.020976	−0.006552	0.022544
6	0.011743	−0.008329	0.023233
7	0.005574	−0.009857	0.020194
8	0.002230	−0.011399	0.014547
9	0.000720	−0.013125	0.007769
10	−2.22E−06	−0.015016	0.001182
Response of THEIL3:			
Period	EFF	THEIL3	THEIL1
1	0.003259	0.005752	0.000000
2	0.005087	0.008638	0.001659
3	0.005437	0.009992	0.003970
4	0.004823	0.010512	0.006139
5	0.003822	0.010543	0.007639
6	0.002838	0.010237	0.008245
7	0.002045	0.009646	0.007980
8	0.001441	0.008802	0.007035
9	0.000944	0.007746	0.005666
10	0.000472	0.006545	0.004121
Response of THEIL1:			
Period	EFF	THEIL3	THEIL1
1	−0.007540	0.000123	0.006681
2	−0.009314	0.001839	0.008825
3	−0.007098	0.003900	0.007861
4	−0.003270	0.005458	0.005540
5	0.000237	0.006159	0.003236
6	0.002387	0.006044	0.001671
7	0.003006	0.005377	0.000969
8	0.002481	0.004469	0.000883
9	0.001406	0.003567	0.001050
10	0.000300	0.002807	0.001169
Cholesky Ordering: EFF THEIL3 THEIL1			

总之,从影响趋势来看,新农合筹资效率对农民个人医疗支出占比的公平性影响几乎是负向的放大,对补偿受益总人次公平性的影响是先增后减,到最后没有冲击响应。而新农合筹资公平性对效率的影响是也是先增后减,只不过农民个人医疗支出占比公平性指标对效率的影响是正向的,而补偿受益总人次公平性指标却先是负向冲击而后才转为正向冲击,最后冲击都衰减至零。

其中,尤其值得注意的是新农合筹资效率对农民个人医疗支出占比的公平性的影响。其脉冲响应趋势意味着效率对农民个人医疗支出占比的公平性的冲击是逐渐增大,即调控新农合筹资效率会使得后续期的农民医疗负担方面的泰尔指数越来越小,而且其累积效应会逐渐放大,即公平性逐渐改善。

VAR 模型另一个重要应用是方差分解。我们将各个变量间的方差分解如下(见图6-5):

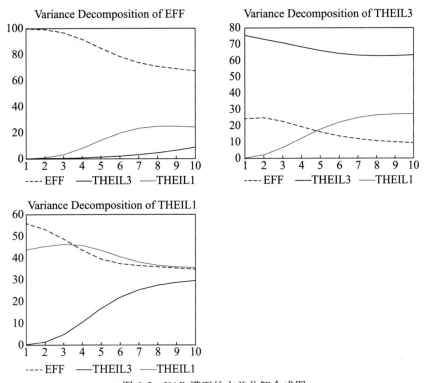

图 6-5　VAR 模型的方差分解合成图

我们从图 6-5 读出的关于新农合筹资效率与公平性互动影响的信息是:首先,新农合筹资机制效率的变化对自身的后续影响效果虽然呈现衰减趋势,但是相对于对公平性变化的贡献,对其自身后期效率变化的贡献还是较大;其次,后续期间的公平性指标对效率变化的贡献也将逐渐增大;再次,补偿受益总人次公平性的变化在初期受新农合筹资效率变化(比如改善)的贡献较大(后者对前者几乎达到60%的贡献率);最后,对农民个人医疗负担改善(冲击响应)的贡献会逐渐增大。因此,新农合筹资机制效率与公平的一致性改进,可以先从提高补偿受益总人次下手(本节第三节会讨论如何从契约设计上保证新农合迅速增加补偿总人次),这样不但会改善新农合筹资效率,而且还会改善另一个公平性指标,即农民个人承担的医疗费用支出占比的公平性。

至此我们实证分析了新农合筹资效率与公平性的一致性和相互关系,得到的概括性结论是:(1)新农合筹资效率与公平性指标的改善都会在最近一段时间内强化各自后续的改善。(2)筹资效率的提高会在短时间内改善补偿受益总人次的公平性;通过新农合实际补偿比非歧视的实质性普遍提高,降低农民个人医疗费用支出占比,通过该指标的公平性的提高,能一定程度地改善新农合筹资效率。(3)新农合补偿受益总人次的普遍性提高,可以改善新农合筹资效率状况,以及农民个人的医疗费用支出占比的公平性(要经历一个时间段才有明显的表现)。这里效率与公平并没有出现像奥肯的"漏桶原理"所述的那样无法兼得的情况。所以说,新农合筹资效率与公平关系的一致性表明两者的同步性改进是可能的。

第三节　新农合契约体系与其效率和公平的一致性

一、新农合契约体系决定其效率与公平状况

在社会经济领域,效率与公平是人与人之间特定关系束所处的状况,或者说是对关系束状况的两维度评价。效率是在由特定的人际间的游戏规则或契约安排所决定的达到特定目标(比如某种收益等)的程度及表现之评价,公平是这种人际间特定的契约安排下的分配结果之评价。效率与公平都是经济人理性预期下的理性行为所达成契约之支付结果的评价,其中所体现的是一种契约理性。也可以说,契约理性决定着效率与公平的空间。

新农合筹资机制本质是一套规则、契约。在新农合筹资机制中,农民是代理人,机制设计者是委托人,政策设计者的初衷和目标是实现农民医

疗负担的减轻,使得人人能享受到基本医疗保障。新农合政策设计者以此目标为导向,设计了一套自认理性的契约,农民作为代理人,在一系列筹资补偿政策细则包装下的契约中,选择自认理性的参合行为、就医行为以及费用补偿行为。

农民的参合行为以农民出不出保费为表现,而当前的保费都是统一数额,政策部门很容易根据农民参合情况,以特定比例配套资金以充实新农合基金,以此形成了新农合筹资系统(即投入产出系统)的主要投入之一。值得注意的是,农民作为新农合筹资机制的投入主体之一,其参合行为是参照自己或其他农民的已发生的补偿情况、自我理解的筹资补偿政策的预期收益、对农村基层政府、政策及其官员的信任、自己或家庭其他成员的健康状况(当前及其未来预测状况)等信息基础上做出的自认理性的行动。从某种意义上讲,参合行为引致的参合资金量(加上政府按比例的补贴资金)是农民对新农合筹资效率尤其是公平认知的函数,是新农合政策之收益预期下的投入行为之结果。即使新农合采取强制参保,在保费统一确定的情况下,政府配套多少资金以及如何配套都是变数,更何况当前新农合采取自愿参保的原则,因此,这表明作为新农合筹资机制这个投入产出系统的投入量——新农合筹资总额以及人均筹资额等一定是一个变量。基于新农合一系列补偿政策的产出变量之一——农民人均医疗费用及其占比等也是政策设计的结果,是新农合契约体系的产出物。在投入和产出变量都直接或间接地受到既定的新农合筹资契约体系决定的基础上,由投入产出对比而形成的效率也就当然取决于新农合筹资机制的运行状况,即取决于新农合筹资补偿规则及其规则执行情况。这是从效率角度而论的。

农民在新农合筹资机制中的实质性受益就是在新农合补偿政策执行后农民的净收益,实际上,它也是农民在新农合作为一种转移支付体系下的净利得。这种净收益的差异体现为新农合筹资公平状况。它不仅仅表现在同一地域下农民间的净收益公平状况,而且也表现在不同地域下的农民平均净收益的差异程度。在不同区域下农民补偿受益的差异显然是由于不同地区的新农合有不同的具体补偿政策而导致,这也体现为筹资公平性状况;而在同一地区的农民即使是面对统一的补偿规则,由于农民发生疾病以及疾病严重程度的随机性、农民就医地点的不同选择以及由此带来的不同的补偿给付,还有现实存在的医保机构及其成员对农民的人为的不同补偿待遇,都导致了同一区域内农民很大的净受益差异。排除疾病随机性等导致的净受益差异外,农民与农民之间的净收益差异所体现的公平状况基本上就是由新农合筹资契约所决定的,是新农合筹资机制下的内生变量。总之,农民补偿受益的公平状况也是受到新农合契约关系的影响。

因此可以说,新农合筹资机制决定了投入产出状况,也决定了以投入产出状况为评价依据的效率与公平状况,即新农合契约体系决定了该机制的效率与公平。

二、当前新农合混同契约式筹资机制是效率与公平一致性改进的障碍

本书在第五章已经探讨了当前新农合筹资机制是一种混同契约,而且从理论上证明了混同契约是不可能满足激励相容约束的,即新农合混同契约下,有异质性的偏好和健康状况的农民在同一种筹资补偿规则下不可能满足他们不同的利益追求,不可能覆盖所有农民的正常的疾病风险,它只能满足预期健康损失在 $(\delta h_L, \overline{\delta h_H})$ 区间内的参保农民的利益。

既然这种混同契约很难满足 $(\delta h_L, \overline{\delta h_H})$ 区间之外的参保农民的利益,在当前自愿的、非隐性强制的参保原则下,必然导致一部分农民游离出新农合医保体系。根据作者近年来的调查、访谈,在当前城镇居民医疗保险已经对农村居民参保开放的背景下,有一小部分家庭略宽裕的农民已经参加了城镇居民医疗保险,退出了新农合,甚至在东部地区有不少农民购买了商业健康保险,以取代无法满足补偿要求的新农合。这是因为新农合与城镇居民医疗保险不可能同时补偿医疗费用(除非实行城乡一体化的医疗保险制度),这部分农民自然会选择保费在其经济条件许可范围内而补偿又相对充足的城镇居民医疗保险。

其结果是,如果新农合参保不采取隐性强制(强制用田亩补贴缴纳新农合保费等形式),一定有部分农民退出新农合,这将导致新农合基金投入的逐步减少。但当前新农合基金总额并没有出现大幅减少的迹象,这该如何解释呢? 一个原因是新农合这几年在不断加大保费。就东部地区而言,2003 年、2004 年很多农村只需要缴纳 30 元/人,到 2011 年、2012 年东部居民几乎每人需要缴纳 150~250 元,保费增长幅度非常高;另外一个原因是国家对西部地区农村居民加大了保费补贴,从原来的各级财政对每个参保农民补贴 40 元左右,增加到现在 80~100 元。因此,从全国范围来看,新农合筹资总额到目前还是在增长,但是筹资总额增长速度明显在放慢(见表 6-12)。

表 6-12 2004—2012 年新农合筹资总额增长情况

年 份	2004	2005	2006	2007	2008	2009
当年筹资总额(亿元)	40.3	75.4	213.6	428.0	785.0	944.4
分段年均增长率(%)	130.223			64.129		
年份	2010	2011	2012			
当年筹资总额(亿元)	1308.3	2047.6	2484.7			
分段年均增长率(%)	38.051					

数据来源:2005 年后的《中国卫生统计年鉴》和《中国卫生事业发展统计公报》。

新农合筹资系统作为一个投入产出系统,筹资总额及其人均筹资额的缓慢增长无法满足农民日益增长的医疗卫生需求,更满足不了由农村卫生体制造成的医疗费用迅速增长对新农合基金增长及其农民相应的补偿增长的需要[1]。一头是缓慢增长的农民人均筹资额;一头是迅速增长的医疗价格导致的农民医疗负担。当然,如果新农合筹资机制大大提高实际补偿比,那么农民个人承担的医疗费用负担也会有所减轻,但是,实际情况是新农合 2006 年住院费用实际补偿比仅仅为 27.8%,东部最低,仅为 26.1%,门诊费用的实际补偿比是 34.8%,仍然是东部地区最低,仅为 32.6%[胡善联等(2007)]。难怪乎有封进等(2010)所计算的新农合实际补偿比跟不上农村医疗价格上涨幅度的结果。这样的结果必然是,一方面,新农合新农合基金实际使用率很低、资金沉淀严重;另一方面,农民个人承担的医疗费用支出不断上涨。据统计,农民个人承担的人均医疗费用支出从 2004 年 130.6 元发展到 2012 年的 527.25 元(按照价格指数进行了平减),上涨幅度达到了 303.7147%。因此,从新农合筹资机制的投入产出来看,其效率改进可谓很低,减轻农民的医疗负担效果可谓很差,地区之间、农民之间的制度受益公平性改进可谓很不理想。

但是,当前新农合筹资效率与农民受益公平性效果不理想与新农合混同契约式筹资机制有什么关系呢? 为什么说当前新农合混同契约式筹资机制是效率与公平一致性改进的障碍呢? 其中原因在于一旦农民参合,混同式契约让农民的筹资与补偿的选择余地很小。有的富裕农民想多缴纳保费以相应获取更高补偿的要求无法满足。就这一档参合保费,你不得不选择它,而在相同档次的医院治疗同一种疾病的补偿也是一样的[2],你想

---

〔1〕 就拿感冒的治疗费用而言,1997 年县医院平均只需花费 32.09 元(已经按照价格指数调整),到 2006 年价格涨至 81.07 元[封进等(2010)],上涨幅度达到 152.633%。

〔2〕 虽然政策规定如此,但实际的医疗费用报销情况还视参合农民与合管办工作人员之间的社会关系而不同。因为这种情况与行政官僚体系的积弊甚至跟文化有关,故而我们不纳入讨论范围。

要更高的补偿比例,行不通。据作者的访谈,在农村的一些富裕农民确实有此类补偿需求,他们宁愿多缴纳参保费用,但政策不允许,故而一些农民转向其他医疗保险,据封进(2010)的调查,在东部农村有大约10.6%的农民参加了其他医疗保险。这样的结果,除非新农合逐渐增加保费要求,否则,新农合基金将在医疗费用逐渐上涨的"夹逼"下捉襟见肘,新农合筹资机制带给农民的补偿受益效率与公平的改进必将受到牵制。

> **调查手记**
>
> 　　郑师傅是徐州人,系某高校的保安,妻儿都在徐州农村,家庭一年总收入大约4万至5万元。他真切感受到周围同事参加城镇居民医疗保险后的报销比例比农村高多了,说哪怕付更高的参合保费他也情愿,只要新农合补偿报销比例同步提高就行,更何况这些年其家庭收入完全可以承担得起更高的参合保费。但是,这么多年来,当地的参合保费提高的不多,补偿比例也没有多大的提高,更关键的是,当地一直只有一档筹资,没有更多、更高的多档筹资额供其选择。他对此比较遗憾,正准备给妻儿买商业健康保险。

　　当前的新农合筹资制度陷入了两难境地,想通过提高实际补偿比例,稳定参合农民队伍,但又怕新农合基金入不敷出,由此不得不缓慢地提升补偿比,其结果是农村医疗价格以同样的步伐甚至更快的速度增长,再加上现实存在的各种体制内积弊不断侵蚀新农合基金,新农合又不得不逐步提高参合保费。在城镇化建设与农民流动性增强的情况下,农民有了更多制度受益情况方面的信息比较,新农合再牢牢套住参合农民的难度越来越大。怎么办? 如果新农合直接并入城镇居民医疗保险,即新农合统筹范围升级至省市一级,那么基金池、风险池都增大了,对农民补偿受益是非常有利(但前提是所有农民都交得起城镇居民医疗保险的保费),但是城镇居民医疗保险制度是"一万个不情愿",更不谈城镇职工医疗保险制度了,因为后两者的筹资与补偿历来都比农村高,现如今要在"一个锅里吃饭",能情愿吗? 因此,路只有一条,那就是彻底改革新农合筹资机制的契约形式,以分离契约等形式满足所有农民的异质性医疗保障需求,以取得新农合筹资效率与公平的一致性改进。

第七章　新农合筹资契约的设计

第一节　契约设计的政治哲学理念:普及+选择主义

前面已经分析了新农合筹资契约体系是决定制度效率与公平的基础,当前新农合混同契约式筹资机制是影响制度效率与公平一致性改进的障碍。想要获得筹资效率与公平的一致性改进,就必须在科学理念的指导下合理设计新农合筹资契约体系。

任何卫生筹资机制,都是一种卫生资源分配的方式。任何被选中的卫生筹资机制,都反映着决策层一定的政治哲学理念。我国农村的卫生体制不可能在没有政府的推动行为下得到普及,更不可能在没有以合理的政治哲学理念为基础而进行筹资机制设计的前提下,使得筹资效率与公平得到一致性改进,也不可能真正惠及每一个农民,以达到"人人有初级医疗保健"的目标。

当前农村卫生筹资契约的选择与设计,首先需要考察卫生政策决策层有关医疗资源分配的政治哲学理念。新农合筹资制度是我国政府对农民提供的有关医疗保障的资源分配制度。该制度所宣示的"人人有初级医疗保健"的目标,其哲学理念就是一种普及主义。普及主义(Universalism)和选择主义(Selectivism)是学界对于福利资源分配的政治哲学理念的概括。

一、普及主义与选择主义简介

普及主义和选择主义作为两种分配资源的指导思想,各有其政策主张。一般认为,全民普及方式等于公民权的尊重,是高福利的反映形式;反之,选择主义方式则是剩余式福利分配,是带有歧视性的福利分配方式。

具体而言,普及主义认为,福利与公民权相伴而来,国家不能以其他条件限定社会成员的受益资格。现代工业社会使得社会成员面临普遍的风险,因此需要通过制度安排去应对风险带来的广泛社会需求。例如,工业社会使得失业、工伤、年老、疾病等事件对个人生活影响巨大。如果不采取措施,将会有相当部分的社会成员陷入困境。所以,通过社会政策获得生活保障是公民权的一部分。也就是说,只要你是一个社会的公民,你就有权利获得国家或者社会给你的福利和帮助。而其他根据种族、性别、收入等外在条件来判定受益者的做法是不合理的。只有平等和社会融合才是社会政策所追求的目标。国家应该通过普及性的福利政策去减少社会不公和社会成员的痛苦,增进社会的团结与平等。国家要通过提供普及化的福利为所有公民提供所需(George & Wilding,1994:84-87),通过税收汲取资源,再设立照顾弱势群体的社会项目,从而实现收入的再分配。

而选择主义认为,社会资源是有限的,如果不加区分地把资源分配给所有成员势必造成浪费。一方面,许多不需要帮助的社会成员得到了稀有的社会资源;另一方面,由于资源少、人数多,因此平均每人得到的资源会非常有限,这样一来,那些需要帮助的人就得不到充足的资源。从总体上讲,社会项目要耗费相当比重的社会财富,并有可能造成财政负担。因此,选择主义认为社会政策需要瞄准最有需要的人士,有选择地给予帮助。它认为每个人都是以自我利益为中心,追求利益的最大化。因此,每个人最了解自己的需要,他们都经过理性选择来获得需求的满足。所以,最好的秩序是保护个人选择的自由,而不是强加约束。替代个人做决定的情况都会产生委托代理问题(Principal-agent problem)。程序正义才是值得追求的(Pratt,1997)。国家的角色应该是规则制定者,并负责维持社会秩序。只有在市场失灵的情况下,国家才可以出面承担最低限度的福利责任,即建立社会安全网,为那些无法照顾自己的人提供救助,而超过此范围的政府扩张就是有害的。因为政府扩张会危及个人自由,国家大包大揽会弱化个人的责任、工作动机,同时,国家过度提供福利必然会带来沉重的财政负担,影响经济运行(Kahn,1969)。

普及主义及选择主义在本质上都是一种意识系统或价值倾向。这两种政策设计理念的争论更多的是在理论层面。在实践中,两者相互交融。

有学者主张将普及主义和选择主义在政策设计实践中进行整合,实现优势互补、克服彼此的劣势(Skocpol,1991:411-436)。总之,普及主义和选择主义作为两种分配福利资源的方式,从不同的理念基础出发,表现为不同的政策主张和制度安排。然而,政策实践中两者并不是截然对立、势同水火。在普及主义项目下筛选福利使用者,探索两者的结合之道已经成为社会政策新的发展方向。

二、"普及主义+选择主义":新农合筹资契约设计的新理念

1. 现有新农合筹资制度的哲学理念实质上是选择主义

当前的农村与城镇一样,卫生政策惠及对象与行政区划基本一致。条块分割与歧视依旧存在。参加新农合的农民在城里看病与在农村看病,其报销比例要低得多。另外,据作者调研,2008 年以前,如果农民参加新农合了,就不能参加城镇居民医疗保险,虽然这几年城镇居民医疗保险在东部地区基本放开了,但报销的时候只能选其一,除非农民再买一份商业保险。尤其明显的是,对于在外地打工的农民工而言,生病是件很痛苦的事,小病扛着,大病拖着。因为城镇居民医疗保险多多少少还是对应着户口,如果农民工参加的是新农合,生病了基本上不会回到家乡去看病,很多时候不得不在城里医院看病。农民工要想得到新农合的报销,必须要在规定时间内到参合的当地办理转诊手续,否则几乎没有报销。即使办理了转诊手续,事后回当地新农合管理办公室报销,其医疗费用的补偿也是很低很低。这说明我国新农合制度到目前为止仍然存在着歧视政策,该政策设计的政治哲学理念就是选择主义。

调研手记

在南京从事清洗油烟机工作多年的廖师傅,是淮安楚州人。2008年,他跟作者谈了对当地新农合的看法。他们那里的新农合规定每人每年缴纳 30 元保费,这对他来讲根本就不算什么,顶多 3 包烟钱。在当地县医院以下看大病一般能报销 40%~50%,但谁敢在乡镇医院看大病呢? 像他们在外地打工的农民,最怕生病。生点小病的话,自己在药店买点药吃吃,或者在私人诊所(很多是无牌经营)挂挂水就算了;最要命的是生大病,一来会影响工作,二来在城里医院看病是看不起的,实在没有办法就只能指望当地新农合多报销点儿。但是想要新农合补偿点医疗费用,就必须办理转诊手续(人根本就没在当地医院看病,哪来转诊呢? 只能找人作假)。2007 年,当地合管办规定在外地就医需要在 24 小时内通知当地合管办办理转诊手续,2008 年改为36 小时了,稍稍人性化。但是即使办理了转诊手续,到规定报销时间,他们就得带着发票回家乡,通过找关系、"开后门"才能多报销一点儿。

新农合与传统合作医疗在制度构建上的政治哲学理念,是一脉相承

的。传统合作医疗由于本质上是一种社区筹资,社员不得不参合,一旦参合,如果到其他地方看病,甚至是到另一个乡或生产大队,都是很难免除医疗费用的。因为传统合作医疗依附的是集体经济组织,其筹资来源更是碎片化,这势必导致卫生筹资受益上的条块分割。这也是选择主义政治哲学理念在当时的农村卫生制度上的体现。

2003 年推行至今的新农合制度,由于采取的是自愿参保的原则,所以如果农民由于经济承受能力不足,或者没有认同新农合政策,而没有缴纳参保费用,则这部分农民就理所当然地被新农合拒绝在受益范围之外。这几年政策有所调整。无法缴纳参合费的农民,只要具有民政部门认定的"五保户"资格,其参合费用就由民政部门代缴。实际上,经过民政部门资格审核的免参合费的农民,还是经过甄别、选择的受益对象,说明当前的新农合制度设计中仍然有选择主义色彩。

2. 单纯的选择主义理念对新农合发展的影响

这种单纯的选择主义政治哲学理念贯穿在新农合制度中,必然会带来的如下影响。

(1)新农合基金规模的壮大难以从政策的顶层设计方面获得支撑。

当前新农合政策规定其受益对象是参合的农村居民,不参合的农村居民无法受益,当然也不允许城镇居民参加(很少的地方对城镇居民开放)。其政策设计上的选择主义色彩很浓。

调研手记

从 2007 年作者在南京市雨花区的调研结果来看,由于在 2007 年前雨花区没有施行城镇居民医疗保险(因为该保险制度 2007 年后才开始试点),只有城镇职工医疗保险,周边地区非从业的城镇居民(无法参加城镇职工医疗保险的)知道雨花区新农合只需要缴纳相当于商业医疗保险十分之一不到的保费,而且也有一定的补偿。雨花区卫生局某领导告诉作者,当时有很多城镇居民表示想参加合作医疗,但是政策基本上不允许,否则雨花区新农合基金规模会更大。实际上,2007 年开始试点城镇居民医疗保险制度后,参保人每年也得缴纳 450 元,而 2007 年雨花区新农合筹资标准仅为 120 元。

一直以来,新农合筹资制度规定的参合资格都封闭在农民这个单一群体(2007 年后有所松动),再加上近年来有越来越多的农民"进城",变为城镇居民,还有一些外地打工的农民工选择放弃参合,因此,在这种情况下,仍然奉行选择主义理念的新农合,其基金规模势必难以壮大。2007 年、2008 年推行的城镇居民医疗保险正在逐步放开对农民的入保资格,商业健康保险也加大了农村市场的开发,由此我们觉得这些都可能导致新农合基金的增长减缓,除非加大农民的参保费用,除非放开对城镇居民的入保资格,除非实质性的提高补偿比,除非选择"选择主义+普及主义"作为制度设计之理念,否则无法实质性、持续性的提高新农合筹资系统的重要投入量——筹资总额,也就无法进一步壮大新农合基金规模。

(2)新农合筹资在参保、报销政策等方面的条块分割势必影响农民参合积极性。

这种补偿政策的条块分割现状之根源在于新农合政策设计的选择主义理念。当农村中的流动人口在城里打工,或者迁移到其他农村地区务农,那么其参合资格的认定还只能回到其户籍所在地办理,由此带来的医疗费用的补偿也是受到地域限制。在当前农村人口流动日益频繁的背景下,这将会影响他们参合的积极性。实际上,对于流动人口而言,新农合的参保、报销政策跨地域执行并不是没有可能。比如,徐慧贞等(2012)就探讨了将新农合的偿付方式与银行信用方式相结合的可行性。事实上,流动人口不管流到哪里,只需要通过遍布全国的金融机构进行参保资金的缴纳,而且在补偿报销时也是可以通过银行账户与当地合管办账户的资金流转得到解决的。由此而知,参保与报销的跨区域执行,技术上并不存在多大困难,难就难在新农合始终贯彻选择主义的歧视政策。

(3)农村部分参合困难人口得不到政策的惠顾。

因为农村地区还有小部分农民够不上民政部门认定的"五保户"等资格,但是收入水平又极低,甚至没有缴纳日益高涨的参保费用的条件,由此,这部分农民将有可能被排斥在政策之外,导致他们在受益方面将大受影响,这可能加剧这部分人群的贫困化。

3."普及主义+选择主义"是新农合筹资机制改革的新理念

既然选择主义政治哲学理念对新农合的发展不利,那么什么样的政治哲学理念才是新农合筹资改革的合适理念呢?

本书认为,整合与兼顾普及主义与选择主义的政治哲学理念,是新农合筹资机制改革的合理理念。正如 Skocpol(1991)所言,在政策设计实践中,普及主义和选择主义的整合能克服彼此劣势,实现优势互补。如果将其贯穿到新农合筹资机制设计中,其效果如何呢?本章第三节试图对此作出回答。

　　这里提出以"普及主义+选择主义"作为新农合筹资契约设计的新理念的设想,可以从公民的健康权等方面获得支撑。WHO《组织法》指出,"享受最高而能获致之健康标准,为人人基本权利之一。"健康权已被公认为一项基本人权。健康权就是人人有权享用由政府创造的某些必需条件而尽可能地拥有健康。这些必需条件首先包括基本卫生服务的可及性条件,其次有安全又营养的食物、适宜的住房以及安全健康的工作条件。

　　从每一个农民的健康权而论,每一个有公民权的人,都应该有健康权。公民欲充分行使其他权利的重要保障和条件,就是该公民必须保有生理机能方面的健康,公民的生理机能不健康或遭到损害,必然在一定程度上阻碍公民充分行使其他权利。每个国家的社会医疗保障制度对保障公民的健康权责无旁贷,而且意义重大。当公民的生理机能不健康或遭到损害时,公民应该有权利向医疗保障制度请求尽可能的医治和维护健康。因为只有当公民不会因为难以获致健康权以维护其健康而丧失劳动能力,他们才能利用自己的劳动能力满足个人及社会的需要,为社会创造更多的财富。

　　新农合制度本身就是我国在农村实行的一项社会医疗保险制度,它有责任对农村每个公民提供健康权的维护,而不能因为某一农民没有参加新农合,或者够不上新农合现有补偿规定,而拒绝对其进行最基本的健康维护。如果新农合制度设计中不尊重公民的健康权,很可能导致制度以保持基金平衡或者公民没有补偿资格等理由,将部分农民拒绝在补偿之外,这必然导致部分农民由于收入不济或其他原因放弃应有的治疗,而损害部分农民的健康,同时,还有可能加剧这部分农民可行能力的下降。

　　既然新农合以"人人有初级医疗保健"为终极目标,那么就应该使得农村居民"应保尽保",不能漏掉一个农民。但是,根据前面章节激励与契约理论的分析,我们知道在现有新农合混同契约下,再加上它推行的自愿参与原则,农民在理性选择的前提下,必然根据其预期健康损失来作出参合决策。因为农民天生有异质性的偏好与支付能力,所以必然有一部分预期健康损失在两个临界值之外的农民选择不参与新农合,除非当地新农合管理部门通过其他行政渠道进行"隐性强制"。

　　我们将可能游离出新农合的预期健康损失在两个临界值之外的农民分成两个群体来分析。第一个群体是那些收入不高而无能力参加其他医疗保险(需缴纳更高保费)的农民。这部分农民一旦游离出新农合,他们就没有任何医疗保障,其疾病风险完全裸露。对于这部分农民而言,才是新农合必须普及的对象。除了像社会保险一样执行强制参保,别无他法。也就是说,新农合自愿参与的原则对于他们而言,必须修改。这也是方黎明和顾昕(2006)等一些国内学者所持有的观点。

第二个群体是有能力购买其他医疗保险的人群。这部分农民出于新农合无法满足其更高的补偿需求而会游离出新农合[1]。对于这部分人群而言,新农合需要以选择主义为机制设计的哲学理念,并改革现有的单一化的筹资与补偿规则,改成一种自选账户(后文有更多的阐述),在其中设计更有吸引力的多档次的筹资与补偿条款来吸引他们,让他们有自由选择的空间。在我们设想的新农合自选账户上,新农合必须与其他医疗保险展开竞争。

总而言之,新农合全覆盖目标的实现,需要贯彻"普及主义+选择主义"的政治哲学理念,对一部分低收入人群采取强制或垫付(有关收入水平的鉴别,我们假设不存在技术问题),让其拥有起码的基本的医疗保障,而对于另一部分人群可以以选择主义为理念,让他们在新的新农合筹资契约框架内自由选择,以最大可能的壮大参合队伍从而壮大新农合基金。

第二节　新农合筹资混合式契约设计

本书对新农合筹资机制的设想是,将现有的新农合筹资体系分为基本筹资账户和自选筹资账户,组成一个混合式契约体系。

一、新农合筹资混合式契约体系的涵义

我们界定的新农合筹资混合式契约体系是"基本筹资账户+自选筹资账户"。这里姑且用"账户"来代替理论上的"契约"术语。对于基本筹资账户而言,我们界定它是一个混同契约,但自选筹资账户却是一个分离契约,两者组合在一起,称为混合式筹资契约(Hybrid Contract)。

1. 新农合基本筹资账户

新农合基本筹资账户以强制参与为原则,缴纳统一保费。在对照往年

---

〔1〕　也许有人会说这个人群不在乎新农合那点保费,他们何不既参合又购买其他保险呢?但是,目前城镇居民医疗保险和城镇职工医疗保险都不允许两头报销,而商业健康保险也是需要"打擦边球",用复印发票先从保险公司报销,然后以发票原件到新农合报销。注意,这样的报销渠道是有违规嫌疑的,仅做上文的解释之用。

当地农民参合情况下,识别一部分前文所说的第一个人群,另外在技术上或借助于当地的居委会等方式,也可以在一定程度上识别出当地无能为力参合的农民。对他们采取强制参合,达到这部分人群的医疗费用被覆盖的目的,以此降低这部分农民的医疗费用负担,提高人群的筹资公平性。如果他们实在缴不起参合费,就由医疗救助或社会捐赠来解决。那么,怎么对他们进行医疗费用的补偿呢?

在新农合基本筹资账户中农民缴纳同一的保费,其补偿也是与现有新农合补偿规则一致,就符合混同契约的特点。相对于现有新农合的效率与公平状况,如果要使得该账户帕累托改进,就需要使农民在该账户中获得大于现有新农合平均补偿比的补偿受益,否则,对于这部分农民来说,其福利就是下降的。

2. 新农合自选筹资账户

新农合自选筹资账户以自愿参与为原则,设置对应于不同补偿比例的不同档次保费。在该账户中,农民可以根据自己的预期健康损失以及支付能力,自由选择各个档次的筹资补偿规则,缴纳的保费越多,获得的平均补偿比就越高,还可以在不同年份自由换挡。这符合分离契约的特点。

如此设计自选筹资账户,根据前面章节的理论分析,只要合理设计筹资补偿控制柄,它一定是激励相容的。即在参合人以其理性选择来获得可能的最佳补偿收益的同时,也能达到自选账户筹资基金规模壮大、基金使用效率提高、筹资公平性改善的制度目的。

相对于基本筹资账户中的参合人,自选账户中的参合人一般能获得高于前者的平均补偿比,而且还必须高于原有新农合的平均补偿收益。由此提出一个问题,即既然此账户有更高的补偿待遇,那么会不会入不敷出?对之的回答很简单,只要以类似于商业健康保险的精算方法,一般可以保证基金不破产,但是不排除发生例外,比如某年发生普遍性疾病,或者发生系统性的自然灾害,这都可能会使得自选账户破产。不过,这正如商业保险一样,都存在非人为导致的亏损的可能,这是正常现象。

二、一个假想的新农合混合式筹资契约方案

为了更清晰地表达我们的设想,这里以一个假想的新农合混合式筹资契约的方案为例,进一步说明新农合混合式筹资契约体系的特点。

表 7-1 中,新农合基本筹资账户规定的保费是每人每年 50 元,这个数据其实与很多中西部地区农民个人缴纳的保费相差无几(比如安徽巢湖无

为县 2011 年每人每年 30 元,2012 年每人每年 50 元),当然东部地区绝大多数农村都远远超过 50 元(比如南京市高淳县每人每年 120 元)。所以这里我们需要说明的是,表 7-1 中的基本筹资账户的参合保费以及平均补偿比数据基本上是参照全国平均水平而模拟的。

表 7-1　一个设想的新农合混合式筹资契约方案

新农合账户	筹资规则	基本补偿比例	账户的运转基础
新农合自选筹资账户	每人每年 290 元	95%	分离契约能显示支付能力等私人信息;激励可行性契约;精算平衡
	每人每年 220 元	90%	
	每人每年 160 元	85%	
	每人每年 110 元	80%	
	每人每年 70 元	75%	
新农合基本筹资账户	每人每年 50 元	70%	强制式参与;以税收为基础的筹资;最好合并医疗救助制度

在新农合基本筹资账户中,平均补偿比这里假设为 50%,也就是要表明这个平均补偿比基本上是高于现有新农合的实际补偿比。否则对于基本筹资账户中的参合人而言没有任何改进。接下来,我们以此为基线,设想自选账户的筹资与补偿规则。

在新农合自选筹资账户中,参合人可选择的最低档的筹资补偿规定是:保费每人每年 70 元,其获得的实际补偿比取 60%;再往上,就需要比自选账户的第一档高 40 元,即缴纳 110 元而获得 70% 的补偿比。越往上参合人的筹资额需缴纳得越多,而且呈现递增趋势。这里的递增趋势符合宽带原理(见史新和:《运用激励理论证明的宽带原理》)。

自选账户的最高档我们设计为筹资保费是 290 元。其实,对照南京市城镇居民医疗保险 450 元的筹资标准,设想中的新农合在筹资标准上有比前者少,因此,以我们设想的自选账户的筹资与补偿,相对于城镇居民医疗保险而具有更好的筹资补偿待遇。如果对城镇居民开放,完全有可能使得参合人数大大增加,从而壮大新农合基金。

自选账户的运转基础是依据精算平衡原理。这在前节已经说明,技术上不成问题。如果可能收不抵支,就增加筹资标准,反之则降低。另外,这里的新农合自选账户的设想也依据了激励理论(在第五章有相关的理论验证),是假设参合人是理性的,其作出的选择行为就会显示其支付能力等信号,因为它是标准的分离契约,所以它一定是激励相容的。如果此账户中的参合人在账户内换挡,是完全允许的,体现了新农合混合式筹资契约所贯彻的选择主义理念;当然,参合人换到基本账户,也是允许的,但补偿比例比原来的低,而且一旦此参合人发生大病,则如果他没有通过基本账户的低收入识别,那么他就享受不到基本账户中的医疗救助的补偿,其责任自己承担。

三、新农合混合式筹资契约的其他说明

（一）关于政府补贴的问题

现有新农合筹资体系中,政府对农民的筹资实施补助。比如巢湖无为县,当地农民 2012 年缴纳保费每人每年 50 元,而政府的筹资补助达到 200元,200 元是由各级财政进行分摊补助的。那么,在我们设想的新农合混合式筹资契约中,政府该不该继续实施筹资补助呢?

这要分基本账户和自选账户而言。对于新农合基本账户,政府是需要继续实施筹资补助的。因为该账户中很可能聚集的是中等收入以下的农民,其筹资可能有一定的困难,假设每人每年 50 元的话,如果一个家庭 5口人,那就需要缴纳 250 元,对于收入偏低的农户,这可能有一定的筹资压力。另外,在此账户中人均筹资额比自选账户少,筹资总额也会不高。为了提高该账户的偿付能力,就必须实施筹资补助,而且由于在此账户中的人群一般支付能力较弱,一旦发生大病,50% 的补偿可能不充分,为了缓解因病致贫,政府最好是要让大病医疗救助对此账户进行对接,对参合人剩余的、无法承担的医疗费用进行医疗救助。

对于新农合自选账户而言,我们认为在改革初期,政府可以一如既往的进行筹资补助。当中等收入以上的参合人逐渐发现自选账户可以满足其原来更高的补偿要求,则账户中的参合人就可能会越来越多。同时由于自选账户的平均筹资额相比较其他医疗保险有很大的优势,所以参合总人数及其基金规模很可能会逐步壮大,等时机成熟以及当地人均收入达到一定水平,政府就可以逐步减少对自选账户的筹资补助,从而将筹资补助集中到基本账户,壮大该账户的基金规模,以进一步提高基本账户中参合人的补偿受益水平。

（二）有关穷人补贴富人的问题

有观点认为,现有新农合存在的问题之一就是穷人补贴富人(朱玲,2000;蔡志刚,2009;封进,2012;周贤君等,2013;等)。出现这个问题的主要原因是:现有新农合中,穷人和富人在"一个锅"中补偿,高额医疗费用

一般适用高档次的补偿比例（这也很正常），但关键是高额医疗费用即使扣除补偿之后，穷人一般也承担不起，于是他们可能放弃治疗，而最终可能是大部分富人在享受更高的补偿，导致穷人补贴富人现象。

在我们设想的新农合混合式筹资契约中，有两个账户：一个是基本账户；一个是自选账户。富人按照自己的理性选择以及支付能力，很可能会选择自选账户，穷人很可能集中在基本账户中。而我们的设想是，改革初期，政府在两个账户中都进行筹资补助，中后期，政府的筹资补助就会转向基本账户，更关键的两个账户的基金独立开来，富人用你自选账户中的基金总额，穷人用基本账户中的基金总额来补偿医疗费用；另外，在我们的设想中，医疗救助发生在基本账户，在医疗救助和新农合基本账户合并的情况下，基本账户中的穷人还能得到更充分的补偿；同时，在基本账户中，还有另一个基金运转的保证，那就是仅仅在此账户中实施以税收为基础的筹资（Tax-based Finance），即政府将以所得税等形式获得的累进性税收额，部分投入到基本账户，那么这种以税收为基础的筹资，由于其天生的公平性就可以保证我们所设想的新农合混合式筹资契约的公平性。

总之，我们所设想的新农合混合式筹资契约有四个途径缓解和解决穷人补贴富人的问题，即两个账户的基金独立、政府的集中筹资补助、基本账户中的医疗救助、以税收为基础的筹资。

（三）基本账户的平均补偿比问题

从表 7-1 中，我们可以看到基本账户的平均补偿比相对于自选账户要低，这个是正常的。因为自选账户的个人筹资额高于基本账户，要符合激励相容原理，基本账户必须比自选账户的最低档的平均补偿比要低。当然随着自选账户中最低档的平均补偿比的提高（比如在此账户中的平均筹资额进一步提高，就可以将自选账户的最低档的平均补偿比提高），导致自选账户的最低档的平均补偿比与基本账户的平均补偿比差距拉大时，就可以相应的提高基本账户的平均补偿比。

（四）关于住院、门诊或大病、小病的补偿问题

在我们设想的新农合混合式筹资契约中，各个档次的平均补偿比实际上就已经考虑了相应账户的住院、门诊的不同补偿比问题，是已经平均化了的补偿比，其中各种就医情形的补偿是与现有新农合补偿类似的，只是档次不同了，补偿基线也相应变化。

（五）关于两个账户所体现的公平观问题

新农合混合式筹资契约体系中，基本账户对应着罗尔斯主义的公平观，以"兜底"为目标，保障低收入人群在该账户中的补偿受益。当然，当

较富裕的参合人换挡进入基本账户并要求医疗费用补偿时,启用医疗救助等收入识别系统对其享受医疗救助的资格进行识别,将之排除出"兜底"的队伍。

我们设想的自选账户对应着功利主义或无嫉妒主义的公平观。功利主义的公平观以非弱势人群的利益最大化为宗旨,我们设想的新农合混合式筹资契约的自选账户正好可以对应这种公平观,以激励相容契约体现参合人的利益最大化追求,同时,在自选账户中,缴纳不同的保费意味着平均补偿比也不同,而且是累进式,因此,它也体现无嫉妒主义的公平观。

第三节　新农合混合式筹资契约体系的平衡性与福利效应

上一节我们设想了一种新农合混合式筹资契约,它由两个账户(基本账户和自选账户)构成。很自然,人们会问:可行不可行? 好不好? 这是两个很好的问题。"可行不可行"就是问,这种新式筹资契约所构建的新农合基金会不会由于收支不平衡而导致契约不可行,即新农合混合式筹资契约的平衡性问题;如果我们所构建的契约确实不可行(体现在模型中就是关键变量无解),那么这种契约设计就是"画饼充饥",仍然无法解决不同层次收入水平的农民之医疗保障。"好不好"的问题就是问,对于农民而言,这种新农合混合式筹资契约体系,其医疗费用补偿受益情况及其公平性是否比当前改善(在这里就是以公平性来考察的福利效应)。如果后者问题的答案是否定的,那么我们设想的方案就是非帕累托改进的[1]。因此,我们需要从两方面论证新农合混合式筹资契约体系的合理性,即从新式契约体系下的基金平衡性和福利效应来回答"行不行"和"好不好"的问题。

一、新农合混合式筹资契约体系的平衡性及其可行解

（一）新农合混合式筹资契约模型的变量解释与说明

我们引入个体能力和初始健康水平来刻画农民个体特征,以体现参合

---

〔1〕 这里的"非帕累托改进",意指本节讨论新农合混合式筹资契约体系的福利效应时含有价值判断,即通过观察参合农民在医疗费用可负担性方面的公平指标是否改善,来考察我们所设想的方案所体现的筹资公平性。如果本文所设想的包含基本筹资账户和自选筹资账户的新农合筹资体系,能使得不富裕农民的医疗负担下降,而在基金平衡约束下也不会导致富裕农民的医疗负担提高;或者能使得富裕农民的医疗负担适度下降,同时又不会导致非富裕农民的医疗负担提高,并保持基金平衡;或者在保持新农合基金基本平衡的条件下能使得富裕和非富裕农民的医疗负担都下降,则该新式筹资契约体系就是帕累托改进的。

农民的决策在这两个维度上的差异,从而考察新农合筹资制度通过异质性农民的消费——医疗支出选择所产生的新农合基金的平衡性[1]和福利效应。

假设农民 i 的生产能力 ω_i 和期初的健康水平 $H_o(k)$ 外生给定,ϕ 是 ω_i 的概率密度函数,用 k 来区分农民个体有差异的初始健康状况,φ 是 $H_o(k)$ 的概率密度函数,$i=1,2,\cdots,I;\ k=1,2,\cdots,J$。$\omega_i$ 独立于 $H_o(k)$。

如果新农合筹资制度是自愿型的(即这里设想的自选账户),农民个体需要选择是否加入。之后,他可能遭遇一个可能改变其健康水平的疾病。用 H_o 和 $\tilde{H}$ 分别表示疾病冲击前后农民的健康状况的向量,且 $\tilde{H}$ 服从马尔可夫(Markov)过程:

$$\tilde{H} = \Pi \cdot H_o \tag{7.1}$$

其中 Π 为一个一步转移矩阵,表示如下:

$$\Pi = \begin{pmatrix} p(1,1) & \cdots & p(1,j) & \cdots \\ \vdots & \vdots & \vdots & \vdots \\ p(k,1) & \cdots & p(k,j) & \vdots \\ \vdots & \cdots & \cdots & p(J,J) \end{pmatrix} \tag{7.2}$$

矩阵元素 $p(k,j)$ 表示农民的健康状况由 $H_o(k)$ 变化至 $\tilde{H}(j)$ 的概率,$\tilde{H}(k)$ 的分布函数是 $\tilde{\varphi}$,$k=1,\cdots,J$。假设农民 i 的劳动收入主要取决于其生产能力 ω_i 以及健康状况,即收入主要是 ω_i 和 $\tilde{H}(k)$ 的函数:

$$W(i,k) = \omega_i + \lambda \tilde{H}(k) \tag{7.3}$$

其中 $\lambda > 0$ 是农民健康状况对于其劳动收入的回报率。农民对消费量 $C(i,k)$ 和医疗支出额 $h(i,k)$ 的决策,主要是根据当前的健康状况 $\tilde{H}(k)$、收入水平 $W(i,k)$ 和预期医疗补偿额来进行。假设一定的医疗支出能改善农民对健康状况,则农民的期末健康状况 $H_1(i,k)$ 是 $h(i,k)$ 和 $\tilde{H}(k)$ 的函数,假设期末健康状况对两个自变量加性可分,则 $H_1(i,k)$ 可以简化写成:

$$H_1(i,k) = h(i,k) + \tilde{H}(k) \text{。} \tag{7.4}$$

---

〔1〕 新农合混合式筹资契约体系下的基金平衡性和可行性的建模思路参考了封进(2009)的医疗支出决策模型,但这里的模型是基于本章所设想的新农合基本账户与自选账户,来讨论新农合混合式筹资契约体系的基金平衡性及其可行性。

给定 $\tilde{H}(k)$ 和 $W(i,k)$ 以及参加新农合筹资契约体系的情况下农民个体的最优消费—医疗支出选择。假设效用函数也是加性可分的。为了反映农民可以通过动用储蓄或负债来满足非医疗性消费和医疗支出,除了消费和健康之外,我们在效用函数中加入财富 $A(i,k)$。效用函数满足如下形式:

$$U(i,k) = \frac{C(i,k)^{1-\sigma} - 1}{1-\sigma} + \alpha \cdot \frac{H(i,k)^{1-\gamma} - 1}{1-\gamma} + \beta \cdot \frac{e^{-\theta A(i,k)}}{-\theta} \quad (7.5)$$

效用函数由三部分构成。前两部分是消费和健康的效用,它们服从常见的相对风险规避 *CRRA* 形式,其中 $\sigma > 0$ 和 $\gamma > 0$ 分别表示消费和健康的相对风险规避系数。第三部分表示财富的效用,它服从 *CARA* 形式,其中 $\theta > 0$ 是财富的绝对风险规避系数。$\alpha > 0$、$\beta > 0$ 分别反映了健康和财富的相对权重,假设当农民可能由于疾病而导致负债时,其财富 $A(i,k) < 0$。

除了(7.3)、(7.4)式外,农民决策还要受到如下条件的约束:

$$C(i,k) + (1-\tau)Ph(i,k) + A(i,k) = RA_o(i,k) + W(i,k) - T \quad (7.6)$$

$$h(i,j) \geqslant 0 \quad (7.7)$$

其中,(7.6)为预算约束,P 为医疗服务相对于其他消费品的价格,τ 就是新农合对医疗费用的补偿比,$0 \leqslant \tau \leqslant 1$,$A_o(i,k)$ 农民期初的财富,R 是财富的总收益率,T 为新农合制度的保费。在没有新农合制度或农民没有选择参合的情况下,$\tau = T = 0$。由于医疗支出为非负,所以需要加上(7.7)式。这个模型允许农民负债。$A(i,k) < 0$ 反映了农民会因为医疗支出而负债。

这个最优问题的一阶条件为:

$$C(i,k)^{-\sigma} = \beta \cdot e^{-\theta A(i,k)} \quad (7.8)$$

$$\alpha(\tilde{H}(k) + h(i,k))^{-\gamma} = \beta(1-\tau)Pe^{-\theta A(i,k)} + \mu \quad (7.9)$$

其中 μ 是库恩—塔克乘子,当 $h > 0$ 时 $\mu = 0$。利用(7.3)、(7.4)、(7.6)、(7.7)、(7.8)和(7.9)式,可以发现一些非常直观的比较静态结果,即农民的最优医疗支出水平 Ph 与农民的个体能力 ω 呈现正相关,与保险费 T 和健康水平 $\tilde{H}$ 负相关。

解出最优消费—医疗行为以后,我们可以得到农民参加以及不参加新农合制度的间接效用函数,分别用 $\tilde{V}^1(i,k)$ 和 $\tilde{V}^0(i,k)$ 表示。根据(7.1)式就可以得到农民在遭受健康冲击前,对于参加或不参加新农合筹资体系的期望效用 $V^0(i,j)$ 和 $V^1(i,j)$ 。

$$V^l(i,j) = E(\tilde{V}^l(i,k)) = \sum_k \pi(k,j)\tilde{V}^l(i,k), l = 0,1 \quad (7.10)$$

如果新农合制度遵循自愿参与原则,个体选择参加新农合障制度的条件为:

$$V^1(i,j) \geqslant V^0(i,j) \quad (7.11)$$

根据(7.11)式,每一个农民决定他是否参加新农合制度,由此可以得到愿意参加新农合制度的农民在能力 ω 和初始健康状况 H_0 上的分布,分别用 ϕ^1 和 φ^1 表示。

(二) 对于新农合混合式筹资契约的基本账户

考察新农合强制型的基本账户。即低收入农民必须支付保险费 T ,享受补贴 τ 。因为现有新农合制度的原则是多方筹资,政府根据所有参合人支付的保费总和 T 来制定补贴 G 。假设政府遵循的补贴规则为 $G = F(T)$,把人口数量正规化为1,则新农合混合式筹资契约的基本账户的预算平衡为:

$$T + F(T) = \sum_i \sum_k \tau Ph(i,k)\phi(\omega(i))\tilde{\varphi}(\tilde{H}(k)) \quad (7.12)$$

(7.12)式的含义是在既定的政策参数下,不同的农民选择各自的医疗支出 $h(i,k)$ 。在已知农民的分布后,就可以得到基本账户的总支出,即(7.12)式的左边。(7.12)式的右边是基本账户的总收入,由征收的保费和政府补助构成。在保费和政府补助既定的情况下,就需要通过调整医疗费用补偿比 τ ,并考虑它们对农民个体决策的影响,从而最终满足(7.12)式的要求。

因此有结论1:

一个在给定医疗相对价格 P 、保险费 T 和政府补助函数 $F(\cdot)$ 下实现强制型新农合基本账户收支平衡的契约解由 $\{C(i,k),h(i,k),A(i,k),\tau\}$ 构成,它们满足:

(1)给定 P 、 τ 和 T,农民根据(7.3)(7.4)(7.6)至(7.9)式求解 $C(i,k),h(i,k),A(i,k)$ 。

(2)给定所有的 $h(i,k)$,医疗费用的补偿比 τ 满足(7.12)式。

由于 $h(i,k)$ 没有解析解,在下文中我们将采用不动点迭代的方法求解基金平衡下的补偿比 τ 。具体说来,首先猜测均衡 τ 为 τ_0 ,然后解出 $h_0(i,k)$ 。把 $h_0(i,k)$ 代入(7.12)式可以得到一个新的 τ_1 。再根据 τ_1 解出

$h_1(i,k)$，如此循环，直到 $\tau_n \approx \tau_{n+1}$。

（三）对于新农合混合式筹资契约的自选账户

就数学形式而言，自愿参与型的新农合自选账户的收支平衡与强制型新农合筹资基本账户类似，我们只需要将(7.12)式改成：

$$T' + F(T') = \sum_i \sum_j \tau P h(i,j) \phi^1(\omega(i)) \varphi^1(H(j)) \qquad (7.13)$$

其中 T' 是参合人缴纳的保费总和，$T = \sum_i \sum_j T\phi^1(\omega(i)) \varphi^1(H_o(j))$，$h(i,k)$ 是能力为 $\omega(i)$、期初健康水平为 $\tilde{H}(j)$ 的农民在生病后的医疗费用支出。相应地，结论 1 被修正为：

结论 2：

一个在给定医疗相对价格 P、保险费 T 和政府补助函数 $F(\cdot)$ 下实现自愿型新农合自选账户的收支平衡的均衡解由 $\{C(i,k), h(i,k), A(i,k), \tau\}$ 构成，它们满足：

(1) 给定 P、τ 和 T，农民根据(7.3)、(7.4)、(7.6)至(7.9)式求解 $C(i,k), h(i,k), A(i,k)$。

(2) 给定 $C(i,k), h(i,k), A(i,k)$，农民根据(7.10)和(7.11)式选择是否参加自选账户，进而得到参加自选账户的农民在能力 ω 和初始健康状况 H_o 上的分布 ϕ^1 和 φ^1。

(3) 给定所有的 $h(i,k)$ 和分布 ϕ^1 和 φ^1，医疗费用的补偿比 τ 满足(7.13)式。

求解自愿型新农合筹资契约的自选账户均衡的方法与前面类似。具体说来，首先猜测均衡 τ 为 τ_0，然后解出 $h_0(i,k)$、ϕ_0^1 和 φ_0^1。把 $h_0(i,k)$、ϕ_0^1 和 φ_0^1 代入(7.13)式可以得到一个新的 τ_1。再根据 τ_1 解出 $h_1(i,k)$、ϕ_1^1 和 φ_1^1，如此循环，直到 $\tau_n \approx \tau_{n+1}$、$\phi_n^1 \approx \phi_{n+1}^1$ 和 $\varphi_n^1 \approx \varphi_{n+1}^1$。

总之，新农合混合式筹资契约的两个账户——基本账户与自选账户，是可行的。它只要依据该模型找到各自的可行解，两个账户就不会收支不平衡。

二、新农合筹资机制转型的福利效应：以公平性考察

（一）福利效应的仿真过程说明

这里依然用第四章中仿真数据，来模拟计算新农合筹资机制转型的福利效应。所谓的新农合筹资机制转型是指现有新农合筹资机制在我们的设想下，转型为基本账户加自选账户。基本账户是强制式、兜底式、以罗尔

斯主义公平观为主导设计的筹资体系,自选账户是自愿式、以功利主义或者无嫉妒主义公平观为主导设计的筹资体系。

本节的仿真对象与第四章中不同的地方是:第四章是以独立形式考虑功利主义与罗尔斯主义的契约设计福利效应,即当时 $T-theil1$ 表示在罗尔斯主义公平观主导下,设计的新农合筹资契约所带来的筹资公平性结果;而 $T-theil2$ 表示在功利主义公平观主导下,设计的新农合筹资契约所带来的筹资公平性结果。当时,两者并没有同时纳入筹资契约转型中(第四章如此处理,用意仅仅是比较哪种公平观所带来的公平性效果更好)。

这里的仿真模型是将罗尔斯主义贯彻到新农合混合式筹资契约体系中的基本账户,将功利主义或无嫉妒主义贯彻到自选账户。

基本账户体现我们以罗尔斯主义公平观下的兜底式契约设计理念。其目标是提高低收入人群在基本账户中获得医疗费用补偿受益的公平性;而在自选账户中,体现的是我们所设想的以功利主义或无嫉妒主义公平观去设计自选账户,并赋予农民契约的自由选择权,以分离契约式的筹资契约,试图提高中高收入人群在此账户中获得医疗费用补偿受益之公平性。

仿真的思路与第四章基本相同,在此不再赘述。要说明的是,这里仿真的目的是考察我们所设想的基本账户加自选账户所带来的公平性变化,即契约转型的福利效应,比较的对象是单纯以罗尔斯主义为指导和单纯以功利主义为主导的筹资契约下的公平性。

仿真观察变量还是泰尔 T 指数($T-theil$),原因有:其一,该指数能说明在不同的新农合筹资契约下,农民医疗费用可负担性的公平程度;其二,方便与第四章的仿真结论对比。仿真的数据与第四章一样,再次说明下,该仿真数据并不是随意捏造的,是参照作者近年来在南京市某郊区卫生局的调研数据。

(二) 仿真结果及其分析

在仿真的环境下,我们得到了基本账户与自选账户组合下的家庭或个人的医疗费用可负担比泰尔指数,并且这里将此与第四章的结果做一个比较,以观察我们所设想的新农合混合式筹资契约的公平性福利效应。其结果表示如下(见图 7-1):

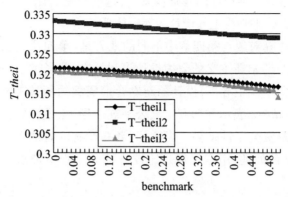

图 7-1　设想的新农合混合式筹资契约下的泰尔 T 指数比较

　　上图中的 $T-theil1$ 表示在罗尔斯主义公平观下的结果,而 $T-theil2$ 表示功利主义公平观下的医疗费用可负担比公平性结果,而 $T-theil3$ 表示我们所设想的新农合混合式筹资契约下农民的医疗费用可负担比公平性泰尔指数。很显然,虽然由于三种情况下的平均补偿比都在假设逐步调高,从而体现为三个泰尔指数都在下降,但 $T-theil3$ 总是比其他两个泰尔指数要低。

　　由于泰尔 T 指数越低说明公平性效应越好,因此,我们可以判断,以基本账户与自选账户组合后,所形成的新农合混合式契约体系所带来的公平性比前两种情况要高。说明在新农合混合式契约体系下,参合农民在医疗费用可负担性上的公平性得到了更大的改善;改善的程度是: $T-theil3$ 大约比功利主义下的 $T-theil2$ 平均低到 0.01245,这在泰尔指数的数值上已经是一个比较大的差异了,与罗尔斯主义下的泰尔指数相比,福利效应改善不是很大,因为两者差异很小。

　　我们的结论是:本书设想将现有的新农合筹资体系分为基本筹资账户和自选筹资账户,以组成一个混合式契约体系,仿真结果发现农民医疗费用可负担性公平程度有所提高,公平性福利效应得到了改进,因此,本书所设想的契约体系是更合理的。

　　本章不像其他论文一样有那么多的政策建议,我们只设想了一张表(表 7-1)。但这张表的理论依据已经在第五章和第六章进行了构建,可行性及其福利效应在本章用科学方法进行了论证。这张表中的数据虽是列举,但带有指向性,对于现有新农合契约设计而言,它是一种新式的契约设计思路,是一个可供参考的新式契约,能较好地改善现有新农合的筹资效率与公平。

第四节　新农合筹资体系的演变与制度整合

一、新农合与城镇居民基本医保等制度整合的必要性

前面章节已经运用一些模型计算测度了新农合筹资系统的效率和公平,讨论了当前新农合筹资系统的混同契约特征,并以仿真、实证方法解释和论证了当前新农合筹资系统难以真正实现全覆盖的制度目标的原因。但是通过对若干年新农合筹资系统的效率和公平的计量模型分析发现,新农合筹资系统的效率与公平存在内在一致性,也就是说,通过调整新农合筹资契约结构,改善其制度效率,有可能会实现制度效率与公平的一致性促进。本章第一节和第二节创新性地提出了以普及主义和选择主义的政治哲学理念为指引重构新农合筹资契约体系,设计了新农合强制型的基本账户和自愿参与型的自选账户的组合,称之为混合式筹资契约体系,并以数理分析和仿真方法论证了新农合筹资的混合契约(Hybrid Contract)体系的账户收支平衡性和福利效应。那么在现实世界,当前的新农合筹资系统会不会演变成这种混合式筹资契约体系呢?

本书在这里结合之前的理论论证,作出新农合筹资机制的政策演变取向之判断,那就是新农合将与医疗救助制度、城镇居民基本医疗保险制度先行融合,从而形成城乡居民基本医疗保险制度,至于未来我国"三保合一"能否真正实现,还要看制度的顶层设计是否科学以及政策的执行力。

按照本书的理解,肇始于2003年的新型农村合作医疗制度未来将演变为城乡基本医疗保险制度。该制度应该是一种混合筹资契约系统,即它既有强制参与型的医疗保障兜底式基本账户,又有自由选择投保档次、"风险池区域同一化、扩大化"的自愿参与型的自选账户。

> **调研手记**
>
> 　南京市某区农民卞某40多岁,小学文化,常年在外打工,家中5亩田,委托亲戚耕种,不收一分租金,每年获得政府农田补贴320元/亩,农田补贴一年共计1600元。他在外打工估计一年纯收入30000元。大女儿中专毕业在厂里工作,估计年收入20000元,其妻无文化,在家带小女儿,小女儿才上小学。在家庭没有发生疾病事故前的年收

入总估计是 5 万元左右。目前有一位老人跟随这个家庭生活。2016年,当地新农合缴费 230 元/人,合计一年缴费 1150 元。

2015 年年初小女儿腿痛得厉害,2015 年 3 月区人民医院以小孩腿痛收治,一直没见好转,花费 1000 元左右,几乎没有报销到多少钱。县人民医院建议去南京市医院进一步诊治,并办理转诊证明。结果 2015 年三四月份在南京市鼓楼医院查出是急性淋巴细胞白血病。头两个疗程花费 18 万,回老家报销 4.7 万元,实际报销比例大约 26% 左右,并非该区新农合所表达的在县以外治疗报销比例达 35%。目前等待后 8 个疗程的治疗(等血小板达标后才能进一步化疗),估计将花费 10 万元,目前一直在家吃一种维持性药物,不属于报销范围,每天必须服药,药物 123 元/天。期间在该区人民医院补血小板两次,第一次花费 2900 元,报销 200 元;第二次花费 1100 元,正巧该家庭在第二次之前办理到了低保边缘户,所以自己仅出了 200 元。2015 年 11 月份卞某去当地民政申请了低保户(这样才能申请大病救助),但结果至今还没下来。另外,由于小孩就读的小学事先给小孩办理了中国人寿的医疗保险,获得 8000 元补偿。目前该家庭借助轻松筹平台,向社会爱心人士募捐了大约 26600 元。但由于小孩治病,卞某停止了在外打工,家里就丧失打工的收入来源了。

当问及在发现疾病之前,如果新农合政策允许他多缴纳保费从而获得更大的报销比例,卞某说非常愿意,他甚至愿意每年一人在 230 元基础上多缴纳 100 元。2015 年之前他还劝说村里其他农户主动缴纳新农合保费。

就制度演变背景而言,本书认为,无论是过去的城市化还是农村城镇化,都没有从根本上解决我国城市和农村的二元结构问题(洪银兴,2003),而将城市和农村两者的要素统一到区域综合体,将两者作为整体运行的城乡一体化路线,才是现阶段经济结构协调、城乡协调、社会关系和谐的重要路径。可以说城乡一体化改革是破除城乡二元结构、推进"三农"建设的根本途径。城乡一体化包括体制一体化、城镇城市化、产业结构一体化、农业企业化、农民市民化、城乡基本公共服务均等化等重要内涵,而其中的城乡基本公共服务均等化,被认为是解决城乡一体化的关键点(李扬,2011)。基本医疗保险城乡一体化机制的实现,无疑将是实现城乡基本公共服务均等化的突破口之一,是城乡一体化战略中的重要政策工具。十八大三中全会报告指出,城乡二元结构是制约城乡发展一体化的主要障碍,必须健全体制机制,形成以工促农、以城带乡、工农互惠、城乡一体的新型工农城乡关系,必须推进城乡要素平等交换和公共资源均衡配置,推进城乡基本公共服务均等化,要建立更加公平、可持续的社会保障制度,就必须整合城乡基本医疗保险制度。我国正努力构建我国基本医疗保障城乡一体化,其目标是促进社会公平,实现"人人享有更加公平的医疗保障",因此,以混合契约思路构建的城乡基本医疗保险制度,具有很好的现实意义和制度试点、分步推进的必要性。

我国很多省份尤其是东部省份都处于工业化中后期、城市化加速期、国际化提升期,经济社会发展面临转型升级的紧迫形势,我们要建成更高水平的小康社会、基本实现现代化,必须跨越"卡夫丁峡谷"。新阶段、新形势对城乡一体化发展提出更高要求,体现城乡一体化思想的城乡基本医疗保险制度符合我国医疗保障均等化的大方向,也是提升城乡居民幸福感的必由之路。

当前新农合筹资机制实际上是基于混同契约设计的,该制度在同一个基金统筹地区只实行统一的筹资档次,但补偿上却不与同一筹资相匹配,按照第五章的分析,在自愿参与原则下该制度不具有激励可行性,无法实现全覆盖,除非采取参与的强制化,但一旦强制参与就违背了该制度的自愿参与原则。从全国层面看,新农合制度由于参合农民的筹资能力存在地域上的"天然"差异,要实现市级、省级意义上新农合基金统筹是相当困难的,除非该地区像宁夏回族自治区一样其行政区划本来就不大,否则必然导致新农合基金"风险池"的碎片化,碎片化的新农合"风险池"不符合保险中的"大数法则",不能提高其应对非系统性风险的能力,无法提升参合人的抗风险能力(抗风险能力主要体现为抵御疾病风险引致的居民财务风险能力),无法达到长期福利效应的帕累托改进。基于这种制度设计思路的新农合筹资系统的卫生筹资公平性和效率下降是有目共睹的。本书第三章从不同角度测算的新农合筹资效率及其下降趋势就是一个印证。

因此,本书认为国家很有必要通过医保制度的整合,来重构新农合筹资系统(或城乡居民基本医保制度)的契约体系。为了扩大风险池、去除医保制度的碎片化,新农合向城乡居民基本医保制度演变,整合成一套具有混合契约特征的基本医保制度,最大限度地扩大风险池,是当前医疗保险制度改革的当务之急。

学术界对新农合向城乡基本医保制度演变的必要性也有比较一致的看法。仇雨临等(2010)认为,当前医疗保险筹资水平不同造成待遇悬殊、公平缺失,医疗保障体系的碎片化与分散管理造成运作成本高昂、管理体制不顺;何毅(2011)认为,医疗保障体系的碎片化不利于医疗保险基金的管理效率和保值增值;顾海(2014)指出,为了从根本上解决医疗保障制度的"二元"性,必须推进统筹城乡医疗保障制度;另外,当前城乡就业人员频繁流动,迫切需要推进医疗保险城乡一体化,但是目前医疗保障碎片化不利于提高我国有赖于劳动力流动的经济效率(董文勇,2008;吴君槐,2011)。这种三险分立的医疗保险体系缺乏总体规划和公平机制,也阻碍了城乡一体化发展的进程(仇雨临、翟绍果,2009;张再胜、赵丽华,2009)。

二、新农合向城乡居民基本医保制度融合的障碍

新农合与城乡居民基本医保制度演变的障碍何在呢? 在 2018 年 3 月国家医疗保障局组建之前,学术界和政策实务界都认为新农合与城镇居民医疗保险制度并轨,其最大障碍在于两者是分属不同部门管理。新农合归属卫生部门管理,城镇居民医疗保险归属人力资源和社会保障部门管理,因此,两个制度的并轨难度在于不同的行政部门的职责归口确认问题。2018 年前在城乡基本医保整合方面,更高层尝试了相关部门的联席会议等方式,但还不能根本性的解决制度整合问题,直到 2018 年 3 月国家医疗保障局的组建才彻底解决了新农合与城镇居民医疗保险制度在制度融合与顶层设计上的困境[1]。因此,到了 2019 年,随着国家医疗保障局的工作推进,这个障碍已经不存在了。那么两个制度整合为城乡居民基本医疗保险制度后,其制度融合后还有其他障碍吗?

实际上本书认为,新农合与城镇居民基本医保制度融合、演变为城乡居民基本医疗保险制度的障碍依然存在。制度融合的障碍之一在于户籍制度。

当前我国基本医疗保险领域仍然存在以户籍身份划分参保和医疗费用补偿的现象。一本"城乡居民基本医疗保险证"或一张"城乡居民基本

---

[1] 根据 2018 年 3 月中共中央印发的《深化党和国家机构改革方案》,国家组建了国家医疗保障局。其主要职责包括拟订医疗保险、生育保险、医疗救助等医疗保障制度的政策、规划、标准并组织实施,监督管理相关医疗保障基金,完善国家异地就医管理和费用结算平台,组织制定和调整药品、医疗服务价格和收费标准,制定药品和医用耗材的招标采购政策并监督实施,监督管理纳入医保支出范围内的医疗服务行为和医疗费用等,即原人社部主管的城镇职工和城镇居民基本医疗保险、生育保险职责,原属于国家卫计委的新型农村合作医疗职责,国家发改委的药品和医疗服务价格管理职责以及民政部的医疗救助职责,都划归国家医疗保障局。这是国家在医保制度体制的顶层设计上做出的重大变革,是医疗保障制度的职责、职能和功能在组织架构上的新定位,符合新时期、新形势和新目标下国家医保制度发展目标的需要。

医疗保险卡"不能代表新农合向城乡居民基本医保制度演变彻底成功,原因在于:目前我国农村居民的投保还无法做到以"居住证"为凭证在任何地方都可以投保,同时医疗费用的补偿报销仍然存在异地审核和异地报销的重重困难。

那么这个制度障碍永远解决不了了吗? 答案是否定的。因为如果户籍制度的取消几乎不可能的话,只要新农合基金(目前还有 7 个省份依然是新农合与城镇居民医保的并存运行)或城乡居民基本医疗保险基金实现了省级统筹,那么下一步实现跨省的基本医保转接续和异地结算报销就不远了,更何况 2019 年国内个别城市正在探索居民以居住证享受基本福利的政策,因此,在不久的将来,这个制度障碍有可能得以缓解。

新农合向城乡基本医保制度演变、融合的障碍之二在于筹资标准的混同化、单一化。本书在第五章和第六章重点讨论了新农合筹资系统的混同契约特征所带来了后果,第六章第三节直接指出了当前新农合混同契约式筹资机制是其效率与公平一致性改进的障碍。考察国内已经施行城乡基本医保制度的省份在筹资标准等要件上规定,我们可以发现了一些问题。比如福建省的城乡居民基本医疗保险实际上是将农村居民原来新农合的个人筹资标准(2015 年为 90 元/年,2016 年为 120 元/年,2017 年为 150 元/年)在 2018 年直接与城镇居民的个人筹资标准接轨,都是 180 元/年,这显然还是混同契约特征,试问如此将筹资标准同一化确实是简化了工作,降低了工作量,但是对于有更高的医疗保障需求的居民如何以更高的筹资得到对应的医疗保障呢? 本书从理论上已经论证了这种混同契约式筹资的激励不相容性。再看北京市的城乡居民基本医保的个人筹资标准,它规定学生儿童和老人是 180 元/年,城乡居民是 300 元/年,北京市是针对人群进行的分档筹资,而非学生儿童、老人的居民群体实际上仍然存在较大的医保需求差异,对于他们的筹资仍然是一种混同契约筹资;上海市是对于中小学生、婴幼儿采用 100 元/年的个人筹资标准,其他人群则是根据不同年龄分不同档次,而且财政补助也是因此而变化,这种筹资特征相对灵活了一些。这些地区的城乡居民医保报销政策对每个参保人员在同级医疗机构治疗的保障待遇是同一的,住院医疗费用报销的起付线和报销比例只是随着医疗机构级别的变化而变化。根据前文对新农合政策控制柄的阐述,我们可以发现,这种补偿标准与其按人群或按年龄而不同的筹资标准不相互匹配,不符合医疗保险制度的基本原理。

我通过调研与比较,发现宁夏回族自治区的城乡居民基本医保执行的分档筹资与补偿更科学。比如,2016 年宁夏回族自治区的城乡居民基本医保规定的住院费用报销政策如表 7-2 所示。宁夏回族自治区施行的城乡居民基本医保制度的筹资特征（广义上的筹资）是分档筹资和分档补偿，也就是本书论证和分析的分离型筹资契约。如果从本章论证的"兜底式基本账户+自愿参与型的自选账户"所构建的混合型筹资契约特征而言，宁夏回族自治区施行的城乡居民基本医保制度还有一些地方不像混合契约，我认为宁夏回族自治区施行的城乡居民基本医保制度还需考虑每个居民以基本账户强制参保城乡居民基本医保制度，真正实现混合式筹资契约的重构。

表 7-2　2016 年宁夏城乡居民基本医保住院报销政策

医院等级	一级	二级	三乙	三甲
起付线（元）	200	400	700	1000
报销比例（%）				
一档	85	80	70	45
二档	90	85	80	60
三档	95	90	85	65
封顶线（万元）				
一档	7			
二档	12			
三档	16			

新农合向城乡基本医保制度演变、融合的第二大障碍，是比较难以消除或缓解的，本书认为这跟很多省份的医疗保障机构对城乡居民基本医疗保险制度的契约特征与结果的因果关联的认识不明晰有关。他们可能认为，城乡居民基本医疗保险制度是一个社会保障制度而非商业保险，就应该采用基本统一的筹资与补偿标准。殊不知，社会保障制度的合理设计也必须考虑制度的激励相容性，基于激励相容性原理的筹资混同契约性质的政策后果同样会作用到制度本身，长期而言可能会影响其制度的可持续性。

新农合向城乡基本医保制度演变、融合的障碍之三是支付方式问题。支付方式改革是当前全世界各个国家医疗保险制度改革的热点和难点。

2017 年国家发布的《关于进一步深化基本医疗保险支付方式改革的指导意见》明确提出，"2017 年起，进一步加强医保基金预算管理，全面推行以按病种付费为主的多元复合式医保支付方式。各地要选择一定数量的病种实施按病种付费，国家选择部分地区开展按疾病诊断相关分组（DRGs）付费试点，鼓励各地完善按人头、按床日等多种付费方式。到

2020 年,医保支付方式改革覆盖所有医疗机构及医疗服务,全国范围内普遍实施适应不同疾病、不同服务特点的多元复合式医保支付方式,按项目付费占比明显下降"。

医疗保险支付方式有五种类型,它们是按服务项目付费、总额预付制、按服务单元付费、按人头付费、按病种收费。当前,无论是新农合制度,还是城乡基本医保制度,比较普遍的支付方式还是按服务项目支付。该支付方式的优点是明显的,那就是结算起来最便利,但这种支付方式的弊端也很明显,那就是难以约束医疗服务机构增加服务项目的医生诱导需求行为,增加城乡居民的医疗费用开支。

其他的医疗保险支付方式都存在各自的优缺点,我们不能片面的看待某一个支付方式。根据 2017 年《关于进一步深化基本医疗保险支付方式改革的指导意见》,我国当前在支付方式改革上,将重点推行按病种付费,开展按疾病诊断相关分组付费的试点,要实行多元复合式医保支付方式。然而,如果按照该意见所指出的支付方式"因地制宜"原则,各个地方根据本地实际情况而探索并采用不同的支付方式,必然给新农合向城乡居民基本医疗保险的过渡与融合带来障碍,如同难以克服的城乡二元结构一样,不利于城乡居民基本医疗保险消弭城乡居民医保待遇差异的政策初衷的全面实现,不利于城乡居民的跨地区医保结算与补偿。

三、新农合向城乡居民基本医保制度演变的路径

本书认为,我国居民医疗保障城乡一体化的实现路径是:先根据各地区的制度历史渊源和资源禀赋等实际情况,以梯度化形式,先将各地区新农合制度与医疗救助制度、城镇居民基本医疗保险制度整合,形成城乡居民基本医保制度,提升统筹层次,尽快实现省级统筹,继而实现省际基金统筹,扩大风险池,精算设计分档筹资与分档补偿等制度要件,之后再随着城乡居民人均可支配收入的逐步提高,而推进前者与城镇职工医疗保险的整合,在保险精算的基础上实现"三险合一"。我国居民医疗保障城乡一体化要分两步推进,逐步融合。

新农合制度与医疗救助、城镇居民基本医疗保险制度整合,继而向城乡居民基本医疗保险制度演变,是我国医疗保障城乡一体化实现路径的第一步。

实现路径的第一步首先落实在参保对象上。原属于民政部管理的医疗救助制度在几年前很多地方就尝试并实现了新农合与医疗救助制度的衔接。本书在第五章通过仿真方法讨论了新农合与医疗救助制度在筹资

与补偿要件上衔接,将给保险覆盖率带来哪些影响,论证的结果也支持新农合与医疗救助制度的衔接。农村中那些属于医疗救助对象的居民,自然要纳入新农合筹资系统,其个人筹资额各地区基本上都是由民政部门垫付,然后中央和地方财政才能对之进行筹资补助。基于扶助最弱势群体的目的,新农合与医疗救助制度的融合比较自然。本书认为,民政部为救助对象的参合费用进行垫付,实际上是善意的强制,促使我国农村的医疗救助对象都有了新农合的保护,这符合本文所提出的"强制参与型的医疗保障兜底式基本账户"特征。正因为"强制参与型的医疗保障兜底式基本账户"赋予了医疗救助对象基本的医疗保障权利,才有了农村医疗救助对象对新农合制度的拥护。我在宁夏、江苏等地的实地调研证实了这一点。

当新农合与城镇居民医疗保险制度整合时,城乡的老人、婴幼儿、中小学生自然成了城乡居民基本医保制度给予较大优惠的群体,他们的个人筹资额在全国施行城乡居民基本医保制度的地区都是非常低的,这是他们本身的筹资能力比较弱引起的。有些地区通过增加老人组参保筹资的财政补助,从而拉高老人组的总筹资额,这样才能与该组人群较高的补偿比例相对应。排除医疗救助对象、老人、婴幼儿、中小学生之外,有的地区还对无业居民(或称为自我雇佣者、灵活就业人员)征缴较低的参保筹资额,除了前述特定人群之外的城乡居民都依据"自愿参与型的自选账户"赋予其医疗保障的权利。

我国医疗保障城乡一体化实现路径的第一步中,落实与合理匹配筹资与补偿要件也是相当重要的。假如由新农合制度与医疗救助、城镇居民基本医疗保险制度整合而成的城乡居民基本医疗保险制度,采取分档筹资、分档补偿(大方向应该是低筹资对应低补偿),则该制度的契约结构就符合激励相容原理和保险基本原理。以宁夏回族自治区的城乡居民基本医疗保险制度为例,假如一档参保对象的补偿比例反而高于或等于三档参保对象的补偿待遇,那么可以想见在自愿参保原则下第三档参保对象自动会在下一个年度选择更低档的筹资,甚至会退出城乡居民基本医疗制度。因此,本书认为我国医疗保障城乡一体化实现路径的第一步中还需要在保险精算的基础上合理匹配筹资与补偿要件。

我国医疗保障城乡一体化实现路径的第二步,就是在城乡居民人均可支配收入逐步提升的过程中,逐步融合城乡居民基本医疗保险与城镇职工医疗保险制度。我国 2018 年修订的《社会保险法》第 23 条规定:"职工应当参加职工基本医疗保险,由用人单位和职工按照国家规定共同缴纳基本医疗保险费。无雇工的个体工商户、未在用人单位参加职工基本医疗保险的非全日制从业人员以及其他灵活就业人员可以参加职工基本医疗保险，由个人按照国家规定缴纳基本医疗保险费。"第27条又规定："参加职工基本医疗保险的个人，达到法定退休年龄时累计缴费达到国家规定年限的，退休后不再缴纳基本医疗保险费，按照国家规定享受基本医疗保险待遇；未达到国家规定年限的，可以缴费至国家规定年限。"实际上这两条规定为将来城乡居民基本医疗保险制度与城镇职工医疗保险制度的融合从法律意义上给出了制度保证。

　　然而，本书认为城乡居民基本医疗保险制度与城镇职工医疗保险制度的融合，有一个困难必须正视，那就是现有的两个制度保障对象在人均可支配收入上存在差异，并且这种差异是否会逐年缩小不得而知，尤其是城乡居民基本医疗保险制度中的农村居民，他们与城镇职工的收入差距还是比较大的，在两个制度融合时，除非科学测算未来的城乡医保一体化制度（暂且如此称谓）中各个档次的筹资和对应的补偿比例，否则容易提高参保对象在补偿受益上的不公平性，导致城乡医保一体化制度不可持续。

　　好在城乡居民基本医疗保险制度与城镇职工医疗保险制度的融合可能还为时尚早，我们还有足够的时间尽快缩小两个制度的保障对象在收入上的差距，尽早为我国医疗保障城乡一体化第二步实现路径扫清障碍。本书认为无论我国医疗保障城乡一体化处于哪个阶段，我们都要考虑医保制度的筹资契约体系要以混合契约为特征来设计或重构。

参考文献

中文参考文献：

[1] 柏拉图.理想国[M].张竹明,译.南京：译林出版社,2009.

[2] 边沁.道德与立法原理导论[M].时殷弘,译.北京：商务印书馆,2005.

[3] 边沁.政府片论[M].沈叔平,等译.北京：商务印书馆,1995.

[4] 别海涛,孙晖.政策的稳定连续对农民参加合作医疗的影响[J].中国软科学,2006(10):41-46.

[5] 蔡滨,张莹,柏雪,王俊华.正义原则视域下我国的新型农村合作医疗制度[J].医学与哲学,2011,32(11):40-42.

[6] 蔡文泳,方积乾,王心旺.基于灰色马尔可夫模型的新型农村合作医疗体制基金风险预测[J].中国卫生统计,2014,31(1):2-5.

[7] 陈爱如.关于新型农村合作医疗"筹资"和"补偿"机制的研究[J].卫生软科学,2008,22(5):396-398.

[8] 陈健生.公共卫生发展的财政制度安排[J].财经问题研究,2004(10):45-49.

[9] 陈秋霖.农村合作医疗为何推行困难——需求角度的解释[J].社会科学战线,2003(4):35-46.

[10] 陈文艺."新农合"对农村居民的收入再分配效应研究[D].湘潭：湘潭大学,2014.

[11] 陈兴宝.富裕地区农村合作医疗制度的思考[J].中国农村卫生事业管理,1998(3):30-36.

[12] 陈嫣,张飞,张东霞,吴辉,李中琳,田庆丰.新农合对农民收入公平性的影响研究[J].医学与哲学(人文社会医学版),2007,28(9):31-32.

[13] 晨曦.合作医疗是农村居民健康保障制度的主体形式[J].中国农村卫生事业管理,1997(1):37-39.

[14] 成昌慧.新型农村合作医疗制度需方公平性研究[D].济南：山东大学,2008.

[15] 程斌,崔雅茹,任静.城乡居民基本医疗保险筹资待遇统一模式分析[J].中国农村卫生事业管理,2019(1):36-40.

[16] 程恩富.公平与效率交互同向论[J].经济纵横,2005(12):32-35.

[17] 程岚.农村医疗保障——构建和谐社会中的"短板"[J].江西财经大学学报,2005(5):37-41.

[18] 仇雨临,翟绍果.城乡居民医疗保障体系的二元三维态势和统筹发展思路[J].河南社会科学,2009(6):70-74.

[19] 储振华.国外农村医疗保险制度实施政策[M].沈阳：《国外医学》卫生经济分册,1994:78-84.

[20] 崔爽,赵军绩,谭志敏,杨九龙."十一五"期间我国新型农村合作医疗基金筹资

机制和支付方式发展方向的探讨[J].中国初级卫生保健,2006(2):4-8.

[21] 董忠波.我国新型农村合作医疗的筹资问题[J].云南社会科学,2004(3).

[22] 杜金向.关于重建我国农村合作医疗保障体系的构想[J].现代财经,1999(4):
39-42.

[23] 段春阳,周静.农户参加新农合满意度状况调查与统计性分析[J].农业经济,
2012(3):47-49.

[24] 段家喜,王国军.谁来关注农村医疗保险[J].中国保险,2002(8):38-41.

[25] 方豪,赵郁馨,王建生,万泉,杜乐勋.卫生筹资公平性研究——家庭灾难性卫生
支出分析究[J].中国卫生经济,2003(6):5-7.

[26] 方黎明,顾昕.突破自愿性的困局:新型农村合作医疗中参合的激励机制与可持
续性发展[J].中国农村观察,2006(4):24-32.

[27] 方丽霖.新型农村合作医疗制度公平性研究[D].南昌:南昌大学,2006.

[28] 封进,刘芳,陈沁.新型农村合作医疗对县村两级医疗价格的影响[J].经济研
究,2011(11).

[29] 封进,宋铮.中国农村医疗保障制度:一项基于异质性个体决策行为的理论研究
[J].经济学(季刊),2007(3):841-858.

[30] 傅卫.关于合作医疗的理论探索[J].中国卫生资源,1999(3):24-27.

[31] 葛强.推行农村合作医疗可行性调查分析[J].江苏卫生保健,2002(5).

[32] 葛延风.对整体推进医疗卫生体制改革的一个框架性建议[J],医院领导决策参
考,2005(19).

[33] 顾海,胡大洋,李佳佳.城乡医保统筹的制度性思考——基于江苏9地的实证依
据[J].中国医疗保险,2010(3):37-40.

[34] 顾海,唐艳.强制性制度变迁与农户理性不及的反应——对新型农村合作医疗的
两点思考[J].农业经济问题,2006(11):39-41.

[35] 顾海,唐艳.我国新型合作医疗筹资机制对策探析[J].江苏社会科学,2006(6):
199-201.

[36] 顾海,陶丽宁.新型农村合作医疗补偿机制中效率与公平问题的探讨[J].中国
卫生事业管理,2006(12):708-710.

[37] 顾海.中国统筹城乡医疗保障制度模式与路径选择[J].学海,2014(1).

[38] 顾昕,方黎明.公共财政体系与农村新型合作医疗筹资水平研究——促进公共
服务横向均等化的制度思考[J].财经研究,2006(11):37-45.

[39] 顾昕,方黎明.自愿性与强制性之间——中国农村合作医疗的制度嵌入性与可
持续性发展分析[J].社会学研究,2004(5).

[40] 顾昕,高梦滔,姚洋.诊断与处方:直面中国医疗体制改革[M].北京:社会科学文
献出版社,2006.

[41] 顾昕.泰国的医疗救助制度及其对我国的启示[J].中国行政管理,2006(7):
73-77.

[42] 顾昕.通向全民医保的渐进主义之路——论三层次公立医疗保险体系的构建[J].
东岳论丛,2008,29(1):6-11.

[43] 顾昕.医疗救助制度让穷人看得起病[J].科学之友,2006(11):38-41.

[44] 顾昕.重构社会契约,构建准全民公费医疗制度[J].中国经济报告,2016(5):
22-25.

[45] 顾昕. 全球性医疗体制改革的大趋势[J],中国社会科学,2005(6).

[46] 关瑞祺,刘伟平,卢素兰. 福州市新型农村合作医疗制度下农民就医行为研究 [J]. 福建论坛(人文社会科学版),2012(2):166-170.

[47] 郭明亮,蒋远胜,李瑶,徐慧贞. 农民工参加新型农村合作医疗中的问题及对策 分析——基于成都市温江区与金堂县的调查[J]. 安徽农业科学,2012,40(12): 7479-7480,7382.

[48] 国务院发展研究中心课题组. 国务院研究机构对中国医疗改革的评价与建议. http://finance.sina.com.cn,2005-08-20.

[49] 海韵. 从主要矛盾转变视角推进制度完善[J].中国医疗保险,2018(8):26-30.

[50] 韩俊. 县乡公共财政危机影响农村稳定[EB/OL]. 国研网,http://www.drcnet. com.cn/DRCNet.Channel.Web/expert/showdoc.asp? doc_id=146947,2002-12-10.

[51] 韩俊. 中国三农100题[M].北京:中国发展出版社,2004:143-184.

[52] 郝继明.进一步完善新型农村合作医疗的着力点——兼及三种模式的分析[J]. 宏观经济研究,2005(9):16-18.

[53] 何成军. 县乡财政困难:现状、成因、出路[J].中国农村经济,2003(2):14-22.

[54] 侯天慧,谭克俭. 新型农村合作医疗筹资与补偿机制的经济学分析[J].经济问 题,2006(7).

[55] 胡进秋. 新型农村合作医疗制度的理性研究[J].安徽农业科学,2012,40(10): 6265-6266,6324.

[56] 胡善联.全国新型农村合作医疗制度的筹资运行状况[J].中国卫生经济,2004 (9):24-25.

[57] 胡小敬. 新型农村合作医疗制度的公平性研究[D].西安:西北大学,2010: 11-30.

[58] 胡志,汤质如,等.安徽省肥西县新型农村合作医疗研究(一)——农村居民医疗 服务需要与利用状况[J].中国卫生经济,2004(12):19-22.

[59] 黄冠. 建立卫生筹资公平性新视角[J].中国卫生经济,2011,30(5):22-24.

[60] 黄佩华,迪帕克.中国:国家发展与地方财政[M].北京:中信出版社,2003.

[61] 姜垣,王建生,金水高. 卫生筹资公平性研究[J]. 卫生经济研究,2003(3):8-9.

[62] 金彩红. 中国新型农村合作医疗制度设计缺陷的理论分析[J]. 上海经济研究, 2006(9):71-76.

[63] 景琳.农村合作医疗实用手册[M].成都:四川科技出版社,1998.

[64] 李斌. 卫生筹资公平性研究进展[J].中国卫生经济,2004(2):15-18.

[65] 李芳凡. 社会管理创新视野下的新型农村合作医疗制度的完善[J].农业经济, 2012(5):32-34.

[66] 李芬,金春林,王力男,王贤吉,林海. 世界银行卫生筹资公平研究框架及应用 [J]. 卫生经济研究,2012(5):76-78.

[67] 李慧民. 巩固和发展合作医疗必须加强乡村卫生组织管理和建设[J].中国卫生 经济,1997(12):13-19.

[68] 李丽,胡伟,冯小影. 农民参加新型农村合作医疗的影响因素及满意度分析—— 基于安徽省13县368个农户调查的实证研究[J]. 经济经纬,2012(1):117-121.

[69] 李琼. 新型农村合作医疗制度再创新的路径探讨[J].河南大学学报(哲学社会 科学版),2011,51(5):113-118.

[70] 李琼.西部地区新型农村合作医疗个人筹资方式比较及选择[J].吉首大学学报（社会科学版），2012,33(2):118-121.

[71] 李卫平,石光,赵琨.我国农村卫生保健的历史、现状与问题[J].管理世界,2003(4):33-43.

[72] 李文中.我国健康保障制度的公平与效率研究[D].北京:首都经济贸易大学,2011.

[73] 李晓燕,谢长青,杨明洪.新型农村合作医疗制度公平性研究——基于黑龙江省农村新型合作医疗试点县的实证分析[J].华南农业大学学报（社会科学版）,2008(3):10-15.

[74] 李燕凌,李立清.新型农村合作医疗农户参与行为分析——基于 Probit 模型的半参数估计[J].中国农村经济,2009(9).

[75] 梁鸿、吴晓峰.农村合作医疗制度的风险识别与规避[J].人口研究,2005(5).

[76] 梁鸿.现行农村社会保障制度评价与剖析[J].人口学刊,2000(12).

[77] 林闽钢,郭燕.新型农村合作医疗制度的隐性强制研究[J].华东经济管理,2010(5):40-43.

[78] 林闽钢,梁誉.新型农村合作医疗制度发展的取向和定位[J].山东社会科学,2014(4):71-76.

[79] 林闽钢.中国农村合作医疗制度的公共政策分析[J].江海学刊,2002(3).

[80] 林万龙,曹玫.新型农村合作医疗制度设计中的城乡与区域分割问题探讨[J].农业经济问题,2012(5):40-46.

[81] 刘波.新型农村合作医疗基金公平性与效率性研究[J].财经问题研究,2012(2):110-115.

[82] 刘辉,李志翠.我国西部工业环境效率与经济效率的差异研究——基于 DEA-SBM 模型与 DEA-CCR 模型的比较分析[J].西部论坛,2013(6):90-96.

[83] 刘乐山,何炼成.取消农业税后的县乡财政困难问题研究[J].经济体制改革,2005(3):80-83.

[84] 刘启栋.认同尴尬折射制度缺陷——漫谈新型合作医疗的制度缺陷及对策[J].中国卫生经济,2005(5):3-7.

[85] 刘晓梅,刘波.差异与整合:新农合改革政策分析[J].农业经济问题,2012(6):26-34.

[86] 刘言迪.我国新型农村合作医疗筹资问题研究[D].厦门:厦门大学,2008.

[87] 刘远立.健康保障制度的系统研究[J].卫生经济研究.1999(1):9-13.

[88] 刘远立等.论新形势下合作医疗成败的关键点[J].中国卫生经济,1999(4):43-46.

[89] 柳国发.论建立新型农村合作医疗制度的有效筹资机制[J].中国卫生经济,2005(3).

[90] 娄树旭.我国新型农村合作医疗制度的公平性研究[D].济南:山东财经大学,2013.

[91] 栾大鹏,欧阳日辉.新型农村合作医疗对我国农民消费影响研究[J].人口与经济,2012(2):80-86.

[92] 罗依·伯尔.关于中国财政分权问题的七点建议[J].比较(第五辑),2003.

[93] 吕文洁.我国城镇卫生筹资公平性研究——基于医疗保健支出累进度的测算

[J]. 财经研究,2009,35(2):123-135.

[94] 毛正中,蒋家林,傅卫. 新型农村合作医疗方案比较研究——"新型农村合作医疗方案测算、调整与完善"研究报告之一[J]. 中国卫生事业管理,2004(7):426-428.

[95] 孟庆跃. 我国卫生筹资体制的公平、效率和可持续发展问题[J]. 卫生经济研究,2007(4):9-11.

[96] 摩狄曼·J. 阿德勒. 六大观念[M]. 陈珠泉,等译. 北京:团结出版社,1989.

[97] 牡丹江医学院高教研究所. 黑龙江13县市农村医疗服务市场人才需求调查报告[J]. 牡丹江医学院学报,1994(3):28-34.

[98] 穆念河,高登义,靳峰. 农村健康保障制度筹资机制构想[J]. 中国农村卫生事业管理,2003,23(7):25-27.

[99] 潘文杰,等. 发展和完善合作医疗制度的思考[J]. 卫生经济研究,1998(2):13-17.

[100] 齐晓琳. 新型农村合作医疗定点医疗机构不规范行为监管对策研究[D]. 济南:山东大学,2007.

[101] 钱文强. 财政转移支付与城乡居民基本医疗保险基金支出——基于新农合数据的分析[J]. 社会保障研究,2019(3):46-59.

[102] 秦建平. "非典"警示:加强农村公共卫生建立刻不容缓[M]. 西安:三秦出版社,2004:264-275.

[103] 秦立建,苏春江,蒋中一. 新型农村合作医疗的制度创新研究——基于福建省晋江市的调查[J]. 财政研究,2012(1):35-37.

[104] 任苒. 对建立与发展中国新型合作医疗制度的思考[J]. 中国农村卫生管理,1997(2):56-59.

[105] 容翠丽. 马克思主义公平观视域下我国新型农村合作医疗制度发展研究[D]. 海口:海南大学,2012.

[106] 盛刚,黄东平. 构建城乡一体化的医疗保障体系[J]. 中国社会保障,2008(8):76-77.

[107] 史新和. 新农合"保大病"目标的反思——基于偿付结构与保险覆盖率关系的仿真[J]. 金陵科技学院学报(社会科学版),2010(1).

[108] 世界银行. 1993年世界发展报告:投资于健康[M]. 北京:中国财政经济出版社,1993.

[109] 苏涛. 中国社会保障事业发展研究[M]. 北京:经济管理出版社,2004:196-223.

[110] 隋洪林. 新农合开展前后乡镇卫生院医疗质量的综合评价[J]. 中国医院统计,2010,12.

[111] 孙淑云,任雪娇. 中国农村合作医疗制度变迁[J]. 农业经济问题,2018(9):24-32.

[112] 孙淑云. 社会保险理念下新型农村合作医疗制度的完善[J]. 山西大学学报(哲学社会科学版),2012,35(2):65-70.

[113] 孙月平,等. 应用福利经济学[M]. 北京:经济管理出版社,2004:113-117.

[114] 谭秋成. 地方分权与乡镇财政职能[J]. 中国农村观察,2002(2):2-12.

[115] 谭湘渝,樊国昌. 新型农村合作医疗保险制度补偿模式研究[J]. 经济体制改革,2007(4):152-155.

[116] 汤浩. 我国新型农村合作医疗财政投入产出效率分析[D]. 济南:山东大学, 2016:10-73.

[117] 汤质如,胡志,等. 安徽省肥西县新型农村合作医疗研究(二)——农村居民住院医疗费用负担调查与分析[J]. 中国卫生经济,2004(12):22-24.

[118] 汤质如,秦侠,等. 安徽省肥西县新型农村合作医疗研究(三)——农村居民参加新型农村合作医疗的意向调查[J]. 中国卫生经济,2004(12):24-27.

[119] 唐钧. 城乡医疗救助制度的发展、现状和前瞻[EB/OL]. 中国价值网,http://www.chinavalue.net/article/61030_11.html,2007-04-01.

[120] 唐松源,等. 云南省弥渡县新型农村合作医疗补偿机制研究[J]. 中国公共卫生,2006(3).

[121] 唐维新,等. 全国乡镇卫生院院长管理刊授讲座,第五讲,乡镇卫生院卫生事业管理[J]. 中国农村卫生事业管理,1998(8):32-39.

[122] 滕文. 中国卫生筹资公平性研究[D]. 上海社会科学院,2007.

[123] 田庆丰,等. 新型农村合作医疗试点县农民医疗费用分析和补偿比例测算[J]. 郑州大学学报,2005(9).

[124] 万泉,赵郁馨,方豪. 卫生筹资的垂直公平和累进性研究[J]. 中国卫生经济,2003,22(3):4-6.

[125] 万泉,赵郁馨,张毓辉,陶四海,黄结平,王丽. 卫生筹资累进分析方法研究[J]. 中国卫生经济,2004,23(7):18-20.

[126] 汪启成,张里程,等. 合作医疗的医疗费用研究[J]. 中国农村卫生事业管理,1998(4):36-40.

[127] 汪升明. 全国乡镇卫生院院长管理刊授讲座,第十讲,农村医疗执业管理[J]. 中国农村卫生事业管理,1998(12):43-47.

[128] 王京京. 建立新型农村合作医疗制度的法律思考[J]. 经济导刊,2012(1):30-31.

[129] 王晶. 中国农村医疗筹资公平性研究——基于全国八个农业县医疗筹资系统的实证研究[J]. 社会学研究,2008(5):160-185.

[130] 王靖元. 论新型农村合作医疗基金分割机制与补偿比例[J]. 中国卫生经济,2005(10).

[131] 王俊华. 城乡基本医疗保险制度衔接模式比较研究[J]. 苏州大学学报(哲学社会科学版),2009(6):21-24.

[132] 王俊华. 中国农村公共卫生:问题、出路与政府责任[J]. 江苏社会科学,2003(4):30-34.

[133] 王俊华. 中国新型农村合作医疗制度供给与实践需求研究[J]. 中国软科学,2007(1):10-14,22.

[134] 王柯. 新型农村合作医疗补偿方案调整研究[J]. 中国卫生经济,2005(11).

[135] 王丽丽,孙淑云. 保大还是保小:新型农村合作医疗的难题与破解[J]. 山西大学学报(哲学社会科学版),2016(1):123-127.

[136] 王为民. 新型农村合作医疗制度建设面临的问题及对策[J]. 经济纵横,2006(10):2-4.

[137] 王小丽. 完善农村合作医疗制度的几点思考[J]. 中国卫生经济,1999(4).

[138] 王延中. 如何保障农民的健康[J]. 经济研究参考,2002(35):2-13.

[139] 王艳.论医疗给付结构对农民参与合作医疗意愿的影响[J].中国农村观察,2005(5):53-60.

[140] 卫生部,财政部,农业部.关于建立新型农村合作医疗制度的意见[S].北京:中华人民共和国卫生部,2003:1.

[141] 卫生部统计信息中心.2008年中国卫生统计提要[EB/OL].(2008-05-30). http://www.moh.gov.cn/publicfiles/business/htmlfiles/zwgkzt/ ptjty/digest2008/q20.htm.

[142] 卫生部统计信息中心.第三次国家卫生服务调查分析报告[M].北京:中国协和医科大学出版社,2004:22-218.

[143] 魏来,张星伍.新型农村合作医疗的运行效率、筹资与基层政府行为[J].改革,2008(3):86-92.

[144] 乌日图.医疗保障制度国际比较[M].北京:化学工业出版社,2004:66-79.

[145] 吴凤娟.从沪郊区县实践谈新型农村合作医疗制度建设——关于崇明县、金山区及浦东新区合作医疗状况的比较分析[J].管理世界,2003(5):88-95.

[146] 吴联灿,申曙光.我国新型农村合作医疗制度运行状况评估——基于公平和效率的视角[J].西南大学学报(社会科学版),2011,37(2):96-100.

[147] 吴炜.社会医疗保险公平与效率的内在统一[J].中国卫生事业管理,2006,22(5):282-283.

[148] 武玉宁,顾昕.医疗救助制度的国际比较[J].社会保障研究,2006(15):1-16.

[149] 夏迎秋,景鑫亮,段沁江.我国城乡居民基本医疗保险制度衔接的现状、问题与建议[J].中国卫生政策研究,2010,3(1):43-48.

[150] 夏宗明.发展中国家农村医疗保障制度简述[J].国外医学,1997(4):88-94.

[151] 肖唐镖,王欣."民心"何以得或失——影响农民政治信任的因素分析:五省(市)60村调查[J].中国农村观察,2011(6):75-82.

[152] 休谟.道德原则研究[M].曾晓平译.北京:商务印书馆,2001:14.

[153] 徐慧贞,李瑶,郭明亮,等.银行卡在农民工参与新农合中的应用[J].安徽农业科学,2012,40(13):7976-7977,8006.

[154] 徐振斌."十二五"时期我国基本医疗服务均等化目标与对策研究[J].中国经贸导刊,2011(20):22-25.

[155] 薛小和.逐步建立农民基本医疗保障制度——访中国社会科学院科研局副局长王延中[N].经济日报,2002年09月12日第一版.

[156] 薛鑫堂,何孝文,蔡伟.新型农村合作医疗与城镇居民基本医疗保险整合的可行性分析——基于财政政策趋同视角[J].财政监督,2012(8):64-66.

[157] 亚里士多德.尼各马可伦理学(The Nicomachean Ethics)[M].廖申白,译注.北京:商务印书馆,2003.

[158] 闫佩峰,李学斌.加强农村医疗卫生技术人员的培训教育[J].中华医药管理杂志,1998(5):17-20.

[159] 杨伯坚.医疗付费方式改革的现实选择——基于新型农村合作医疗制度的分析[J].会计之友,2012(5):14-16.

[160] 杨大峥.最新公共卫生手册[M].天津:天津科技出版社,1995.

[161] 杨辉,于军.合作医疗筹资机制的研究[J].中国农村卫生事业管理,1998(4):32-39.

[162] 杨辉等.合作医疗改革研究课题的设计思路和特点[J].中国农村卫生事业管理,1998(4):50-55.53.

[163] 杨松涛.统筹城乡社会保障制度发展的必要性与可行性[J].法制与社会,2007(10):674-675.

[164] 杨素珍,于润吉.公立医院经济活动偏差应校正[J].卫生经济研究,2013(2):7-9.

[165] 杨文选,杨艳.新型农村合作医疗应重视农民的参与意愿 —— 以陕西省旬阳县为例[J].农业经济问题,2007(8):26-30.

[166] 杨子清,等.发展我国特色的全科医学教育是振兴农村卫生事业的根本大计[J].继续医学教育,1995(8):41-43.

[167] 叶宜德,等.合作医疗影响因素和操作规范的研究[J].中国农村卫生事业管理,1998(4):42-45.

[168] 叶宜德,等.发展和完善农村合作医疗制度几个技术问题的讨论[J].中国农村卫生管理,1997(6):75-81.

[169] 叶宜德,等.中西部地区5县新型农村合作医疗研究背景与设计要点[J].医院领导决策参考,2003(5).

[170] 应晓华,陈文,黄丽君,江芹,胡善联.卫生领域中的公平性和筹资公平性[J].中国卫生经济,2004,23(1):52-54.

[171] 应晓华,李国红,胡善联,江芹,刘宝,陈政,张黎明.家庭卫生筹资公平性研究[J].中华医院管理杂志,2004(8):449-453.

[172] 尤琛.中国医疗体制改革——市场化的困境[J].重庆交通学院学报,2006(3).

[173] 于长永.新型农村合作医疗制度建设绩效评价[J].统计研究,2012,29(4):92-97.

[174] 袁木,陈敏章.加快农村合作医疗保健制度的改革和建设[J].中国初级卫生保健,1994(8):30-34.

[175] 约翰·罗尔斯.正义论[M].何怀宏,等译.北京:中国社会科学出版社,1988.

[176] 约翰·斯图亚特·穆勒.功利主义[M].叶建新译.北京:九州出版社,2006.

[177] 岳书铭,等.发展和完善农村合作医疗面临的机遇、挑战与出路[J].山东医科大学学报和科报,1998(3):36-40.

[178] 詹长春,周绿林.新型农村合作医疗筹资机制研究——基于江苏省的实践调研[J].经济问题探索,2011(8):179-184.

[179] 张道政,周小彤.城乡一体化的模式、动力和路径[J].唯实,2010(5).

[180] 张广科.新农合对农户疾病风险共担效果跟踪研究[J].中南财经政法大学学报,2012(3):35-41.

[181] 张里程,汪宏,等.合作医疗筹资水平的研究[J].中国农村卫生事业管理,1998(4):47-50.

[182] 张亮,等.合作医疗相对经济补偿能力分析[J].中国农村卫生事业管理,1998(2):41-44.

[183] 张琳.我国新型农村合作医疗实施效果的实证研究[D].济南:山东大学,2013.

[184] 张敏敏.城乡一体化医疗保障制度障碍分析与对策[J].改革与战略,2011(6):175-177.

[185] 张瑞瑶."健康中国"战略下我国新型农村合作医疗制度研究[J].河南农业,

2016(32):11-13.

[186] 张书尹.我国基本医疗保障制度的效率评价研究[D].北京:首都经济贸易大学,2016.

[187] 张新平,等.合作医疗与国外社会医疗保险的比较分析[J].卫生软科学,1997(3):21-29.

[188] 张新权,马瑞.农民看大病难:一个无法回避的话题[M].西安:三秦出版社,2004:310-317.

[189] 张义学."小病统筹"的试验田[J].新西部,2006(2):55-56.

[190] 张元红.农村公共卫生服务的供给与筹资[J].中国农村观察,2004(5):50-59.

[191] 张振忠.医疗救助与新农合制度衔接,确保贫困人口受益[EB/OL].(2009-07-30).http://www.yyhq.org.cn/chinese/shownews.asp?ID=424.

[192] 张自宽,等.关于我国农村合作医疗保障制度对回顾性研究[J].中国农村卫生事业管理,1994(6):27-31.

[193] 赵慧珠.中国新型农村合作医疗制度应具有的特征[J].社会主义研究,2007(5).

[194] 赵蔚蔚,于长永,乐章.新型农村合作医疗福利效应研究[J].人口与经济研究,2012(2):87-92.

[195] 赵艳飞.新型农村合作医疗实施中医疗卫生服务公平性研究[D].泰安:山东农业大学,2009:13-98.

[196] 郑伟,章春燕.中国新型农村合作医疗的效率评价:2005—2008[J].保险、金融与经济周期,2010:84-108.

[197] 郑岩.新型农村合作医疗的公平与效率问题[J].经济研究导刊,2007(12):72-73.

[198] 中国贫困地区卫生保健筹资与组织课题组.中国贫困地区卫生保健筹资与组织研究总结[J].中国卫生经济,2001(4).

[199] 中国人民大学农业与农村发展学院课题组.论"能力密集型"合作医疗制度的"自动运行"机制[J].管理世界,2005(11):67-81.

[200] 周良荣,等.聚焦卫生改革[M].北京:中国社会科学出版社,2003:94-99.

[201] 周贤君.新型农村合作医疗制度的公平性述评[J].安徽农业科学,2013,41(3):56-58

[202] 朱丽萍.新型农村合作医疗筹资的合理性和可持续性评价[J].中国卫生经济,2004(5).

[203] 朱玲.合作医疗制度的兴衰[J].瞭望新闻周刊,2000(16):41-43.

[204] 朱玲.农村医疗救助项目的管理成本和效率[J].中国人口科学,2006(4):16-27.

[205] 朱玲.农民看病吃药究竟该如何提供保障[J].中国社会保障,2000(8):22-25.

[206] 朱玲.乡村医疗保险和医疗救助[J].金融研究,2000(5):13-19.

[207] 朱忠华.把握关键环节认真做好新型农村合作医疗试点工作[J].中国卫生,2004(4):16-18.

[208] 邹声金,张丽英,高永革,徐莉丽,许爱民,袁宝林.新型农村合作医疗筹资机制探讨[J].中国初级卫生保健,2014(7):14-15.

[209] 左铮云,薛铁英,袁杰.农村新型合作医疗试点中的问题及对策分析[J].求实,2005(11):86-88.

英文参考文献：

［1］ Adam Wagstaff, Eddy van Doorslaer. Equity in Health Care Finance and Delivery ［M］. North Holland Handbook of Health Economics, (eds.) AJ Culyer and JP Newhouse, 1998.

［2］ Adam Wagstaff, Magnus Lindelow, Gao Jun, Xu Ling and Qian Juncheng, Extending Health Insurance to the Rural Population: An Impact Evaluation of China's New Cooperative Medical Scheme［J］. Journal of Health Economics, 2009, 28(1):1-19.

［3］ Alain C. Enthoven, Health Plan: The Only Practical Solution to S oaring Cost of Medical Care［M］. Reading, MA: Addison Wesley, 1980.

［4］ Alain C. Enthoven, Theory and Practice of Managed Competition in Health Care Finance ［M］. Amsterdam: North Holland, 1988.

［5］ Arrow, K,. Uncertainty and the Welfare of Medical Care［J］. The American Economic Review, Vol. 53, 1963, pp. 941-973.

［6］ Bekedam H. Implementing the New Cooperative Medical Schemes in rapidly changing China: Issues and Options［R］. Beijing: World Health Organization China Office, 2004: 12-15.

［7］ Bolton, G. E. & A. Ockenfels. Inequality Aversion, Efficiency and Maximum Preferences in Simple Distribution Experiments: Comment［J］. American Economic Review, 2006, 96(5):1906-1910.

［8］ Chernichovsky D. (1995), What can developing economies learn from developed economies? ［J］. Health Policy 32:79-91.

［9］ Claudia Scott, Public and Private Roles in Health Care Systems: Reform Experience in Seventeen OECD Countries［M］. Buckingham, UK: Open University Press, 2001, p. 146.

［10］ Cordero, Ronald A. Aristotle and Fair Deals［J］. Journal of Business Ethics, vol. 7 (1988), pp. 681-90.

［11］ Fabricant, S. J., C. W. Kamara & A. Mills. Why the Poor Pay More: Household Curative Expenditures in Rural Sierra Leone［J］. The International Journal of Health Planning and Management, 1999, 14(3):179-99.

［12］ Hayek, F. A. (1982), Law, Legislation and Liberty［M］. Consolidated Ed. , London: Routledge & Kegan Paul.

［13］ I. Stewart. Mathematical recreations: Division without envy［J］. Scientific American, January 1999.

［14］ Lei X, Lin W. 2009. The new cooperative medical scheme in rural China: does more coverage mean more service and better health? ［J］. Health Economics 18(S2): S25-S46.

［15］ MacLachlan, G. and Maynard, A. (1982), "The public/private mix in health care: The emerging lessons" in: MacLachlan, G. and Maynard, A. eds. , The public/private mix in health care: The relevance and effects of change (Nuffield Provincial Hospital Trust, London).

［16］ Marc Fleurbaey and Erik Schokkaert(2012). Equity in Health and Health Care［M］. In: Mark V. Pauly. Thomas G. McGuire, and Pedro P. Barros, (eds.). Handbook of health economics(vol. II, pp. 1003-1086). Amsterdam: Elsevier(North-Holland).

［17］ Marc J. Roberts, William Hsiao, Peter Berman, and Michael R. Reich. Getting Health Reform Right: A Guide to Improving Performance and Equity[M]. Oxford University Press, Inc. , 2008: 179-80.

［18］ Michel Mougeot and Florence Naegelen. (2009), Asymmetric information and pooling contracts in hospital sector, http://www. chairesante. dauphine. fr/fileadmin/mediatheque/chaires/chaire_sante/pdf/Cahier2. pdf.

［19］ Mooney, G. H. (1986), Economics, medicine, and health care(Wheatsheaf, Brighton).

［20］ Pablo Gottret, George J. Schieber, and Hugh R. Waters. Good Practices in Health Financing: lessons from Reforms in Low and Middle-Income Countries [R]. Washington DC: World Bank, 2008: 5-6.

［21］ Peter C Fishburn, Rakesh K Sarin. Fairness and Social risk: Unaggregated Analyses [J]. Management science, 1994(3): 1174-1188.

［22］ Sen, A. K. (1982). Choice, Welfare and Measurement[M]. Oxford: Blackwell.

［23］ Sen, A. K. (1992). Inequality Re-examined[M]. Oxford: Clarendon Press.

［24］ Sherman Folland, Allen C. Goodman, and Miron Stano. The Economics of Health and Health Care[M]. 3rd edition. Upper Saddle River, Prentice Hall, 1997, pp. 187-226.

［25］ Sooyoung Song. (2009), Pooling Contract as an Optimal Preemptive Response for the Financial Service Fee under Adverse Selection. http://www. apjfs. org//2009/cafm2009/01_02_ Pooling%20Contract-32. pdf.

［26］ Steven J. Brams and Alan D. Taylor. Fair Division: From cake-cutting to dispute resolution[M]. Cambridge University Press, Cambridge: UK, 1996.

［27］ United Nations. Cooperative Enterprise in the Health and Social Care Sectors[M]. New York: United Nations, 1997.

［28］ Wagstaff, A. and van Doorslaer, E. (2000b). Equity in health care finance and delivery. In A. Culyer & J. Newhouse(Eds.), Handbook of health economics(Vol. 1B, pp. 1803-1862). Amsterdam: Elsevier(North-Holland).

［29］ Wagstaff, A. and Van Doorslaer, E. (1993) Equity in the finance and delivery of health care: concepts and definitions. In: Van Doorslaer, E. , Wagstaff, A. , and Rutten, F. , (eds.). Equity in the Finance and Delivery of Health care: An International Perspective. Oxford: Oxford University Press, pp. 7-19.

［30］ Walter Stromquist. Envy-free cake divisions cannot be found by finite protocols[J]. The Electronic Journal of Combinatorics, 2008(15).

［31］ World Health Organization, Bekedam H. , Implementing the New Cooperative Medical Schemes in rapidly changing China: Issues and Options[R/OL]. Office of the World Health Organization Representative in China, [2004-04]. http:// www2. wpro. who. int/ NR/rdonlyres/68DA93DB-9D5C-4637-9EB8-C3CBC89C9A9F/0/rcms_en. pdf.

［32］ World Health Organization. Health systems financing: the path to universal coverage [R]. Geneva: WHO, 2010.

［33］ World Health Organization. Health systems: Improving Performance [R]. Geneva: WHO, 2000.

［34］ World Health Organization. Health topics: Health financing [EB/OL]. http:// www. topics /health_economics/en/index. html.

附录一:黄山市徽州区新型农村合作医疗统筹补偿实施方案(2018年)

为稳步推进我区新型农村合作医疗制度(以下简称"新农合")健康发展,本着兼顾群众受益和基金安全,充分体现政策连续性和适应性相结合的原则,根据省卫计委《关于印发〈安徽省新型农村合作医疗统筹补偿指导方案(2018版)〉的通知》(皖卫基层秘〔2017〕558号)文件精神和省农合办工作要求,结合我区实际,制定《黄山市徽州区2018年度新型农村合作医疗补偿实施方案》。

一、指导思想

以省政府全面深化医药卫生体制综合改革试点方案为指导,根据上年度新农合运行情况和本年度筹资水平,量入为出,在基金可承受范围之内,引导参合患者合理就医,控制"三费"不合理增长,逐步提高保障水平,努力缓解因病致贫、返贫现象的发生。

二、基本原则

(1) 坚持以收定支,收支平衡,略有节余。以住院补偿为主、兼顾门诊受益面;相对统一,分类指导,尽力保障,规范运行。

(2) 支持分级诊疗。着力引导参合农民一般常见病首先在门诊就诊;确需住院的,首选基层医疗机构就诊。

(3) 保障大病待遇。引导患者优先在省内医疗机构住院;确需到省市级大医院诊治的疑难重病,适度提高其实际补偿比例,切实减轻大病患者经济负担。

三、基金用途

新农合基本医疗保险基金原则上只能用于参合农民医药费用的补偿,除可支付符合规定的大病保险盈利率费用及因政策性亏损导致的基金分担支出外,不得用于经办机构工作经费等。应由政府另行安排资金的公共卫生服务项目不得从新农合基金中支付。医疗事故、二类疫苗、非医疗机构发生的医药费用、医疗机构发生的非医药费用均不纳入新农合基金补偿范围及保底补偿范围。

新农合当年筹集基金与上年度结余基金全部纳入统筹基金,预算分配如下:

(1)风险基金。按当年新增筹资部分的10%预留风险金,保持累计风险金在当年筹集资金的10%水平。自2017年起,暂停提取新农合省级风险基金,由区新农合自行管理新增筹资部分的风险基金;已提取的省级风险基金暂保留在省财政专户。

(2)大病保险基金。原则上,按当年筹资基金的5%左右予以安排,具体标准由经办机构根据近几年大病发生概率等情况精算确定。大病保险补偿政策另文规定。

(3)门诊补偿基金。原则上,按当年筹集资金 * 20%左右予以安排。含普通门诊、一般慢性病门诊、特殊慢性病门诊、大额门诊、村医签约服务包、一般诊疗费等门诊补偿基金。

(4)住院补偿基金。即为普通住院、建档立卡贫困人口提高保障待遇、按病种付费、按床日付费、特殊慢性病、意外伤害、住院分娩等补偿基金。

(5)结余基金。原则上,当年基金结余(含当年预留风险金)不超过当年筹集基金的15%或累计结余基金(含累计风险金)不超过当年筹集基金的25%。

四、省内协议医疗机构分类

省内新农合协议医疗机构分为五类,分类设置住院补偿起付线及政策性补偿比例。

Ⅰ类:乡镇卫生院及在乡镇(不含城关镇)执业的一级医疗机构。

Ⅱ类:在乡镇执业的二级医疗机构、在县城执业的二级以下(含二级)医疗机构和市辖区的区直医疗机构。上年度次均住院医药费用水平已经超过全省县人民医院平均水平的Ⅰ类医院。

Ⅲ类:在省辖市城区执业的二级以下(含二级)医疗机构和省属二级医疗机构;被评定为"三级医院"的县级医院;上年度次均住院医药费用水平已经超过全省市属二级医院平均水平的Ⅱ类医院。

Ⅳ类:在省辖市城区执业的三级医院(含省市属三级医院、社会办三级医院;含三级综合和三级专科);上年度次均住院医药费用水平已经超过全省市属三级医院平均水平的Ⅲ类医院。

Ⅴ类:暂停协议或定点资格的医疗机构以及已完成注册登记但未与统筹地区签订协议的医疗机构。

五、住院补偿

（一）普通住院补偿

1. 省内普通住院补偿。

（1）起付线。各医疗机构起付线,继续按照 2017 年规定标准执行,但最低不少于 100 元,最高不超过 3000 元。

多次住院,分次计算起付线,起付线以下费用个人自付。五保户住院补偿,不设起付线。重点优抚对象及低保对象住院补偿,免除参合年度内首次住院起付线。恶性肿瘤放化疗等需要分疗程间段多次住院的特殊慢性病患者、白血病患者、脑瘫康复治疗患者等在同一医院多次住院治疗的,只设一次起付线(省外医院除外)。

（2）补偿比例(表一)。

表一:省内医疗机构住院可报费用补偿比例见下表

类别	Ⅰ类	Ⅱ类	Ⅲ类	Ⅳ类	Ⅴ类
医疗机构	乡镇一级医院（卫生院）	县城一级二级医院	城市一级二级医院	城市三级医院	被处罚的医院及非协议医院
起付线	100	按省规定	按省规定	按省规定	1000
政策性补偿比例	90%	85%	80%	75%	55%

有关说明:

①国家基本药物、安徽省基药补充药品、新农合药品目录内中药(含有批准文号的中药制剂)、新农合诊疗项目目录内中医诊疗项目的报销比例,表 1 中比例增加 10 个百分点。

②非即时结报省内新农合定点医院住院,起付线按照省公布标准执行,可报费用按照 70% 比列执行。保底补偿分别按照 45%、55%、60% 执行。

（3）住院保底补偿。保底补偿是指:按前文描述的住院补偿规定计算的实际补偿所得金额与住院总费用减起付线的余额相比,如低于保底补偿比例 Y,则按(住院总费用-起付线)×Y 计算其补偿金额。Ⅰ、Ⅱ、Ⅲ、Ⅳ类医疗机构住院医药费用实行分段保底补偿(表二)。

表二:Ⅲ、Ⅳ类医疗机构住院费用分段保底补偿比例(Y 值)

住院费用段	5 万元以下段	5 万~10 万元段	10 万元以上段
保底补偿比例	50%	60%	65%

有关说明:

①保底补偿,不受新农合报销药品以及诊疗项目等目录限制。

②Ⅴ类医疗机构、重点监控医疗机构及预警医院住院患者不执行保底补偿。

(4)封顶线。参合患者当年住院及特殊慢性病门诊获得补偿的累计最高限额(不含大病保险补偿)25 万元。

2. 省外非即时结报普通住院补偿。

(1)省外非预警医院住院补偿。按照当次住院费用的 25%计算起付线,最低 1000 元,最高不超过 4000 元。政策内报销比例定为 70%,即补偿额=(可补偿费用−起付线)×70%。同时执行分段保底补偿政策,即按照起付线至 5 万元间费用保底补偿比 40%、5 万元至 10 万元间费用保底补偿比 45%、10 万元以上费用保底补偿比 50%。

省外非预警医院(非即时结报)发生的特需医疗费用、新农合基金支付部分费用的特殊检查治疗类项目单价超过 5000 元以上的费用、器官源和组织源费用、非《全国医疗服务价格项目规范(2012 年版)》与《安徽省医疗服务价格》规定的医疗服务项目费用、非真实合理医疗费用等不纳入保底补偿计算基数。

(2)省外预警医院住院补偿。参合农民到预警医院住院,首次申报住院补偿时,新农合中心履行预警医院名单及其补偿政策告知义务并经参合患者或家属签字确认知情。在患者或家属获得该项政策信息之前,其真实合理的住院费用按照(住院医药可补偿费用−起付线)×40%给予补偿,住院起付线分次计算,起付线计算方法同省外非预警医院。在患者或家属获得告知信息并签字确认知情后,仍然前往预警医院住院的,新农合基金不予补偿。省外预警医院住院(首次住院申报补偿除外)的一切费用,均不计入新农合大病保险合规费用范围。省外预警医院名单由省卫生计生委公布。

3. 跨省转诊患者通过国家新农合平台实现联网即时的结报普通住院补偿。

经国家新农合平台开展跨省即时结报的,执行就医地诊疗、材料和药品等医保目录,执行全省统一的补偿政策。按照当次住院费用的 25%计算起付线,最低不少于 1000 元,最高不超过 4000 元。按照定点医疗机构所在省的新农合或城镇居民基本医保报销目录由医疗机构 HIS 系统自动计算可补偿费用(即政策内费用)。政策内报销比例定为 60%,即补偿额=(可补偿费用-起付线)×60%。同时执行分段保底补偿政策,即按照起付线至 5 万元间费用保底补偿比 40%、5 万元至 10 万元间费用保底补偿比45%、10 万元以上费用保底补偿比 50%。按照就高不就低原则,上述两种方法以较高的测算补偿额作为实际补偿额。

(二)住院分娩补偿

参合产妇住院分娩(含剖宫产)定额补助 800 元。妊娠或分娩合并症、并发症,其可补偿费用的 1 万元以下的部分按 40%的比例给予补偿,1 万元以上的部分按同类别医院住院补偿政策执行,但不再享受定额补助。

(三)按病种付费住院补偿

实行按病种付费的住院患者补偿,不设起付线,不设封顶线,不受药品目录及诊疗项目目录限制,新农合基金实行定额补偿。按病种付费重大疾病患者的定额补偿费用不计入当年新农合封顶线计算基数。

(四)意外伤害住院补偿

1. 交通肇事导致的他伤和自伤、刀枪伤、搏斗伤、酗酒、吸毒、服毒、在工厂(场)或工地作业时负伤等情形,新农合基金不予补偿。

2. 因见义勇为或执行救灾救援等公益任务而负伤住院,按普通住院补偿政策执行,申请补偿者须提供县级或县以上政府相关部门出具的情节证据。

3. 非上述两类情况的意外伤害。原则上,其住院医药费用中的可补偿费用的起付线以上部分,按 40%的比例给予补偿,单次封顶 2 万元,不实行保底补偿。

有关说明:①申请外伤住院补偿均须提供当次外伤住院医药费用发票原件和病历复印件(加盖经治医院公章),并如实填写《新农合外伤住院申请补偿登记表》以供新农合经办机构或保险公司对外伤责任关系进行调查备用。②兑付意外伤害住院补偿款之前,应履行必要的调查手续和必需的公示程序,结论清楚,无异议、无举报,按规范程序集体审议、批准后发放补偿款。③意外伤害患者首次出院后因本次意外伤害再住院所发生的费用,其补偿待遇仍按首次住院补偿政策执行。④意外伤害住院补偿不实行即时结报。

六、门诊补偿

（一）常见慢性病门诊补偿

常见慢性病门诊补偿不设起付线，其可补偿费用的补偿比例为50%；个人年度累计补偿不超过4000元，在乡镇卫生院可以实行即时结报，区级以上可以半年累计结报一次。

常见慢性病范围包括：高血压（Ⅱ、Ⅲ级）、心脏病并发心功能不全、冠心病、心肌梗死、脑出血及脑梗死（恢复期）、慢性阻塞性肺疾病、慢性溃疡性结肠炎、慢性活动性肝炎、慢性肾炎、糖尿病、甲状腺功能亢进、甲状腺功能减退、癫痫、帕金森病、风湿（类风湿）性关节炎、重症肌无力、结核病、免疫性血小板减少性紫癜、硬皮病、晚期血吸虫病、银屑病、白癜风、艾滋病机会性感染、白塞氏病、强直性脊柱炎、肌萎缩、支气管哮喘、精神障碍（非重性）、肾病综合征、结缔组织病、脑性瘫痪（小于7岁）。

（二）特殊慢性病门诊补偿

特殊慢性病患者的门诊费用补偿，设起付线省内1000元，省外3000元，合本年度门诊就诊起付线封顶3000元。可定期累计申报补偿，执行门诊就诊最高类别医院普通住院补偿政策（含保底补偿政策）。

特殊慢性病范围包括：再生障碍性贫血、白血病、血友病、精神障碍（重性）、恶性肿瘤、慢性肾衰竭（尿毒症期）、器官移植术后、心脏瓣膜置换术后、血管支架植入术后、肝硬化（失代偿期）、肝豆状核变性、系统性红斑狼疮、淋巴瘤、骨髓瘤、骨髓增生异常综合征。

上述常见慢性病和特殊慢性病的门诊费用是指针对该病必须（或专用）的药品、检查和治疗项目的费用，其鉴定和认定程序严格按照《安徽省新型农村合作医疗慢性病及特种疾病鉴定程序和管理办法》执行。

（三）普通门诊补偿

根据2017年我区门诊统筹基金总量，制定合适的门诊统筹补偿方案，使统筹基金年终结余符合有关规定。

门诊补偿必须严格实行"按比例补偿"的费用分担共付机制，实行门诊费用"总额限定"，对病人实行当次"按比例补偿封顶"的结算方式。全年以户为单位补偿总额不超过参合人均160元总和。乡镇卫生院和村卫生室单次门诊可补偿费用的补偿比例为50%［含对国家基本药物（2012版）和安徽省补充药品以及《目录》内中药增加的补偿比例］，乡镇卫生院单次补偿金额以27元封顶（含一般诊疗费35元封顶），村卫生室单次门诊补偿金额以21元封顶（含一般诊疗费26元封顶）。

健康一体机中包含的心电图、尿常规、血糖等项目必须纳入签约服务包,新农合门诊统筹补偿不实行单次结算。

（四）大额普通门诊补偿

对个人在二级以上医疗机构普通门诊医药费用年度累计达到 2000 元以上且不属于特慢性病范围的,在扣除 2000 元起付线后,其可补偿费用按照 50% 给予补偿,年度最高封顶 4000 元。

七、转诊

（1）县域内医疗机构间转诊。下级医疗机构住院患者转诊至上级医疗机构的,只设上级医疗机构起付线;上级医疗机构住院患者转诊至下级医疗机构的,免除下级医疗机构起付线。

（2）转诊到省内省市级医院就诊。经县级医疗机构或统筹地区新农合管理经办机构转诊的,政策性补偿比例可提高 5 个百分点。未经转诊的（急诊急救除外）,原则上补偿待遇不变。

（3）转诊到省外医疗机构就诊。未经转诊的,政策性补偿比例以及保底补偿比例可下降 15 个百分点。但以下三类情形之一者须除外：

①在省外医院就诊住院前 3 个月内,因同一疾病在省内三级医院有过住院记录或新农合补偿记录。

②因急诊、急救在省外医院就近住院。

③省外务工或省外常住人员在省外医院就近住院。须提供下列证据性材料之一：用工单位开具的务工证明、务工者居住证、自营业者的营业执照、房产证或长期租房合同或其他可信的证据材料。

八、其他补偿或规定

（1）新生儿出生当年,随父母自动获取参合资格并享受新农合待遇,自第二年起按规定缴纳参合费用。父母一人参加我区新农合的,其未参合新生儿享受当年新农合政策一半补偿待遇。

（2）以安徽省药物、医疗服务政策价格作为基础标准,当非公医疗机构收费超出基础标准时,以基础标准作为新农合支付参考价（系统设置最高限价）。

（3）新农合基金支付部分费用的特殊检查治疗类项目。其中：单价超过 5000 元的任何特殊检查治疗类项目,一律按单价 5000 元计算（系统设置最高限价）。特殊检查治疗项目费用按 80% 计入可补偿费用。

（4）新农合支付范围内的限制临床应用的第三类医疗技术（造血干细

胞移植治疗技术除外)以及 2015 年后新增检查治疗类项目费用,直接按照 60%计入可补偿费用。

（5）省物价部门规定可单独收费的医用材料。除新农合规定不予支付的医用材料外,单价 50 元以上国产医用材料费用按照 80%、进口医用材料费用按照 60%计入可补偿费用。

（6）院外检查。患者在县域内医院住院,住院期间因缺乏相应检查设备需要到外院检查的,所发生的检查费用纳入当次住院费用,一并按政策规定报销。

（7）院前检查。参合患者在县域内医院住院,入院前三天内的、该院的、本次住院疾病相关的门诊检查费用计入当次住院费用一并计算和补偿。

（8）参合残疾人的假肢和助听器等补偿比例为 50%(不设起付线),最高补助额每具大腿假肢为 1700 元,每具小腿假肢为 800 元,参合 7 周岁以下听力障碍儿童配备助听器每只为 3500 元。

（9）计划生育特殊困难家庭新农合补偿,按照省卫生计生委、省人社厅《关于做好计划生育特殊困难家庭医疗扶助工作的通知》(皖卫办〔2014〕6 号)文执行。

（10）捐赠器官移植手术的参合供者住院医药费用(不含器官源或组织源费用以及院外配型、检测检验、运输、储存等相关费用)纳入新农合基金支付范围,按同类别医院住院补偿政策执行。

（11）自行购买商业医疗保险的参合患者在非即时结报的定点医疗机构住院,可凭住院医药费用发票复印件和保险公司结报单据等材料申请补偿,新农合补偿待遇与未购买商业医疗保险的参合患者同等对待。同时参加两种及两种以上国家基本医疗保险制度的参合患者,原则上凭医药费用发票原件申请补偿,不得重复报销。

（12）参合年度同一病人在属于Ⅰ类、Ⅱ类、Ⅴ类的同一医疗机构住院原则上不超过 4 次。达到 5 次以上的住院患者,由新农合管理经办机构组织有关专家审查判定其合理性和必要性。对不合理、不必要的住院,由收治医院承担患者的住院补偿费用。但须分疗程间断多次住院治疗的病种例外。

（13）建档立卡贫困人口医保补偿政策继续按照《安徽省人民政府关于健康脱贫工程的实施意见》(皖政〔2016〕68 号)、《关于印发〈安徽省农村贫困人口综合医疗保障制度实施方案〉等三个健康脱贫配套文件的通知》(皖卫财〔2016〕22 号)等相关文件执行。

九、有关要求

（1）各有关机构应将我区新农合统筹补偿实施方案以通俗语言和模拟案例进行广泛宣传，着力引导参合农民首选当地基层医疗机构就诊，理性选择定点医疗机构就诊，减少医疗广告对参合农民就医的误导。

（2）区新农合管理经办机构及时组织定点医疗机构负责人学习本方案精神，理解方案中的定点医疗机构分类、起付线设计的重要意义，努力控制住院费用不合理增长、减少不可报药品和诊疗项目的使用、努力提高可补偿费用的比例，把农民的利益与医疗机构自身的利益融为一体。

（3）本实施方案以纸质文本一式三份报省卫生计生委、省财政厅、市农合局备案。

（4）本方案从2018年1月1日起执行。当年医疗费用票据受理截止日期为2019年3月31日，逾期未上报则视为自动放弃补偿。以前新农合政策文件规定中，与本指导方案不一致的，以本指导方案为准。

（5）本方案由区新农合管理委员会办公室负责解释。

附录二:安徽省马鞍山市和县新型农村合作医疗补偿实施方案(2019版)

为保证新农合工作顺利开展,根据省卫计委《安徽省新型农村合作医疗和大病保险统筹补偿指导方案(2018版)》(卫基层秘〔2017〕558号)精神,结合我县实际,制定本方案。

一、指导思想

以省政府全面深化医药卫生体制综合改革试点方案为指导,结合我县新农合运行的实际情况和2018年基金总量分析,以"量入为出"为原则,在基金承受能力之内最大限度地保障参合农民受益最大化。

二、基本原则

(1)以收定支,收支平衡,略有节余;以住院补偿为主、兼顾门诊受益面;相对统一,分类指导,尽力保障,规范运行。

(2)支持分级诊疗。着力引导参合农民一般常见病首先在门诊就诊;确需住院的,首选当地基层定点医疗机构住院。

(3)保障大病待遇。引导患者优先在省内医疗机构住院,确需到省市级大医院诊治的疑难重病,进一步提高实际补偿比例,切实减轻大病患者经济负担,有效缓解参合农民因病致贫(返贫)现象的发生。

三、基金用途

新农合基本医疗保险基金原则上只能用于参合农民医药费用的补偿,除可支付符合规定的大病保险盈利率费用及因政策性亏损导致的基金分担支出外,不得用于经办机构工作经费等。应由政府另行安排资金的公共卫生服务项目不得从新农合基金中支付。医疗事故、计划生育相关手术、二类疫苗、非医疗机构发生的医药费用、医疗机构发生的非医药费用均不纳入新农合基金补偿范围及保底补偿范围。

新农合当年筹集基金与上年度结余基金全部纳入统筹基金,预算分配如下:

(1)风险基金。按当年新增筹资部分的 10% 预留风险金,保持累计风险金在当年筹集资金的 10% 水平。自 2017 年起,暂停提取新农合省级风险基金,由各新农合统筹地区自行管理新增筹资部分的风险基金;已提取的省级风险基金暂保留在省财政专户。

(2)大病保险基金。原则上,按当年筹资基金×5% 左右或者按人均 35 元左右予以安排。

(3)门诊补偿基金。原则上,按当年筹集资金×20% 左右予以安排。含普通门诊、一般慢性病门诊、大额门诊、村医签约服务包、一般诊疗费等门诊补偿基金。

(4)住院补偿基金。原则上,按当年筹集基金×75% 左右予以安排。即为普通住院、按病种付费、按床日付费、特殊慢性病、意外伤害、住院分娩等补偿基金。

(5)结余基金。原则上,当年基金结余(含当年预留风险金)不超过当年筹集基金的 15% 或累计结余基金(含累计风险金)不超过当年筹集基金的 25%。

四、省内协议医疗机构分类

省内新农合协议医疗机构分为五类,分类设置住院补偿起付线及政策性补偿比例。

Ⅰ类:镇卫生院及在镇(不含历阳镇)执业的一级医疗机构。

Ⅱ类:在县城执业的二级以下(含二级)医疗机构和市辖区的区直医疗机构。上年度次均住院医药费用水平已经超过全省县人民医院平均水平的Ⅰ类医院。

Ⅲ类:在省辖市城区执业的二级以下(含二级)医疗机构和省属二级医疗机构;被评定为"三级医院"的县级医院;上年度次均住院医药费用水平已经超过全省市属二级医院平均水平的Ⅱ类医院。

Ⅳ类:在省辖市城区执业的三级医院(含省市属三级医院、社会办三级医院;含三级综合和三级专科);上年度次均住院医药费用水平已经超过全省市属三级医院平均水平的Ⅲ类医院。

Ⅴ类:暂停协议或定点资格的医疗机构以及已完成注册登记但未与我县签订协议的医疗机构,此类医疗机构不宜开展即时结报。

五、住院补偿

（一）普通住院补偿

1. 省内普通住院补偿。

（1）起付线的设定。各医疗机构起付线，继续按照 2017 年规定标准执行。新增注册登记类协议医疗机构，在没有基础数据以前，省级三级、二级暂分别按照 2000 元、1500 元，市级三级、二级、一级分别按照 1500 元、1000 元、500 元，县级三级、二级、一级分别按照 900 元、600 元、400 元设置起付线。

新增注册登记类但未签订协议医疗机构，按照当次住院费用×25%设置起付线，最高不超过 2 万元。

多次住院，分次计算起付线，起付线以下费用个人自付。五保户住院补偿，不设起付线。重点优抚对象及低保对象住院补偿，免除参合年度内首次住院起付线。恶性肿瘤放化疗等需要分疗程间段多次住院的特殊慢性病患者、白血病患者、脑瘫康复治疗患者等在同一年度多次住院治疗的，只设一次起付线（预警医院除外）。

机构名称	X%	最终起付线（元）
县人民医院	13%	省定
县中医院	13%	省定
县精神病医院	13%	630
功桥镇中心卫生院	13%	180
姥桥镇中心卫生院	13%	190
历阳镇城南社区卫生服务中心	13%	150
历阳镇卫生院	13%	200
善厚镇卫生院	13%	190
和县康复医院	13%	290
石杨镇中心卫生院	13%	190
乌江镇卜集卫生院	13%	150
乌江镇中心卫生院	13%	190
白桥镇卫生院	13%	190
西埠镇中心卫生院	13%	180
香泉镇卫生院	13%	180
县新华妇科医院	13%	560

（2）补偿比例的确定。在省内五类医疗机构住院的可报费用的补偿比见表：

医疗机构分类	Ⅰ类	Ⅱ类	Ⅲ类	Ⅳ类	Ⅴ类
各类主要所指	乡镇一级医院（卫生院）	县城一级二级医院	城市一级二级医院	城市三级医院	暂停协议或定点资格的医疗机构
政策补偿比例	90%	85%	75%	70%	55%

注:1. 对"国家基本药物（2012 版）"和"安徽省补充药品"中的所有药品及"新农合药品目录"内的中药（含有批准文号的中药制剂）、符合新农合补偿范围的中医诊疗项目的报销比例,在表中报销比例的基础上增加 10 个百分点。

2. 在非即时结报的定点医院住院费用的报销比例,比表中的比例下调 5 个百分点。

（3）住院保底补偿。保底补偿是指:按前文描述的住院补偿规定计算的实际补偿所得金额与住院总费用减起付线的余额相比,如低于保底补偿比例 Y,则按（住院总费用−起付线）×Y 计算其补偿金额。为着力引导病人首选县域内医疗机构住院,实现基层首诊,县域医疗服务共同体试点县Ⅰ、Ⅱ医疗机构住院医药费用实行保底补偿,保底补偿比例分别为 80%、70%。Ⅲ、Ⅳ类医疗机构住院医药费用实行分段保底补偿（见表）。

Ⅲ、Ⅳ类医疗机构住院费用分段保底补偿比例（Y 值）

住院费用段	5 万元以下段	5 万~10 万元段	10 万元以上段
保底补偿比例	50%	55%	60%

有关说明:
①保底补偿,不受新农合报销药品以及诊疗项目等目录限制。
②Ⅴ类医疗机构、重点监控医疗机构及预警医院住院患者不执行保底补偿。

（4）封顶线。参合患者当年住院及特殊慢性病门诊获得补偿的累计最高限额（不含大病保险补偿）为 25 万元。

2. 省外普通住院补偿。

（1）省外预警医院住院补偿。参合农民到预警医院住院,首次申报住院补偿时,县新农合经办机构履行预警医院名单及其补偿政策告知义务并经参合患者或家属签字确认知情。在患者或家属获得该项政策信息之前,其真实合理的住院费用按照（住院医药费用−起付线）×40% 给予补偿,住院起付线分次计算,起付线计算方法同省外非预警医院。在患者或家属获得告知信息并签字确认知情后,仍然前往预警医院住院的,新农合基金不予补偿。省外预警医院住院（首次申报补偿除外）的一切费用,均不计入新农合大病保险合规费用范围。省外预警医院名单由省卫生计生委公布。

（2）在省外非预警医院住院。一律按照当次住院费用的 25% 计算起付线，最高不超过 2 万元。其可报费用的补偿比例参照省内Ⅳ类医疗机构补偿比例执行。省外非预警医院住院执行保底补偿政策。

3. 跨省转诊患者通过国家新农合平台实现联网即时的结报普通住院补偿。经国家新农合平台开展跨省即时结报的，执行就医地诊疗、材料和药品等医保目录，执行全省统一的补偿政策。按照当次住院费用的 25% 计算起付线，最低不少于 1000 元，最高不超过 2 万元。按照定点医疗机构所在省的新农合或城镇居民基本医保报销目录由医疗机构 HIS 系统自动计算可补偿费用（即政策内费用）。政策内报销比例定为 60%，即补偿额=（可补偿费用-起付线）×60%。同时执行上述规定的分段保底补偿政策。按照就高不就低原则，上述两种方法以较高的测算补偿额作为实际补偿额。

（二）住院分娩补偿

参合产妇住院分娩（含手术产）定额补助 800 元。妊娠或分娩合并症、并发症，其可补偿费用的 1 万元以下的部分按 40% 的比例给予补偿，1 万元以上的部分按同级医院疾病住院补偿政策执行，但不再享受定额补助。

（三）按病种付费住院补偿

实行按病种付费的住院患者补偿，不设起付线，不设封顶线，不受药品目录及诊疗项目目录限制，新农合基金实行定额补偿。按病种付费重大疾病患者的定额补偿费用不计入当年新农合封顶线计算基数。省、市、县级按病种付费补偿政策另文规定。

（四）意外伤害住院补偿

（1）申请外伤住院补偿均须提供其身份证、当次外伤住院医药费用发票原件和费用清单、出院小结，并如实填写《新农合外伤住院申请补偿登记表》，供新农合经办机构或保险公司对外伤责任关系进行调查备用。

（2）对有责任的各种意外伤害（如：交通肇事导致的他伤和自伤、刀枪伤、搏斗伤、酗酒、吸毒、服毒、自杀、在工厂（场）或工地作业时负伤等情形），新农合基金不予补偿。

（3）对于喷洒农药中毒、二氧化碳、液化气等有害气体中毒的住院患者，住院补偿类型按照意外伤害补偿政策执行。

（4）对摄入异物、蛇咬伤、蜂蜇伤、溺水、烫灼伤等情形的无责任的意外伤害、学生校园内意外伤害（学校出具受伤者无自身责任证明）、≤7 岁的儿童和≥70 岁的老年人无责任的意外伤害，参照同类别医院普通住院补偿政策执行,但不执行保底补偿。

（5）对调查后仍判定无责任的意外伤害,其住院医药费用中的可补偿费用的起付线以上的部分,按45%的比例给予补偿,单次封顶2万元,不实行保底补偿。

（6）因见义勇为或执行救灾救援等公益任务而负伤住院,按疾病住院补偿政策执行,申请补偿者须提供县级或县以上政府相关部门出具的情节证据。

（7）兑付意外伤害住院补偿款之前,应将拟补偿者的姓名、年龄、性别、住址、参合证号、受伤时间、地点和详细原因、经治医疗机构、住院医药费用、拟补偿额等情况公示一个月,接受举报。

（8）意外伤害患者首次出院后因本次意外伤害再住院所发生的费用,其补偿待遇仍按首次住院补偿政策执行。

（9）意外伤害住院补偿不实行即时结报。

六、门诊补偿

（一）慢性病门诊补偿

（1）常见慢性病门诊补偿不设起付线,其可补偿费用的补偿比例按50%计算。补偿金额不足25%,按25%进行保底补偿。单一或多种合并病种设定年度补偿总额封顶3000元。当年累计结报一次。

常见慢性病包括以下病症:高血压(Ⅱ、Ⅲ级)、心脏病并发心功能不全、冠心病、心肌梗死、脑出血及脑梗死(恢复期)、慢性阻塞性肺疾病、慢性溃疡性结肠炎、慢性活动性肝炎、慢性肾炎、慢性肾功能不全(非尿毒症期)、糖尿病、甲状腺功能亢进、甲状腺功能减退、癫痫、帕金森病、风湿(类风湿)性关节炎、重症肌无力、结核病、免疫性血小板减少性紫癜、硬皮病、晚期血吸虫病、银屑病、白癜风、艾滋病机会性感染、白塞氏病、强直性脊柱炎、肌萎缩、支气管哮喘、精神障碍(非重性)、肾病综合征、结缔组织病、脑性瘫痪(小于7岁)。

（2）特殊慢性病的门诊补偿不设起付线,其可补偿费用直接比照同级医院住院补偿政策执行,实行定期累计结报。

特殊慢性病包括以下病症:再生障碍性贫血、白血病、血友病、精神障碍(重性)、恶性肿瘤放化疗、慢性肾衰竭(尿毒症期)、器官移植抗排治疗、心脏瓣膜置换术后、血管支架植入术后、肝硬化(失代偿期)、肝豆状核变性、系统性红斑狼疮、淋巴瘤、骨髓瘤、骨髓增生异常综合征、耐多药结核病。

（3）上述常见慢性病和特殊慢性病（以下合称"慢特病"）的可补偿费用是指针对该病必须（或专用）的药品、检查和治疗项目的费用。"慢特病"的鉴定和认定程序要严格按照《安徽省新型农村合作医疗慢性病及特种疾病鉴定程序和管理办法》执行。

（二）普通门诊补偿。

以镇为单位全面实行门诊统筹总额预算管理，严格执行年度内门诊统筹补偿方案，使统筹基金年终结余符合有关规定。

实行"按比例补偿"的费用分担共付机制。单次门诊的可补偿费用（不含一般诊疗费）的补偿比例提高到55%（含对国家基本药物和安徽省补充药品以及《目录》内中药增加的补偿比例），以户为单位对年度补偿次数或补偿金额实行封顶。每人年度封顶30元，单次实行封顶，镇卫生院30元，村卫生院25元。

健康一体机中包含的心电图、尿常规、血糖等项目必须纳入签约服务包，新农合门诊统筹补偿不实行单次结算。

七、转诊

1. 县域内医疗机构间转诊。下级医疗机构住院患者转诊至上级医疗机构的，只设上级医疗机构起付线；上级医疗机构住院患者转诊至下级医疗机构的，免除下级医疗机构起付线。

2. 转诊到本市市级定点医院就诊，经县级医疗机构转诊的，政策性补偿比例可提高5个百分点，未经转诊的（急救急诊除外）补偿待遇不变。

3. 转诊到省外非定点医疗机构就诊，未经转诊的，政策性补偿比例以及保底补偿比例可下降5个百分点。但以下四类情形之一者须除外：

（1）在省外医院就诊住院前3个月内，因同一疾病在省内三级医院有过住院记录或新农合报销记录。

（2）因急诊、急救在省外医院就近住院。

（3）省外务工或省外常住人员在省外医院就近住院。须提供下列证据性材料之一：用工单位开具的务工证明、务工者暂住证、自营业者的营业执照、房产证或长期租房合同或其他可信的证据材料。

（4）到省外定点医疗机构就诊不需要转诊，政策性补偿待遇不变。

办理省外转诊医疗机构为县人民医院、县中医院。

八、其他规定

（1）未参合新生儿住院补偿。新生儿出生当年随参合父母自动获取参合资格并享受新农合待遇。父亲或母亲仅一人参合的,其未参合新生儿当年仅享受新农合待遇的一半,住院补偿类型按照分娩并发症执行。自第二年起,按规定缴纳参合费用。

(2)以安徽省药物、医疗服务政策价格作为基础标准,当非公医疗机构收费超出基础标准时,以基础标准作为新农合支付参考价(系统设置最高限价)。

(3)新农合基金支付部分费用的特殊检查治疗类项目。其中:单价超过5000 元的任何特殊检查治疗类项目,一律按单价5000 元计算(系统设置最高限价)。特殊检查治疗项目费用按80%计入可补偿费用。

(4)新农合支付范围内的限制临床应用的第三类医疗技术(造血干细胞移植治疗技术除外)以及2015 年后新增检查治疗类项目费用,直接按照60%计入可补偿费用。

(5)省物价部门规定可单独收费的医用材料。除新农合规定不予支付的医用材料外,单价50 元以上国产医用材料费用按照80%、进口医用材料费用按照60%计入可补偿费用。

(6)院外检查。患者在县域内医院住院,住院期间因缺乏相应检查设备需要到外院检查的,所发生的检查费用纳入当次住院费用,一并按政策规定报销。有条件的县外医院参照执行。

(7)院前检查。参合患者在县域内医院住院,入院前三天在该院就本次住院疾病相关的门诊检查费用计入当次住院费用一并计算和补偿。有条件的县外医院参照执行。

(8)参合残疾人的假肢和助听器等补偿比例为50%(不设起付线),最高补助额每具大腿假肢为1700 元,每具小腿假肢为800 元,参合7 周岁以下听力障碍儿童配备助听器每只为3500 元。参合10 周岁以下苯丙酮尿症患儿定点治疗费用补偿比例为50%。

(9)计划生育特殊困难家庭新农合补偿,按照省卫计委、省人社厅《关于做好计划生育特殊困难家庭医疗扶助工作的通知》(皖卫办〔2014〕6号)文执行。

(10)捐赠器官移植手术的参合供者住院医药费用(不含器官源或组织源费用以及院外配型、检测检验、运输、储存等相关费用)纳入新农合基金支付范围,按同类别医院住院补偿政策执行。

(11)自行购买商业医疗保险的参合患者在非即时结报的定点医疗机构住院,可凭住院医药费用发票复印件和保险公司结报单据等材料申请补偿,新农合补偿待遇与未购买商业医疗保险的参合患者同等对待。同时参加两种及两种以上国家基本医疗保险制度的参合患者,原则上凭医药费用发票原件申请补偿,不得重复报销。

（12）参合年度同一病人在属于Ⅰ类、Ⅱ类、Ⅴ类的同一医疗机构住院原则上不超过4次。达到5次以上的住院患者,由县域医共体牵头医院或新农合管理经办机构审查判定其合理性和必要性。对不合理、不必要的住院,由收治医院承担患者的住院补偿费用。但须分疗程间断多次住院治疗的病种例外。

（13）建档立卡贫困人口医保补偿政策继续按照《安徽省人民政府关于健康脱贫工程的实施意见》(皖政〔2016〕68号)、《关于印发〈安徽省农村贫困人口综合医疗保障制度实施方案〉等三个健康脱贫配套文件的通知》(皖卫财〔2016〕22号)等相关文件执行。

后　记

　　临近收笔之际,感慨于心。感慨于家人的无私奉献,感慨于有幸在南京大学学习,感慨于老师们的谆谆教导、款款情谊,感慨于我那些可爱的学生……

　　多年前,对知识的渴求,促使我回到母校学习;对知识的敬畏,促使我不敢糊弄学习。在整个学习期间,我有幸得到了刘东教授等多位老师的点拨,这种知识的点拨,犹如孩提时妈妈对小孩学步的扶持,我时刻铭记于心。这篇博士论文从开题到答辩,历时很长,在整个过程中都凝聚了刘东老师的爱心、鼓励和敏锐的指导。老师从我的学业再到我的生活,都无微不至地关怀。师恩难忘!

　　在此谨向所有导师表示深深的感谢!

　　在与博士生同学相处的时间里,我感受到了同学们的友情和帮助。我无比珍惜这段同学情深的快乐时光!

　　家人对我的爱似海一样深。论文写作既是知识的再认识过程,也是精力消耗的过程。对此,家人能做的就是想尽一切办法,帮我补充精力,让我开心,给我快乐,这是莫大的理解与帮助!在我集中精力撰写博士论文核心部分的那个暑假,每天早出晚归,只有中午回家吃饭时才能与儿子玩上一会儿,当我背着书包回图书馆时,儿子眼巴巴地看着我说:"爸爸,能不能再陪我玩一会儿?"那眼神啊,让我心碎。

　　此刻,夜已深,我还想起了跟着我一起调研的学生。截至2019年,那一批批跟我调研的学生都已经毕业,有的选择继续深造,有的已经走上工作岗位。你们还记得跟随我在南京安德门劳务市场外面对农民工的一次次调研吗? 相信你们跟我一样倾听到了外来务工人员企盼生存状况改善的心声。

　　还有那三位可爱"徒弟",你们已经毕业离开了南京。你们可曾记得那个炎炎夏日里跟随我到宁夏西海固地区的调研吗? 老师仍然记得,我们师徒四人在黄土高原上的颠簸,以及挨家挨户与淳朴的回族农民聊天的场景,还有那天当地稀罕的、突如其来的、让我们行路非常艰难的大暴雨,还有在宁南医院调研时你们对缺钱的病人家属的同情与资助，还有你们在回程火车上的深深思考……我都记得！如今你们三位优秀的"徒弟"走了，南京空留我一人。

当我想将这些年对新农合筹资制度的感悟与读者一起分享时，我几乎忘却了文字背后的痛苦与酸楚，只回想起了那一幕幕的人间真情。我深刻体悟了世间真情。往后的人生无论顺境还是逆境，我都怀有一颗感恩的心。

作者
2024 年夏于南京许府巷